움직임 관련 전문가를 위한

복잡계 관점으로 이해하는

움직임과 통증

PLAYING WITH

MOVEMENT

For information about this title or to order other books and or electronic media, contact the publisher:

Better Movement
129 NE 52nd St, Seattle, WA 91805

ISBN: 978-0-578-50261-8
Printed in the United States of America
Cover design by Dan Shafer.
Interior design by The Book Designers.
Thanks to Carolyn Silvernail for diagrams, drawings and assistance with cover design.

Disclaimer:
All forms of exercise carry some risk. Readers are advised to take full responsibility for their safety and their limits. The advice in this book is in no way intended to be a substitute for any advice provided by your doctor or other medical professional. The information in this book is true and correct to the best of the author's knowledge. However, science is always advancing, and therefore the information may become outdated or proven incorrect. The author and publisher disclaim all liability for damages caused by applying the recommendations in this book.

복잡계 관점으로 이해하는 **움직임과 통증**
PLAYING WITH MOVEMENT

2020년 6월 15일 1판 1쇄 발행
2021년 2월 25일 1판 3쇄 발행

지은이 | TODD HARGROVE
옮긴이 | 이문규 · 조현정 · 최호석
감수자 | 김종만 · 김태윤
펴낸이 | 김진환
펴낸곳 | 학지사메디컬
04031 서울특별시 마포구 양화로 15길 20 마인드월드빌딩
대표전화_ 02-330-5188 팩스_ 02-326-0338
등 록 | 2010년 2월 8일 제313-2010-36호
메 일 | hakjisamd@hakjisamd.co.kr
홈페이지 | http://www.hakjisamd.co.kr

ISBN 978-89-6069-860-4 93510

가 격 | 22,000원

움직임 관련 전문가를 위한

복잡계 관점으로 이해하는

움직임과 통증

TODD HARGROVE 저

이문규 · 조현정 · 최호석 공역

김종만 · 김태윤 감수

PLAYING WITH MOVEMENT

학지사메디컬
HAKJISA MEDICAL

BETTER MOVEMENT PUBLISHING

역자 소개

이문규

물리치료학과 건강관리학을 공부하고, 신경계 재활 전공으로 박사학위를 취득하였다. 현재는 이상한움직임연구소에서 고객들의 움직임 건강에 대해 고민하며 운동 프로그램을 개발하고 있다. 틈틈이 시간을 내어 부족한 실력으로 전공 관련 책을 번역한다. 옮긴 책으로는 『운동조절과 운동학습』, 『ICF Core Sets』, 『움직임가이드북』 등이 있다.

조현정

물리치료학과 건강관리학을 전공하고 운동생리학을 전공으로 석사학위를 취득하였다. 현재는 나래연구소와 퍼포먼스 피지오 트레이닝 센터를 운영하며, 움직임과 건강에 대한 프로그램을 연구하고 현장에서 이를 실천하고 있다. 옮긴 책으로는 『스트렝스 트레이닝과 코디네이션』, 『안정성 운동 수행능력 향상 운동』 등이 있다.

최호석

미국 뉴욕에서 물리치료사로 일하고 있다. 미국 정형도수전문물리치료사와 공인체력관리전문가 자격을 취득하였다. 뉴욕에 위치한 Cross River Pain Management & Rehabilitation, United Rehabilitation Center를 운영하고 있다.

감수

김종만 보건학박사(물리치료학 전공), 한국신경재활학회장, (전)서남대학교 물리치료학과 교수

김태윤 이학박사(체육학 전공), 원광보건대학교 물리치료학과 교수

감사의 글

이 책을 쓰기 위한 정보와 영감을 주고, 지지해 준 고객, 동료, 선생님들께 감사드립니다. 특히, Jason Silvernail, Christopher Johnson, Ben Cormack, Neil O'Connell, Nick Tuminello, Carolyn Silvernail, Tasha Stanton, Derek Griffin, Joletta Belton, Jules Mitchell, Ole Marten Salte, Lars Avenmarie, Rajam Roose, Rafe Kelly, Weston Edwards, Sigurd Mikkelsen, James Steele, Adam Bjerre, Israel Halperin, Keith Waldron, Cory Blickenstaff, Bronnie Lenox Thompson, Travis Pollen, Tim Rowland, Jarod Hall, Jarlo Ilano, Carrie Hall, Ryan Appell, Craig Liebenson, Eric Kruger, Allison Sim, Joletta Belton, Peter O'Sullivan, Kjartan Vibe Fersum, Sarah Haag, Sandy Hilton, Kieran O'Sullivan, Lorimer Moseley, David Butler, Mladen Jovanovic, Rob Gray, Paul Glazier, John Kiely, Frans Bosch, Scott Morrison, Jeremy Frisch, Jill Cook, Chris Beardsley, Nick Winkleman, Alex Hutchinson, Steve Magness, Craig Payne, Steven Pinker, Dan Dennett, Steve Novella, David Chapman, Robert Sapolsky. 그리고 내가 생각하지 못한 모든 분들!

원고 작성에 도움 소중한 도움을 주신 Paul Ingraham, Stephan Guyenet and Greg Lehman께 특별히 감사드립니다.

늘 사랑과 지지를 아끼지 않는 가족과 친구, 특히 Jemila, Juniper, Abezash에게 감사드립니다.

Todd Hargrove

목차

CHAPTER 04 스트레스와 적응

CHAPTER 05 피트니스

CHAPTER 06 환경

목차

CHAPTER 10 움직임 기술

CHAPTER 11 통증

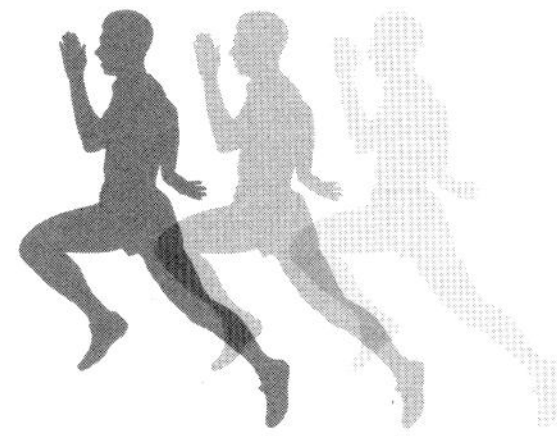

들어가는 글

몸이 강하고, 창의적이고, 능숙하다고 느끼는 방식으로 몸을 움직인다는 것은 축복이다. 우리는 예술이나 과학 같은 인지적인 재주를 인간의 자랑으로 여기지만, 움직이는 생물체로서 인간도 초라하지는 않다. 인간이 가장 빠르거나 가장 강한 동물은 아니지만, 우리의 다재다능함에 견줄만한 것은 없다. 우리는 뒤로 공중제비도 하고, 단번에 수 킬로미터를 달릴 수 있으며, 발레를 하고, 수백 킬로그램을 들어 올리고, 먼 거리에서 3점 슛을 쏘고, 나무나 절벽을 오르고, 커브볼을 던지며, 바다와 호수를 가로질러 수영하고, 하모니카를 연주할 수 있다. 물론 모든 사람이 이 모든 것을, 심지어 하나라도, 할 수 있는 것은 아니더라도 우리는 놀랍고 다양한 신체 능력을 발달할 수 있는 잠재력을 가지고 있다. 우리는 달리도록, 걷도록, 오르도록, 춤을 추도록, 다른 수많은 것들을 하도록 태어났다.

불행히도, 현대 인간은 움직임 건강과 관련하여 어려움을 겪고 있다. 미국인 중 1/4 정도만 권장된 신체 활동 가이드라인에 충족하는 생활을 한다. 이런 상황이 많은 질병의 위험을 높인다.[1] 실제로 좌식생활이 전반적 건강에 미치는 영향은 담배가 미치는 영향과 비교되곤 한다.[2] 만성 통증은 세계에서 가장 많은 신체장애의 원인이며,[3] 대사 장애는 미국인의 약 1/3에 영향을 끼치고 있다.[4]

현대 인류 문화가 훌륭한 운동선수를 계속 배출하고 있지만, 스포츠는 게임이라기보다는 비즈니스가 되어 가고 있다. 아이들은 구조화되지 않은 놀이가 아니라 잘 조직된 수업에서 대부분의 움직임을 얻는다.[5] 그 결과, 아이들은 스포츠 전문성을 조기에 갖추지만, 더 빨리 소진되어버린다.[6] 성인들은 '운동 루틴workout routine'을 하지만, 흔히 그 경험은 말 그대로 해야하는 일과 루틴이다. 일반적인 운동 프로그램은 재미도 없고 의미도 없다. 이는 운동이 하기 싫은 일처럼 느껴지는 이유이며, 왜 대부분 사람이 운동의 긍정적인 효과를 얻을 만큼의 운동량이나 운동강도 그리고 다양한 운동을 하지 않는가에 대한 이유이기도 하다. 모든 사람들은 신체 활동이 '기적의 약'이며 건강에 도움을 준다는 것을 알지만, 충분한 운동량을 섭취하는 사람은 드물다. 움직임에 '약'이라는 포장을 씌우면 되려 가급적 섭취를 줄여야 하는 것처럼 보인다.

이 책을 읽고 있는 여러분은 이미 자신이나 다른 사람을 더 잘 움직이도록 그리고 더 좋아지도록 하는 데 도움이 되는 여러 방법을 시도해봤을 것이다. 아마도 여러분은 자세, 가동성, 근력 같은 특정 요소를 트레이닝하는 데 초점을 두었을 것이다. 또는 통증을 위한 여러 치료 방법을, 물리치료나 교정운동, 요가, 지압요법(카이로프랙틱), 심지어 수술까지도 시도해보았을 것이다. 이 책은 왜 이런 방법들이 효과가 있었는지 혹은 없었는지를 이해하는 데 도움을 주고, 추후 더 나은 선택을 할 수 있도록 도움이 되고자 한다. 가장 중요한 것은 전문가에게 덜 의지하면서 자신에게 의미 있는 방식으로 움직임 건강을 더 잘 관리하는 데 도움을 주는 것이다.

달리 말하자면, 이 책은 생애 첫 마라톤 해내기, 허리 통증 극복하기, 근육 만들기, 축구를 위해 민첩성 키우기와 같은 움직임 문제를 해결하는 데 도움을 주는 것이다. 이런 도전들은 모두 복잡하다. 즉, 이 문제들은 서로 맞물려 있는 수많은 변인, 근육과 골격, 생리, 심리, 신경, 환경 변인에 달려 있다. 아직 밝혀지지 않은 것이 많아서 목표점으로 가는 경로는 개인마다 다를 것이며, 그 경로를 발견하려면 어느 정도 탐험을 해야 할 것이다.

놀이는 동물들이 불확실성 속에서 복잡한 문제들을 해결하는 데 도움을 주도록 진화한 자연적인 행동이다. 만약 스포츠를 더 잘하고 싶거나, 지속할 수 있는 운동 프로그램을 찾고 싶거나, 심지어 통증에서 벗어나고 싶다면 움직임을 가지고 놀이를 해봐야 한다. 여기서 놀이란 재미있고, 탐험적이며, 다양하고, 직관적이고, 개인적으로 의미 있는 방식으로 움직이는 것을 말한다. 모든 동물은 '운동'이 아니라 놀이를 통해 운동기술과 회복력, 다양한 피트니스 요소를 발달한다. 하지만, 트레이닝과 치료와 관련된 주요 접근법은 모두 놀이가 아니라 일이다. 이런 접근법들은 지루하고, 반복적이고, 계획적이고, 스트레스를 주며, 외적 목표를 성취하기 위해 시행한다. 이 방법들은 모두 환원주의적 사고에 기반한다. 몸을 적응하고 학습하는 자연스러운 자기조직화 시스템으로 보는 것이 아니라 '고쳐야 할' 기계로 보는 관점이다. 이런 관점은 다음과 같은 많은 일반적 문제를 초래한다.

- 매우 의학적이고, 비싸고, 효과 없는 통증 치료법들
- 정상적인 자세 패턴과 움직임 패턴을 '바로잡아야' 할 '기능부전'으로 보고 교정하려는 시도
- 다양한 게임이 아닌, 반복적이고 특수화된 기술에 의존하는 스포츠 트레이닝
- 의미 없고 무기력한 운동 프로그램들

이 책에 나와 있는 주장들은 낭만적 추론이나 어린 시절 공원과 화창한 날에 대한 향수에 기반한 것이 아니다. 바로 놀이 과학, 복잡계 과학, 통증 과학, 운동조절, 운동생리학, 심리학 등 다양한 영역의 연구에서 나온 많은 근거와 이론에 기초한 것이다. 이 내용은 움직임 건강을 위한 주류 방법들이 심하게 왜곡되어 있음을 보여준다. 신체적 건강으로 가는 길은 정해진 방법을 따르는 일이 아니라 의미 있는 모험을 떠나는 일이다.

아이작 아시모브Issac Asimov는 과학에서는 대개 예기치 못한 경로를 통해 진실에 접근할 수 있다고 하였다.

> *과학에서 듣는 가장 신나는 구절은, 새로운 발견을 알리는 말인 "유레카! 내가 발견했어!"가 아니라, "이거 재밌는데…" 이다.*

아기들은 호기심 많은 움직임 과학자이다. 아기들은 계속 중요한 과제들을, 예를 들면 기는 법, 테이블에서 음식 떨어뜨리는 법, 발을 입으로 가져가는 법을 다양한 방식으로 실험한다. 아기들은 이런 일들을 어떻게 하는 줄 모른다. 그래서 흥미로운 결과를 얻을 때까지 무작위 방식으로 다양한 방법을 실험해본다. 아기들이 처음 구르기를 한 것은 우연한 사건이다. 잡을 수 없는 장난감에 손을 뻗으려고 시도하다가 우연히 얻은 결과였다. 아시모브의 말과 관련하여 말하자면, 아기들은 "음, 재밌네"라고 생각했을 것이다.

아이들은 놀이를 통해 스포츠 기술을 배운다. TV에서 본 인상적인 움직임들은 학원에서 정규 교육을 통해서가 아니라 길거리에서 다른 아이들과 놀면서 즉흥적으로 배운 것들이다. 스포츠 아나운서들이 특히 창의적인 경기 모습에 대해 "저런 기술은 가르칠 수 있는 것이 아닙니다"라고 공통되게 평을 하는 것은 맞는 말이다. 심지어 정규화된 교육으로 좋은 기술을 배웠더라도, 이렇게 저렇게 해보는 직관적 과정을 통해 필수적인

세밀한 조정이 이루어진다. 흔히 연습이란 제대로 될 때까지 여러 가지 기술을 가지고 빈둥거리며 이리저리 무작위로 시도하는 것이다.

비슷한 과정이 통증에서 회복하는 과정에도 도움이 된다. 만약 여러분이 허리가 아프기 시작하면 움직이는 방식을 의식적으로든 무의식적으로든 조정해볼 것이다. 좋지 않다고 느끼는 움직임을 피하거나, 좀 더 낫다고 느껴지도록 스트레칭을 반복하거나, 전반적인 활동 수준을 바꾸려고 할 것이다. 움직임으로 노는 것은 문제가 해결되는데 몇 주가 걸리는 복잡한 치유 과정의 한 방법이기도 하다. 대부분 허리 통증은 자연적으로 치유된다.[7] 좋아지는데 특별한 치료가 필요치 않다는 의미이다. 실제로 허리 통증을 위한 대부분의 치료법, 예를 들어 코어근력과 자세를 향상하는 운동들이나 마사지와 지압요법 같은 도수치료, 심지어 여러 형태의 수술은 여러분이 의미 있다고 생각하는 방식으로 몸을 움직이게 하는 '일반적인 운동'보다 더 낫지 않다.[8]

이는 신체 건강을 향상하기 위한 특별한 계획을 세우는 것이 좋지 않다는 의미가 아니다. 운동 수행력 전문가와 재활 분야의 전문가는 큰 도움이 되며 특정한 상황에서는 상담도 받아야 한다. 하지만, 전문가들이 통증을 치료해줄, 우리를 엘리트 선수로 만들어줄, 또는 '방탄 인증'을 받을만한 몸을 만들어줄 마법 약이나 간단한 비법을 갖고 있지 않다는 것도 기억해야 한다. 어떤 트레이너나 치료사들은 마치 정비사가 차를 고치는 방식으로 움직임과 관련된 문제를 '고치는' 능력이 있다고 주장하곤 한다. 나도 그런 사람 중 한 명이었기 때문에 잘 안다.

나는 12년 넘게 도수치료사와 움직임 치료사로 일하고 있다. 일을 시작했을 때 나는 움직임 문제들을 쉽게 '고칠 수' 있다고 생각했다. 누군가 통증이 있거나 기능이 제한되어 있으면 객관적 평가를 통해 원인을 찾고 간단한 중재법을 사용하여 치료해줄 수 있다고 배웠다. 예를 들어, 만약 허리가 뻣뻣하고 심하게 아프다고 느끼면, 더 나은 자세를 만들어 주고, 엉덩이와 배 근육을 더 강하게 만들고, 또는 엉덩근육을 스트레칭하는 것이 치료이다. 치료 프로토콜은 마치 비법 같은 것이었다. 그냥 몇 가지 단계를 따르기만 하면 원하는 결과를 얻는 것이다.

이런 방법들이 때로는 효과가 있었지만 지속되는 것은 아니었다. 그래서 나는 더 복잡한 치료 알고리즘을 가진 고급 과정을 찾았다. 이제 통증이나 기능부전에 대한 원인을 한두 가지가 아니라, 대여섯 가지를 찾을 수 있게 되었다. 내가 더 많이 알수록 해야 할 것을 더 정확하게 결정할 수 있다는 것이 나의 생각이었다. 하지만, 결국 그 반대를 깨달았다. 공부를 하면 할수록 알아야 할 것이 얼마나 많은지를, 또 통증을 측정하거나 통제할 수 있는 방법이 없다는 것을 깨달았다.

이런 일은 영양학, 정치, 경제 같은 복잡한 분야에서는 흔한 일이다. 공부하기 전에는 아는 것이 없으며, 자신이 아는 것이 없다는 것도 안다. 얼마 동안 공부를 한 뒤에는 자신이 모든 답을 다 알고 있다고 믿기 시작하고 요구하지 않은 충고를 하면서 친구와 가족들을 짜증나게 만들기 시작한다.[9] 하지만, 공부를 더 하고 여러 토끼 굴로 내려가서 막다른 골목길을 만나다 보면, 그 주제와 관련하여 광범위한 복잡성이 있다는 것을 인정하게 된다. 얼마나 많은 자료를 습득했느냐와 상관 없이 매우 큰 불확실성이 여전히 남아 있으며, 모든 특정한 사례들이 개인적이었고 맥락적이었다는 것을 깨닫는다. 처음에는 절망과 혼돈을 주지만 긍정적인 깨달음도 있다. 복잡한 문제를 해결하기 위해 완벽한 지식이 필요하지 않으며 역설적이게도 흔히 해결책은 비교적 간단하다.[10]

통증 분야의 세계적 전문가들도 심지어 기본적 질문에 대답하기도 어렵다는 것을 인정할 것이다. 허리 통증 원인은 무엇인가? 대개 확실히 알지 못한다가 가장 좋은 답이다. 허리 통증 80% 이상이 '비특이적'으로 분류된다. 이 말은 통증에 대한 특정한 원인이 밝혀지지 않았다는 뜻이다.[11] 그렇다고 과학이 통증에 대한 여러 가지 지식을 알아내지 못했다는 뜻은 아니다. 실제로 우리는 많이 안다. 이 책에서 가장 흥미로운 관련 연구 결과들을 다룰 것이다. 중요한 것 중 하나는 일반적인 근골격 시스템 통증은 특정한 치료가 필요치 않다는 것이다. 이는 대부분 스스로 해결되며, 특히 다시 움직일 수 있는 여러 방법을 탐험해볼 자신감과 의지가 있을 때는 더욱더 그렇다.[12] 움직임을 가지고 노는 것이 때로는 복잡한 문제에 대한 간단한 해결책이다. 같은 원리가 스포츠 수행력 향상에도 적용된다. 트레이닝 분야의 최고 전문가들은 체육관에서 한 운동이 경기장으로 어떻게 전이되는가를 아는 것이 정말 어렵다는 것을 인정한다. 더 좋은 기능으로 가는 가장 확실한 길은 단순하다. 게임의 강도, 주기, 규칙을 다양하게 하여 게임을 하는 것이다.

몸에 대해서 우리가 모르는 것이 많지만 한 가지는 확실하다. 몸은 방대한 신체 기술과 역량을 발달시켜 삶과 스포츠에서 오는 스트레스에 적응하는 놀라운 능력이 있다. 이 책은 여러분이 움직임을 가지고 놀이하는 여러 방법을 탐험하고, 여러분이 원하는 어떤 능력이라도 발달하는 것을 도우려는 책이다.*

각 장의 주요 내용을 간단하게 설명한다.

1장에서는 움직임 건강에 대한 모형을 제시하고, 움직임 건강은 구조, 생리, 협응, 심리, 지각, 사회, 환경을 포함하는 여러 가지 차원을 통해서 봐야만 이해될 수 있다는 점을 논의한다.

2장에서는 왜 놀이가 다차원적 움직임 건강을 형성하고 복잡한 움직임 문제를 해결하는 데 이상적인 방법인가를 설명한다. 모든 동물과 어린아이는 구성된 연습이 아니라 주로 자발적 놀이를 통해 다양한 움직임 기술과 역량을 발달한다.

3장에서는 복잡계 이론에서 다루는 기본 개념들, 변이성, 비선형성, 되먹임 회로, 자기조직화, 어트랙터 상태 같은 개념들을 알아봄으로써 복잡성의 특성을 더욱더 자세히 탐구한다. 이 개념들은 우리가 스트레스에 어떻게 적응하는가, 어떻게 움직임을 협응하는가, 어떻게 통증에서 회복하는가에 대한 많은 통찰을 제공한다. 또한, 어떤 경우에는 의학적 기적을 만들어내는 환원주의적 방법들이 왜 복잡한 문제에 쓰일 때는 비교적 힘을 발휘하지 못하고 되려 역효과를 내는지를 설명하는 데도 도움이 된다.

4장에서는 우리가 신체적 어려움과 정신적 어려움에 어떻게 적응하는지를 이해하는 방식으로 스트레스에 관한 생리학을 살펴본다. 만성 스트레스는 우리를 죽이는 요인이지만 운동은 놀라울 정도로 우리를 건강하게 만드는 스트레스 유형이다. 죽지 않을 정도의 스트레스는 우리를 더 건강하게 만들 수 있지만, 스트레스의 양과 종류가 명확해야 한다.

5장부터 11장에서는 움직임 건강 모형에서 다루었던 움직임 건강의 여러 요인 중 하나를 주제로 다룬다.

- 피트니스
- 환경적, 사회적, 신체적 요인
- 근골격 시스템 구조
- 자세

* 첫 번째 책 『움직임을 위한 가이드』에서도 비슷한 내용을 다루었지만 강조하는 점은 매우 다르다. 이전 책에서는 움직임 건강에서 신경 시스템의 역할만을 집중적으로 다루었다. 이 책의 주제는 더 폭넓은, 다차원적 관점으로 움직임 건강을 살펴본다.

- 가동성
- 움직임 기술과 협응
- 통증

각 장에서 각 주제의 복잡성과 환원주의적 관점에서 생겨난 많은 미신, 그리고 움직임 건강의 특정 요소를 향상하기 위해 움직임을 가지고 놀이하는 실행 가능한 방법과 상식을 논의할 것이다. 또한 시스템 기반 관점에 부합하도록, 각 장에서는 여러 요소의 상호의존성을 강조할 것이다. 예를 들어 가동성은 여러 부분에서 근력과 관련이 있으며, 근력은 협응이 필요하고, 협응은 통증에 영향을 받는다. 각 장마다 움직임 건강에 대한 여러 요소를 가지고 놀이하는 법에 관한 아이디어를 제공할 것이다.

이 책은 어떤 비법이나 특정 방법으로 여러분을 현혹하지 않는다. 그러나 어떤 방법에도 적용이 가능한 일반적 원칙을 설명할 것이며, 그 원칙은 재미있고, 의미 있고, 역량을 강화하는 방식으로 움직임 건강을 관리하는 데 도움을 줄 것이다. 자! 그럼 시작해 보자.

CHAPTER

1

움직임 건강

MOVEMENT HEALTH

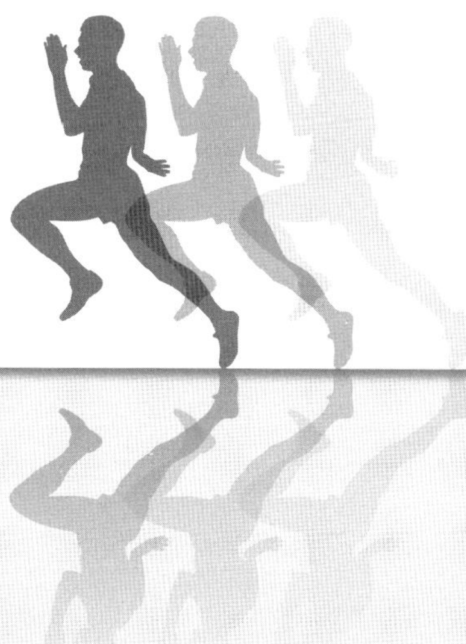

한 사람이 어떤 종류의 질병을 앓고 있는지를 아는 것보다는
어떤 부류의 사람들이 질병을 앓고 있는지를 아는 것이 더 중요하다.

히포크라테스 HIPPOCRATES

모든 모형은 틀리지만 그중 어떤 것은 유용하다.

조지 박스 GEORGE BOX

건강하게 움직인다는 것은 어떤 의미일까? 다음 사례 중, 움직임 건강이 좋다고 말할 수 있는 사람은 누구일까?

- 휠체어를 타고 마라톤 경기에 참가하는 장애인
- 만성 통증 때문에 매일 약을 복용하는 프로 농구 선수
- 뒤틀린 자세에서 완전하게 이완한 채로 하루 중 많은 시간을 앉아서 명상하는 요가 마스터
- 360kg의 바벨을 들고 스쿼트squat를 하지만, 근육이 너무 많아서 오리걸음으로 걷는 파워리프트 선수
- 푸시업을 5개도 못하는 울트라 마라톤 선수
- 만성 피로 증후군에 시달리는 프로 축구 선수
- 운동을 싫어하는 피트니스 모델
- 수렵과 채집으로 완전히 독립적인 삶을 사는 사람
- 허리 통증이 있지만, 활동적이고 행복해하며 사회 활동도 하는, 아이를 셋 둔 엄마

물론 객관적으로 이 사람들을 순위를 매겨 수직계층적으로 나열할 수는 없다. 움직이고 느끼는 방식은 매우 다양하므로 어떤 것이 가장 좋은가에 대한 질문은 주관적이다. 그러나 위의 예시를 통해 신체적 건강을 평가하는 다양한 근거를 생각해볼 수 있다. 여러 가지 각기 다른 변인들이 중요할 수도 있고, 어떤 변인은 본인과 관련이 있지만 다른 변인은 관련이 없을 수도 있다. 또한 어떤 사람은 근력을 중요하게 여기고 다른 사람은 피트니스 혹은 움직임 기술을 중요하게 생각하기도 한다. 어떤 사람은 단지 하이킹을 할 때나 아이들과 놀아줄 때 불편하지 않다고 느끼면 충분하다고 생각한다. 또 어떤 사람들은 어떻게 느끼느냐에는 관심 없고 자신의 신체적 잠재력을 탐구하는 데 우선순위를 둔다. 그래서 이러한 사람들에게 통증은 그저 탐구 과정의 일부일 뿐이다. 요약하자면, 움직임 건강이 무엇을 의미하는지에 대한 저마다의 개념이 있다.

전통적으로 의료계에서 건강에 관한 정의는 단순히 질병이 없음을 의미했다.[1] 현재 건강에 대한 정의는 의미가 약간 다르고 보다 다각적이지만,[2] 과거의 개념이 여전히 남아있다. 만약 아프고, 피곤하고, 기운이 없는 느낌이 들어서 병원에 갔다고 상상해보자. 여러 가지 정밀한 검사를 받은 결과 모두 음성으로 나왔으며, 이를 토대로 의사는 매우

건강하다고 진단하였다. 그러나 당신은 결과가 뭔가 만족스럽지 않다. 건강에 대한 개념에는 활기차고 행복하고 무언가 할 수 있다는 느낌이 포함되어야 할 것 같다.[3] 그러나 이러한 질적 측면들은 객관적이지 않고 골절이나 감염처럼 쉽게 측정되는 것도 아니어서 주류 의학계에서 무시되는 경향이 있다. 건강을 정의하기 어려운 이유는 그만큼 건강이 복잡하기 때문이다. 건강이 어떤 물체라고 한다면, 건강은 근골격 시스템면, 인지적면, 감정적면, 심혈관 시스템면 등의 여러 면으로 이루어진 다차원적 물체일 것이다.

이러한 측면을 반영한 보다 광범위한 건강 개념은, 1977년 조지 엔젤George Engel이 제안한 매우 영향력 있는 모형인 생심리사회적 모형biopsychosocial model; BPS에 통합되었다.[4] 이 BPS 모형은 당시 널리 알려진 '생의학적' 모형을 개선하기 위해 제안되었다. 생의학적 모형은 질병 치료에 중점을 두었으며 건강의 다차원적 측면을 고려하지 않았다. BPS 모형의 전제 중 한 가지는 건강 문제를 특정 신체 부분에만 한정할 수 없으며, '단일-요인 사고'로는 건강 문제를 제대로 이해하기 어렵다는 관점이다.

찢어진 어깨 돌림근띠와 연관된 어깨 통증을 위한 치료 접근에서 두 모형이 어떻게 다른지 보여주는 예시를 보자. 생의학적 모형에서는 찢어진 돌림근띠를 질병으로 보고 치유 방법으로 수술을 제안할 것이다. BPS 모형에서는 다른 견해로 문제를 검토하고 더 폭넓은 해결책을 생각할 것이다. 예를 들어, 좋지 않은 근육 협응이 어깨 통증의 기여 요인이 될 수 있는데, 그로인해 어깨관절이 안정되지 않아 돌림근띠가 손상되었을지도 모른다. 돌림근띠가 손상되어도 통증이 없는 경우가 흔하고 때로는 정상인 경우도 있기 때문에 돌림근띠의 현재 상태가 핵심 원인이 아닐 수도 있다. 통증은 통증 민감도가 두드러진 상황에서만 일어난다고 볼 수 있는데, 이 민감도는 염증, 활동 부족, 부실한 식사나 불면증 등으로 증가하기도 한다. 심리적 관점에서는 근골격 시스템 통증이 움직임에 대한 두려움과 감정 스트레스와도 관련 있다고 생각할 것이다. 그래서 통증 교육과 스트레스 감소에 기반한 치료를 제안할 것이다. 스트레스는 주당 70시간 근무나 이혼과 같은 사회적 요인이 원인일 수도 있다. 이제 우리는 통증을 치료하기 위한 매우 다양한 목표 요인들을 알게 되었다.

그렇다면 어깨 통증의 진짜 원인은 무엇이고, 가장 좋은 해결방법은 무엇일까? 답은 하나가 아니다. 어깨 통증의 원인은 다양하다. 만약 정확한 원인을 찾으려 하거나 이를 고치기 위한 적합한 해결책을 찾으려 했다면 이런 식의 답변은 짜증날 것이다. 하지만,

긍정적인 면도 있다. 문제의 원인이 다양하다면 그것을 해결하기 위한 방법도 많다는 뜻이기도 하다. 어깨 통증은 수술, 물리치료, 운동, 식이요법, 수면 개선, 스트레스 감소 또는 통증 원인에 대한 교육을 통해 성공적으로 치료될 수 있다. 통증 치료 접근법은 개별적이어야 하고, 탐구적이어야 하며, 유연해야 한다. 그리고 중요한 점은 이 과정에서 전문가의 도움이 꼭 필요하지 않다는 점이다.

운동수행은 힘, 피트니스, 동기, 의미, 공동체, 수면, 협응, 트레이닝 부하, 스트레스, 손상, 대인 관계, 식이 등과 같은 다양한 변인 간의 복잡한 상호작용에 영향을 받는데, 통증 치료 때와 비슷한 논리를 운동수행에도 적용해볼 수 있다. 운동수행은 여러 다이얼 중 한 개 다이얼을 조정하여 향상되기도 한다. 특정 상황에서 어떤 변인이 문제인가를 알아내는 일은 과학이라기보다는 기예에 가까우며, 항상 어느 정도는 시행착오가 필요한 일이다.[5]

움직임 건강과 관련된 요인들

만약 신체 건강이 다차원적 구성이라면 다양한 관점에서 건강을 생각해야만 이해가 가능하다. '바른' 관점을 하나만 선택하려고 하면 중요한 것을 놓칠 수밖에 없다. 이를 염두에 두고 움직임 건강과 관련된 여러 요인 중 몇 가지를 다루어보자. 어떤 요인은 전통적 생의학 모형에서 번번이 과대평가되는 반면, 다른 요인은 무시되기도 한다. 여기서 다루는 요인 목록이 확정적이거나 완전한 것은 아니다. 다른 요인을 추가할 수 있고 하위 범주로 세분화할 수도 있으며, 다른 용어로도 설명이 가능하다. 다양한 잠재적 해결 방안을 모색할 때처럼 다양한 시각으로 움직임 문제를 살펴보자.

구조

신체 건강은 분명 구조적 측면과 관련이 있다. 어떤 과제를 수행하려면 일정 수준의 근력과 뼈 밀도, 온전한 관절이 필요하다. 쉽게 말해서 잘 움직이려면 좋은 하드웨어가 있어야 한다. 미식축구 선수는 근육이 많고 두꺼워야 하며, 발레 댄서는 자유롭게 움직일 수 있는 엉덩관절이 필요하고, 달리기 선수는 반복적인 충격 스트레스를 처리할 수 있는 탄력적인 아킬레스 힘줄이 있어야 한다.

다양한 문화에서 신체구조는 과대 평가되는 요인 중 하나이다. 사람들이 외모에 관심이 많고 신체구조는 눈에 잘 띄는 것이 한 가지 이유이다. 또한, 구조는 측정하고 수량화하기 쉬워서, 의사나 지압요법사chiropractor, 또는 과학적 원리를 움직임에 적용하려는 운동 코치의 주목을 더 많이 받는 것이 다른 이유가 될 수 있다. 구조와 관련된 여러 가지 잘못된 상식들, 특히 만성 통증과 신체구조의 상관성에 관한 내용은 7장에 다룬다. 특별히 허리 디스크 돌출, 돌림근띠 째짐, 무릎 손상과 같은 흔한 구조적 문제와 통증은 놀라울 정도로 관련성이 적다는 것을 보여주는 많은 연구를 살펴볼 것이다. 그리고 이러한 상태를 바로잡기 위해 많은 정형외과적 수술의 효과에 의문을 제기하는 근거 또한 살펴볼 것이다.

피트니스

피트니스는 신체적 일을 하기 위한 준비를 의미한다. 피트니스는 다소 특이적이다. 마라톤 같은 어떤 특정 과제에 맞게 준비된 피트니스가 고강도 웨이트 리프팅 같은 다른 과제를 위한 피트니스를 보장하는 것은 아니다. 바로 이 점이 왜 피트니스가 힘, 지구력, 가동성과 같은 하위분류로 나뉘는지에 대한 이유이기도 하다.

피트니스의 특성이 다소 특이적이지만, 몸이 전반적으로 적합해지는 측면도 있다. 예를 들어, 어떤 사람이 1.5km를 7분 이내에 달릴 수 있고 체중을 이용한 바벨 스쿼트를 할 수 있다면, 그 사람은 다른 여러 가지 과제를 수행하기에 몸이 적합하다고 판단할 수 있다. 5장에서도 논의하겠지만, 피트니스는 건강과 관련된 모든 종류의 측정치와 긍정적 관계가 있다는 연구결과가 많다. 이를테면 놀이 방식으로, 즐겁고, 다양함을 추구하면서, 특수하고 반복적인 요소가 없는 방식으로, 전반적으로 유용한 피트니스를 발달시킬 수 있다. 하지만, 어떤 영역에서 엘리트 수준의 피트니스에 도달하기를 바란다면, 몇 가지 힘든 운동을 하고 특수화해야 한다. 단지 즐겁게 노는 것만으로는 부족하다.

회복

피트니스에는 움직이는 것도 중요하지만, 움직인 후에 휴식도 필요하다. 스트레스 더하기 회복은 성장이다. 충분히 회복하지 못한다면 운동 스트레스에 완전히 적응할 수 없다. 만성 스트레스를 적절히 처리하지 못하면 되려 건강과 피트니스를 해칠 우려가 있다. 즉, 충분한 수면을 취하고, 친구나 가족과 질적으로 좋은 시간을 보내고, 잘 먹고, 감정 스트레스를 최소화하는 것이 움직임 건강을 발달하는 데 중요한 측면이다. 또한 흥분과 이완 사이의 균형은 움직임 기술 발달을 위해서도 필요하다. 적절한 학습 환경은 구조화하지 않은 탐험 상황에 열정적인 주의집중 요소를 결합한 환경이다. 즐기려는 자세가 있어야 도전과 회복 사이에 적절한 균형이 생기는 법이다. 이러한 균형에 대해서는 4장과 5장에서 다시 살펴본다.

움직임 기술

움직임 기술은 움직임 문제, 예를 들어 식료품 가방 들어 올리기, 계단 오르기, 요가의 다운 독 자세 취하기 같은 문제들을 효율적으로 해결하는 능력을 말한다. 어떤 움직임 기술은 움직임 건강을 위한 필수 항목이라고 말할 수 있다. 자세 균형, 걷기, 달리기, 스쿼트, 오르기, 뻗기, 점프하고 착지하기 등은 모두 필수적인 기초 기술이다. 이러한 움직임 중 어떤 것을 하기 어렵다면 전반적으로 능숙한 움직임이 방해를 받을 것이다. 다른 움직임 기술들은 매우 특이적이다. 특정 과제 한 가지를 수행하는 데는 꼭 필요하지만, 다른 과제에서는 그렇지 않다는 의미이다. 예를 들어, 당구를 잘 치는 것은 아주 멋진 일이고 내가 좋아하는 활동 중 하나이기는 하지만, 기본적 신체 건강에 도움이 되는 것은 아니다.

일반적으로 기초 움직임 기술들은 놀이 같은 방법을 통해 쉽게 발달하는 반면, 더 복잡하고 특이적 기술들은 대개 어느 정도 노력이 필요하다. 좋은 움직임 기술의 특성과 이를 학습하는 방법 그리고 그 특성이 건강이나 통증 문제에 중요한가에 관한 내용은 9장과 10장에서 다룬다. 주된 내용 중 몇 가지를 언급하자면, 놀이는 학습에 가장 효과적인 방법이며, 게임은 훌륭한 선생님이다. 또한 자세와 기본 움직임 패턴들을 '교정'하려는 단순한 방법들은 매우 과대 평가되어 있다.

지각

움직임 기술과 환경에서 몸 위치를 정확하게 지각하는 능력을 구분하는 것은 불가능하다. 따라서 움직임 기술을 학습한다는 것은 이러한 지각 능력을 발달시키는 것이라고 할 수 있다. 더욱이 통증과 스트레스 같은 보호 반응과 관련이 있으며, 이 반응들은 위협이 실재하는가와 상관없이 위협을 지각하는 것으로도 활성화된다. 이런 반응들은 몸과 마음이 연결되어 있음을 보여주는 여러 형태 중 하나이다. 이와같은 내용은 책 전반에 걸쳐, 특히 스트레스, 움직임 기술, 통증 관련 장에서 논의하기로 하자.

심리적 요인

움직임에는 감정적 측면이 있다. 움직임은 좋고 나쁜 것을 느낀다. 그래서 어떤 움직임을 계속하고 싶기도 하고 피하려 하기도 한다. 우리의 주의를 가장 쉽게 끄는 감정은 바로 통증이다. 움직임과 연관된 감정적 '취향'은 여러 가지이다. 걷는, 달리는, 춤추는 움직임을 뻣뻣하고, 무겁고, 어색하고, 피곤하거나 혹은 그저 '틀렸다고' 느낄 수도 있다. 반면에 이러한 움직임을 옳다고 느낄 수도 있다. 새롭게 활력을 준다고 느끼거나, 강력하고, 능숙하고, 또는 의미심장하게 느낄 수도 있다.

운동 수행에는 좋은 기분이 필요하다. 최고의 상태로 경기를 하기 위해서는 각성 상태와 집중 상태가 필요하지만, 너무 긴장해서도 안 된다. 놀이는 우리를 움직이도록 동기 부여하며, 움직이는 동안 움직임을 잘 수행하게 하는 심리 상태와도 관련이 있다.

사회적 요인

인간은 사회적 동물이며, 가족과 친구, 직업, 건강과 같이 우리에게 중요한 모든 것은 부분적으로 대인관계에 영향을 받는다. 움직임에는 사회적 측면이 있는데도, 쉽게 간과되기도 한다. 운동선수의 수행은 코치, 동료, 경쟁선수, 관중과의 상호작용에 영향을 받는다. 가장 대중적인 운동인 크로스핏, 요가, 줌바, 바디 펌프, 스핀 클래스 같은 운동은 단체의 역동성을 통하여 사람들의 열정을 북돋는다. 또한, 사회적 요소는 움직임에 대한 강력한 억제요인이기도 하다. "춤춰라. 아무도 보지 않는 것처럼"이라는 시 구절은 부정적 전제를 담고 있는데, 흔히 사람들은 다른 사람이 있는 곳에서 몸으로 자신을 표현하지 못한다는 전제이다. 더군다나 많은 아이들이 수행 결과에 대해 다른 사람들에게서 부정적 평가를 받아 스포츠나 심지어 신체 활동을 싫어하도록 학습된다. 우리는 모두 사회적 고랑에 속해 있으며 이런 고랑들이 어떻게 움직이는지를 결정하는 데 주요한 영향을 준다.

▌환경

움직임 행위는 특정한 방식으로 움직이도록 우리를 '초대'하는 환경적 특성, 즉 '어포던스'의 존재에 영향을 받는다. 풀밭, 산책로, 놀이터, 댄스홀 바닥은 모두 우리를 움직이게 만든다. 반면 어떤 환경은 우리를 움직이지 못하게 하고 똑바로 앉도록 만든다. 보행자 도로가 없는 도시의 넓은 도로, 공원이나 녹지대가 없는 지역, 계속 타이핑을 해야 하는 직장, 소파가 모두 TV를 향하는 거실공간이 그러한 환경이다. 움직임 건강과 관련된 여러 문제는 사람에게 있다기보다는 현대 환경에 더 많이 '존재한다'.

움직임 건강 모형

지금까지 신체적 건강의 여러 가지 요인을 살펴보았다. 이제 각 요인을 어떻게 연관 지을지를 생각해보자. 그림 1.1은 역동적으로 상호작용하여 복잡한 전체를 이루는 여러 가

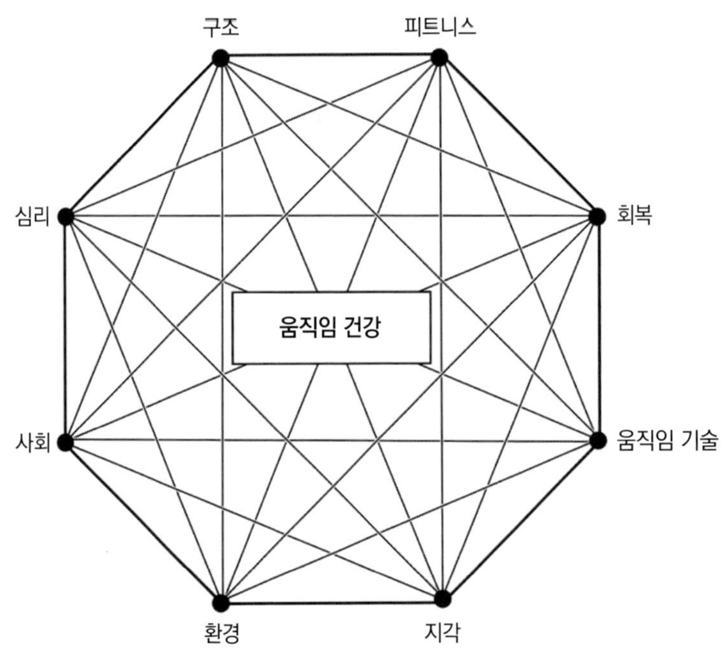

그림 1.1 여러 요인 간의 복잡하고 다차원적인 네트워크로 이루어진 움직임 건강

지 요인의 네트워크를 보여준다. 이 모형과 관련하여 주목해야 할 사항들이 있다.

첫째, 각 요인은 중복되며 독립된 범주가 아니다. 예컨대, 모든 사회적 사건은 필연적으로 심리적 사건이기도 하다. 협응과 신체 지각은 서로 의존하기 때문에 사실상 분리가 불가능하다. 피트니스의 목적 중 하나는 건강한 신체구조를 갖는 것이다. 따라서 서로 다른 요인들은 복잡한 전체를 정돈된 작은 상자에 나눠 담는 것을 의미하는 것이 아니라, 움직임 건강을 보는 각기 다른 관점을 나타내는 것이다. 요인을 더할 수도 있고, 뺄 수도 있으며, 다른 하위요소로 분류하거나 이름을 다르게 붙일 수도 있다.

둘째, 모형은 피라미드가 아니며, 각 요인 간의 관계도 수직계층적이 아니다. 거미줄처럼 모든 관계가 서로 지지하는 네트워크이다. 그러므로 움직임 시스템의 전체 건강을 증진하기 위한 시작 지점은 여러 가지이다. 근력은 협응에 대한 운동으로 향상될 수 있으며 그 반대도 가능하다. 이러한 관점은 반드시 협응이 근력 전에 형성되어야 하며 그렇지 않으면 손상 위험이 증가할 것이라고 주장하는 선형 모형과는 대비되는 관점이다. 실제로 다른 모형들은 좋은 기능을 위해 근력이 기초가 되어야 한다는 상반된 생각을 추천한다. 사실 모든 사람과 모든 환경에 맞는 한 가지 계획은 존재하지 않는다. 목표는 다른 많은 경로를 통해 성취될 수 있다. 일반적으로 피트니스가 좋으면 더 협응적으로 움직이는 데 도움이 된다. 통증에서 벗어나면 더 강해지고, 강하면 통증에서 벗어나기도 한다. 수면, 근력, 심리 상태, 사회 역동social dynamics, 환경, 피트니스, 협응이 좋아지면 달리기 능력이 향상될 수 있다.

셋째, 신체적 건강에 관한 특정 요인 하나만 너무 강조하다 보면 전반적으로 불균형이 생길 수도 있다. 만약 누군가 엘리트 선수 수준의 지구력을 원한다면 움직임 건강의 다른 요인에 문제가 생길지도 모른다. 반대로, 어떤 측면의 주요 결함을 바로잡으면 전반적인 이득이 생길 수도 있다. 몸이 아주 약한 사람의 경우, 웨이트 트레이닝이 결정적으로 전환점이 될 수도 있다. 움직임 건강에 관한 요인 중 어떤 것은 그 업계에 전반적으로 깔린 관점에 의해 체계적으로 무시되는 반면, 어떤 요인들은 지나치게 강조되기도 한다. 일반적으로, 사람들의 관심은 대부분 객관적으로 측정할 수 있고 눈에도 잘 띄는 신체구조나 피트니스 같은 요인으로 쏠린다. 그리고 심리와 지각처럼 더 주관적인 요인들은 무시한다. 이러한 경향은 특히 만성통증에 관한 일반적인 치료법과 관련된 내용에서도 반복해서 볼 수 있을 것이다. 이와 관련된 주제가 바로 놀이인데, 일반적으로 놀이는 무시된 요인들을 재강조할 수 있고, 움직임 건강의 다차원적 관점을 촉진하기에도 좋은 방법이다.

마지막으로, 이 모형은 그저 모형이라는 점을 기억해야 한다. 이 모형은 움직임 건강에 대해 알아야 할 모든 것을 완전하게 보여주려는 의도가 아니다. 그러한 완전한 모형은 없지만, 어떤 형태로든 단순화하는 단계는 늘 필요하다. "모든 모형은 틀리지만 어떤 것은 유용하다"라는 말은 바로 이런 점을 염두에 두고 하는 말이다. 이 모형은 움직임 문제들이 항상 복잡하며, 그렇기 때문에 다양한 각도에서 고려해야 한다는 생각을 하게 한다는 점에서 유용하다. 만약 시도한 접근방법이 실패한다면 다르게 접근할 수도 있다.

CHAPTER

2

놀이

PLAY

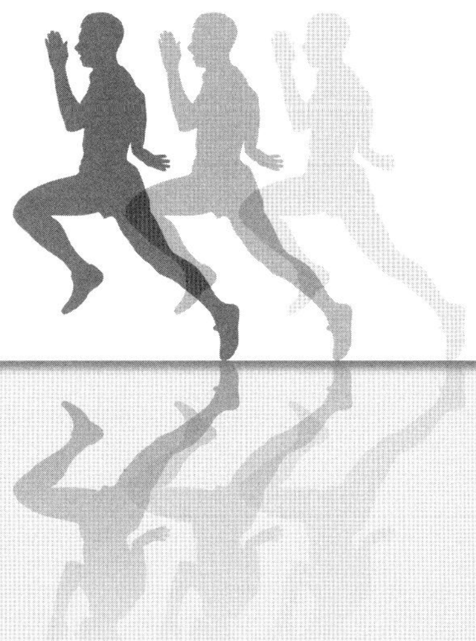

나는 뭐든 하면서 놀았다. 축구를 하며 놀고, 라크로스, 육상, 하키를 하며 놀았다.

웨인 그레츠키 WAYNE GRETZSKY

분명히 말하지만, 우리는 이곳 지구에 빈둥거리러 왔다. 그러면 안 된다고 말하는 사람의 말은 듣지 마라.

커트 보네거트 KURT VONNEGUT

왜 동물들은 놀이를 할까? 어미 치타가 낮잠을 자려고 하는데 두 마리 새끼 치타가 몸싸움하는 장면을 상상해보자. 어린 치타들은 어미 얼굴에 달려들며 어미를 깨운다. 어미는 매서운 사냥꾼이지만, 새끼들의 어리석은 짓을 견디며 새끼들을 밀쳐내기 전에 좀 더 휴식을 취한다. 그러다 새끼 치타들이 서로 추격하면서 놀다가 둥지에서 벗어나면 어미는 새끼들이 하이에나에게 잡아먹히지 않도록 다시 둥지로 데리고 온다. 그날 밤, 어미치타는 저녁 식사를 위해 가젤에게 살금살금 접근한다. 어미를 짜증나게 하는 데 에너지를 다 써버린 새끼들은 에너지 보충이 필요하다. 그러나 어미가 막 가젤을 공격하려고 할 때, 새끼들이 야단법석을 떨다 소리를 내어 저녁 식사 거리를 놓치고 만다.

동물 과학자들은 겉보기에 쓸데없는 이러한 행동을 어떻게 생각할까? 진화 관점에서 보면 놀이는 모순이다. 분명 비용이 들지만 분명한 이득이 없기 때문이다. 이는 어미를 짜증나게 하는 것은 물론, 에너지를 소비하고, 포식자에게 노출되고, 부상의 위험이 증가하고, 사냥 같은 다른 중요한 활동에 집중하지 못하게 만든다. 그런데 왜 동물들은 이렇게 부담되는 활동을 위한 본능을 진화시킬까? 자연선택설 논리에 따르면, 그 답변에는 비용을 넘어서는 어떤 이득이 포함되어야 한다.[1] 그렇지 않으면 놀이를 하지 않는 본성을 가진 동물들이 놀이하는 동물을 생존경쟁에서 이겨야 하는데, 그런 일은 일어나지 않는다는 것을 우리는 안다. 그렇다면 놀이의 이득은 무엇일까?

한 가지 답변은 놀이가 동물들의 몸을 회복하고, 피트니스를 발달하고, 움직임과 사회 기술을 배우고, 더 적응적이고 창의적으로 성장하는 데 도움이 된다는 주장이다.[2] 지능이 있는 모든 동물은 놀이를 하며, 지능이 높을수록 더 많은 놀이를 한다. 인간은 가장 똑똑하고 적응력이 가장 뛰어난 동물이며 놀이도 가장 잘한다. 그리고 인간은 가장 많이 배우고 성장해야 하는 시점에 가장 많은 놀이를 한다. 따라서 놀이는 어떤 식으로든 몸과 마음이 환경의 요구에 잘 적용할 수 있도록 도움이 되어야 한다. 특히 그 요구들이 다양하고 예상하지 못하는 경우에는 더욱더 놀이가 필요하다.

이러한 관점에서 보면, 어린 치타들은 어른 치타가 되는데 필요한 능력들을 기르기 위한 효과적인 '트레이닝' 형태로 놀이를 한다. 그들의 놀이는 사냥에 사용되는 기술의 일부로써 예를 들어 몰래 접근하기, 추적하기, 덮치기, 물기, 몸싸움하기 등을 연습하는 것이라고 볼 수 있다. 또한 예상하지 못한 수많은 문제에 창의적으로 대응하는 일반적인 능력을 발달시키는 것이기도 하다.

그런데 과연 놀이로 그런 트레이닝을 하는 게 실제로 좋은 방법일까? 재미있는 질문을 하나 해보자. 만약 치타들이 경쟁력 있는 운동선수가 되기 위해 현대 인간들이 하는 트레이닝 같은 과정을 거친다면, 거친 사냥꾼이나 자연의 스타일에 걸맞은 기술들을 더 잘 준비할 수 있을까? 만약 치타들이 놀이 대신에 일하는 식으로 운동한다면 어떤 일이 일어날까?

치타들을 위한 트레이닝 과정은 일련의 평가로 시작될 것이다. 스포츠 과학자들이 적정 스피드, 근력, 민첩성, 지구력 수준을 알아내기 위해 최고의 사냥꾼인 치타들의 신체적 특징을 분석할 것이다. 그다음에는 어떤 부분을 향상해야 하는지를 찾기 위해 훈련 중인 치타들을 평가할 것이다. 예를 들어, 한 어린 치타는 훌륭한 스피드를 가졌지만 지구력이 좋지 않을 수도 있다. 그리고 다른 치타는 민첩성이나 다리 근력이나 가동범위가 부족하다. 이러한 부족한 부분을 바로잡기 위해 특이적 운동들, 스피드와 지구력을 위한 100m 반복 전력 달리기, 민첩성을 위한 원뿔 장애물 달리기, 폭발적 파워를 키우기 위한 반복 점프, 가동범위를 늘리기 위한 스트레칭 등이 도입된다. 하지만 치타들은 당연히 이러한 운동을 할 마음이 없기 때문에 운동 시마다 특별 선물, 사슴 고기 육포를 계속 제공하여 유인해야 한다.

트레이닝 과정의 효율은 트레이닝 블록training block의 스케줄을 계획하는 것으로 극대화된다. 전반부 6개월은 기본 움직임 패턴을 발달하고, 그다음에는 유산소 피트니스 항목을 추가하고, 그 후에는 근력 단계를 거치고, 그 후에는 플라이오메트릭 능력과 파워 발달을 위한 단계를 거칠 것이다. 이러한 모든 트레이닝으로 인해 어린 치타들은 놀이와 사회 생활을 할 시간이 줄어들어 스트레스를 받고 성미가 고약해진다. 그래서 과학자들은 치타들이 충분한 수면과 영양을 취할 수 있도록 하고 트레이닝이 과해지지 않도록 코티솔 수준과 다른 스트레스 지표들을 모니터링한다. 이러한 프로그램이 완전 자연적이고 유기적 형태의 환경보다 더 좋은 사냥꾼을 만들어낼 수 있을까?

물론 어리석은 질문이었지만, 이를 통해 무게, 시간, 거리와 같은 객관적 변수들을 정확하게 측정하는 일 기반 접근법과 놀이 기반 접근법이 어떻게 다른지를 알 수 있으며, 어떤 접근법이 즐겁지 않고 의미도 없는 과제 완수를 요구하는지 이해할 수 있다.

어떤 프로그램이 더 나을까? 체육관에서 나와 원시인처럼 달리기를 시작해야 할까? 물론 우리는 그러한 선택을 할 필요가 없다. 일과 놀이의 요소를 운동 프로그램에 통합하면 된다. 이것이 바로 이 책에서 강조하는 바이지만 각 접근법의 강점과 약점을 알고 있는 것이 좋다.

한편, 놀이의 가치를 너무 낭만적으로 생각하지 않아야 한다. '자연주의적 오류naturalistic fallacy'란 '자연적인' 것은 뭐든 좋고 '자연적이지 않은' 것은 뭐든 좋지 않다고 여기는 잘못된 생각이다. 이는 분명한 사실이 아니다. 때로는 어린 치타들이 하이에나에게 잡아먹히는 것, 놀이를 좋아하는 아이들이 나무에서 떨어져 다리가 부러지는 것도 매우 자연스러운 일이다. 또한, 인간이 체육관에서 기구를 이용하여 웨이트 트레이닝하는 것은 자연스럽지 않은 것이지만, 과학은 이러한 운동이 여러 가지 수준에서 건강에 영향을 미친다는 것을 보여준다. 하이에나가 어슬렁거리지 않는, 안전하고 에어컨 바람이 나오는 체육관에서 운동하는 것은 우리에게 좋은 일이다.

또한, 동물들이 자신이 진화했던 곳과 완전히 다른 환경에 노출되었을 때 일어나는 '진화적 부조화evolutionary mismatch' 같은 것도 있다.[3] 동물원 동물들은 자연이 아닌 조건에서 스트레스를 받고 병에 걸린다. 어떤 측면에서 보면 현대 세계는 인간들의 동물원이며, '문명 병'은 이러한 환경 때문에 발생한다고 볼 수 있다. 비만, 당뇨병, 심장병은 수렵채집 문명에서는 거의 존재하지 않았다. 운전을 하여, 즉 매우 낮은 에너지 대사로 가까운 편의점에 가서 트윙키 과자와 냉동 피자를 구매하는 환경에서 인간들은 자신들의 피트니스와 체중을 적절하게 조절하도록 적응되어 있지 않다.

그리고 오르겔Orgel의 생물학 두 번째 법칙을 기억해야 하는데, 바로 "진화는 당신보다 영리하다"이다. 수백만 년에 걸친 자연선택에 의해 만들어진, 행동적 본능을 포함하는 다양한 진화 '설계들'은 그 설계가 어떤 문제를 해결하도록 진화되었든 간에 가장 좋은 해결책이며, 따라서 우리가 이를 바꾸려고 시도한다면 실패하게 될 것이라는 의미이다. 만약 진화가 건강하고 기능적으로 움직이기 위해 동물들의 훈련 방법으로 놀이를 설계한 것이라면, 더 좋은 훈련 방법이 있다고 결론 내리기 전에 다시 한번 깊게 생각해봐야 할 것이다. 놀이는 움직임 건강을 발달하기 위해 자연선택이 생각해낸 최고의 도구이다. 그렇다면 어떻게 놀이를 운동 프로그램으로 통합해야 좋을 것인가를 생각해보자.

놀이와 발달

치타처럼, 인간도 건강히 움직이는 데 필요한 기본 기술과 피트니스를 자기 주도적 놀이를 통하여 개발하였다. 심지어 자유 시간이 점점 더 줄어드는 현대 사회에서도 어린이들은 약 7살 무렵에 별다른 지도 없이 전반적 움직임 숙련과 피트니스 수준을 갖춘다. 다음은 일반적인 초등학생이 쉽게 할 수 있는 기능들이다.

- 다양한 정적 조건과 동적 조건에서 자세 조절과 균형 유지하기: 앉기, 서기, 스쿼트, 런지, 걷기, 달리기 등
- 몸통 움직임에 맞추어 조화롭게 팔을 다양한 각도로 전체 움직임 범위에서 뻗기
- 다양한 자세로 오랫동안 편안하게 앉아 있기: 딥스쿼트 자세, 무릎 꿇은 자세, 한쪽 무릎 서기 자세, 다리를 꼰 자세, 두 다리 펴고 앉은 자세 등
- 다양한 자세에서 앞 뒤로 구르기: 똑바로 누운자세, 엎드려 누운자세, 앉은 자세, 선 자세 등에서 구르기
- 다양한 방법으로 몸 낮추기: 스쿼트, 런지, 한쪽 무릎 꿇기 등
- 다양한 형태의 이동: 기기, 걷기, 달리기, 전력 질주, 깡충깡충 뛰기, 왔다 갔다 하기
- 머리 위의 지지물을 잡고 오르기, 매달리기, 흔들기, 매달려 팔로 건너가기
- 높은 표면 위로 점프해서 오르기, 높은 면에서 착지하기, 선 자세 또는 달리는 중 점프해서 착지하기
- 민첩성있게 움직이기, 예를 들어 사물이나 사람을 피하거나 쫓기 위해 재빨리 방향 바꾸기

우리는 이런 기술을 당연하게 여기지만, 그런 생각은 버려야 한다. 물리치료나 선수 트레이닝 분야의 많은 전문가들은 고객을 대상으로 이러한 기본 기능, 예를 들면 스쿼트를 하면서 머리 위로 팔 뻗기 수행 능력을 평가하여 부족한 것을 찾는다. 흥미롭게도, 전문가들은 어린아이의 움직임을 정확한 움직임의 이상적 모형이라고 여긴다. 하지만 아이들은 전문가로부터 평가나 교정 없이 이러한 움직임을 배운다. 또한, 유튜브에 스쿼트 방법에 대한 영상이 수천 개 있지만, 아이들은 그러한 영상을 보지 않았다.

수백 년 동안 교육이론들은 놀이의 가치를 높게 보았다. 러셀Rousseau부터 존 듀이

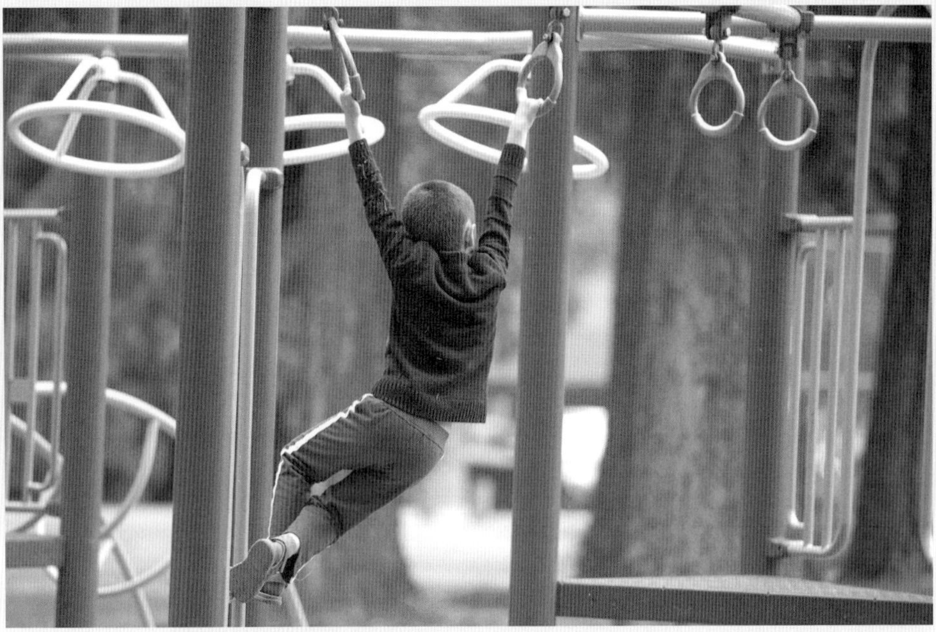

그림 2.1 초등학생이 매달려 팔로 건너가기를 하고 있다.

John Dewey까지, 철학자들은 자연적 흥미가 억압되지 않고 촉진될 때 아이들이 가장 잘 배운다고 주장한다.[4] 유치원kindergarten이란 단어는 의미 그대로 '어린이들을 위한 정원'을 뜻하며, 아동 발달은 말 그대로 성장하는 것이지 인위적으로 만들어지는 것이 아니라는 생각을 반영한다.

수렵채집인 아이들은 형식적 교육을 받지 않지만, 노동 생산적인 부족 구성원이 되기 전에 엄청난 양의 정보와 기술을 배운다. 놀이와 모방을 통해 아이들은 식물학, 동물 행동, 도구 제작, 음식 준비, 사냥 기술, 그외 많은 다른 것들을 배운다.[5] 현대의 부모는 자녀들이 핸드폰, 아이패드, 컴퓨터 사용법을 부모 도움 없이 얼마나 쉽게 익히는가를 보고 낙심하기도 한다. 7살짜리 내 딸은 컴퓨터 수업을 들은 할머니보다 컴퓨터 문해력이 더 뛰어나다. 딸 아이가 하는 학습 방법은 형식적이지 않다. 딸은 아빠 몰래 핸드폰을 가져가서는 여러 가지 사용 방법을 탐색하면서, 수많은 실수 끝에 유효한 결과를 얻는 방법을 알아낸다. 할머니와 다르게, 아이는 자기가 하는 것을 즐기며 호기심에 따라 행동한다. 딸의 노하우는 대부분 비의식적으로, 어떻게 하는지에 대한 외재적 지식은 없지만, 어떻게 하는지 그냥 안다. 반면 할머니는 실수를 걱정하고, 지나치게 분석적이며,

정보를 적어 참조하면서 암기하지 않으면 아무것도 배우지 못한다.

탐험을 통한 학습의 놀라운 예는 '벽 구멍 실험'이다.[6] 인도의 한 물리학자는 빈민가 거리 벽에 구멍을 뚫고 인터넷 접속이 가능한 컴퓨터를 설치하였다. 이 장치는 이전에 컴퓨터를 전혀 본 적이 없는 6~12세 아이들의 관심을 끌었다. 며칠이 지나고, 어떠한 교육도 받지 않은 아이들이 게임을 하고 인터넷 서핑을 하였다. 만약 구조화된 교실에서 아이들에게 이러한 작업을 하도록 강요했다면 아이들이 그렇게 빨리 배울 수 있었을까?

스포츠는 놀이 기반 학습의 또 다른 예이다. 농구나 축구처럼 높은 수준의 전문 기술을 요구하는 종목에서는 종종 정형화되지 않은 환경에서 가장 뛰어난 선수들이 나오기도 한다.[7] 브라질 축구 선수들과 미국 농구 선수들은 길거리 즉석 경기에서 기술을 배우는데, 그들의 혁신, 전문 기술, 즉흥적 해결능력은 유명하다.[8] 세계 최고 야구 선수 중 도미니카 공화국 출신들이 많다. 그들 대부분은 빗자루로 병마개를 때리는 것으로 야구를 시작했다고 한다.[9]

웨인 그레츠키Wayn Gretzky, 호나우지뉴Ronaldhino, 요한 크루이프Johan Cruyff와 같은 역대 최고 선수들은 자신들의 성공 비결이 게임에 대한 순수한 열정과 놀이라고 말한다. 이들은 조기에 특정 스포츠를 위해 특이적으로 운동하는 것과 지나치게 규정화된 훈련 방법들은 역효과를 낼 수 있다는 우려를 표한다. 연구에 따르면, 십 대가 될 때까지는 가능한 한 아이들이 원하는 많은 운동을 하도록 하고, 전문화는 이후에 하는 것이 장기적 선수 발달에 가장 좋다고 한다.[10] 역대 최고의 하키 선수라고 여겨지는 웨인 그레츠키는 다양한 스포츠 경험에 대해 이렇게 말한다.

> *하키 시즌이 끝나는 것을 보는 것은 너무나 황홀했다. 내 생각에는 경기에서 일어나는 것 중 가장 나쁜 것은 연중 계속되는 하키 경기, 특히 여름 시즌 하키 경기였다. 분명히 말하지만, 아이들을 위해 해야 할 일은 더운 날씨에 자신들의 스포츠에서 벗어나도록 하는 것이다. 예전에는 훌륭한 하키 선수들 모두 라크로스를 했다. 그리고 모두 그 게임에서 다른 경기로 전이될 수 있는 어떤 것을 배웠다. 어려서 했던 경기들을 결합해야만 배울 수 있는 것들이었다.*

"놀이가 무언가를 배우는 유일한 방법이다"라는 말을 하는 것이 아니다. 많은 기술이 단순히 구조화되지 않은 탐색에서 자연스럽게 생겨나는 것도 아니며, 이러한 기술들을

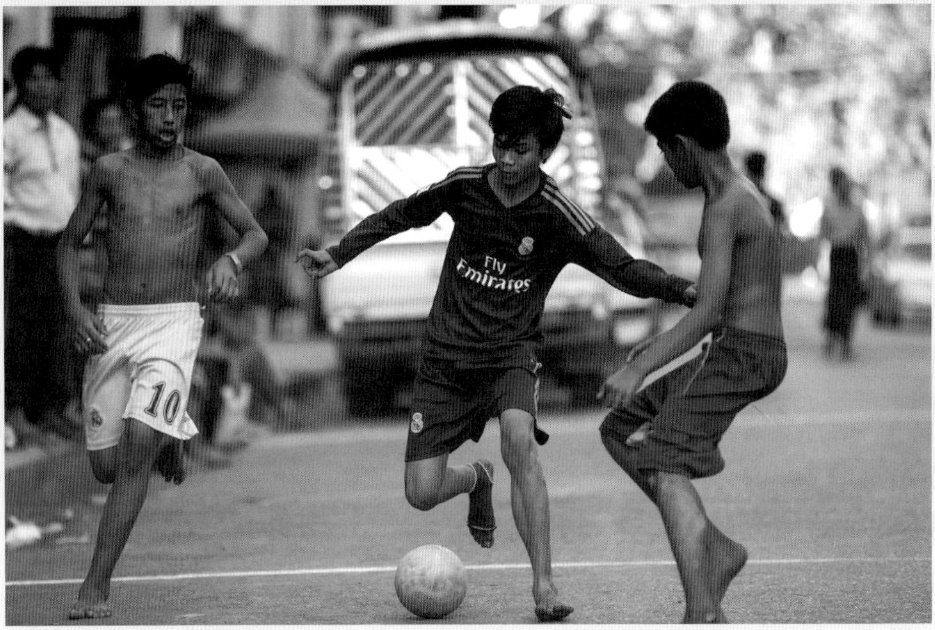

그림 2.2 구조화되지 않은 실제 축구

숙달하려면 힘든 작업을 거쳐야 한다. 특히 골프나 체조처럼 기술이 많이 필요한 스포츠에서는 더욱 그렇다. 하지만, 기술을 많이 숙련한 수준이라 하더라도 여전히 놀이는 창의력과 성장의 자원이다.

놀이의 정의

운동장에서 아이들이 서로 쫓는 광경이나 강아지들이 몸싸움하는 장면처럼 명백한 상황이라면 놀이가 어떤 것인지 분명히 알 수 있다. 하지만, 성인의 경우 일과 놀이의 경계선이 명확하지 않다. 트레드밀 위에서 달리는 사람을 떠올려보자. 일처럼 보인다. 하지만 만약 그 사람이 아름다운 경치가 있는 오솔길을 달리고 있다면 어떨까? 이는 즐기는 상황으로 보일 것이다. 축구공을 이리저리 차는 두 남자는 놀이하는 중일 것이다. 하지만 만약 경기를 준비하는 프로축구 선수들이라면 어떨까? 이것은 일일까? 만약 그 선수들이 웃으면서 저글링하는 광경이라면 어떨까? 경쟁심이 매우 강한 10살 체조 선수들이 뒤로 공중제비를 반복하고 있다면 그들은 놀이하는 걸까? 황홀한 몰입 상태로 천 번을 넘게 반복했을 태극권 동작을 연습하는 수련자의 모습은 어떤가?

동물과 어린아이들의 놀이 행동, 그리고 그것이 정신과 신체 건강에 미치는 영향에 대한 많은 연구가 있다.[11] 또한 '몰입' 상태의 특성과 이점에 관한 연구와 여러 종류의 동기가 운동 지속성에 미치는 영향을 연구한 심리학 연구도 있다. 이러한 연구는 모두 놀이를 동일하게 규정하거나 명확하게 정의하지 않았지만, 몇 가지 공통된 논제와 요인을 알 수 있다. 다음은 놀이가 일과 구별되는 몇 가지 특징이다.

놀이는 내적 동기에서 나온다

존 듀이는 "놀이 활동은 드러나는 목적이 없어도 하는 것 자체로 즐겁다"고 하였다.[12] 마크 트웨인Mark Twain은 더 단순하게 말했다. "일은 몸이 의무적으로 해야만 하는 것들로 구성된다. 하지만 놀이는 몸이 의무적으로 하지 않아도 되는 것으로 구성된다." 동물 행동 전문가들은 어떤 활동이 생존이나 생식과 관련된 단기 목표와 명백한 관련이 없을 때 놀이라고 간주한다.[13] 어떤 동물 두 마리가 서로를 쫓고 있을 경우 한 마리가 다른 한 마리를 먹으려 하거나 짝짓기를 하려는 것이 아니라면, 아마도 그냥 놀이일 것이다. 즉, 놀이는 어떤 다른 목적에 기여하지 않고 놀이 그 자체로 끝난다.

이 정의를 인간에게 적용하기에는 더욱 어렵다. 해변을 달리는 남자는 그 활동이 즐겁다는 것을 알게 될 수도 있지만, 그에게는 다른 동기가 있을지도 모른다. 달리기는 체중을 줄이고, 심장 건강을 유지하며, 곧 참가할 5km 달리기를 준비하는 데 도움이 된다. 하지만 만약 이러한 보상을 위한 것이 아니라면, 그는 달리기보다 걷는 것을 선호했을지도 모른다. 어쨌든 달리기는 힘든 활동이기 때문에 어느 정도의 정신력을 계속 이어가야 한다. 강아지들이 공을 쫓는데 정신력이 필요할까? 그렇지 않을 것이다. 공 쫓기는 강아지가 원하는 활동이다. 어떤 사람들은 마치 강아지가 공을 쫓듯 움직일 수 있는 동기가 있다. 무용기, 시퍼, 스키를 타는 사람, 골퍼는 다른 어떤 것보다도 춤추고, 서핑하고, 스키를 타고, 골프를 치고 싶어 할 것이다. 그 사람들은 이러한 활동을 하는 데 자신의 재산과 사회적 지위를 기꺼이 사용하려 할 것이다. 그들에게 활동의 목적은 분명 활동 그 자체이다.

동기가 충분하지만, 재미없는 활동의 경우는 어떨까? 달리기나 웨이트 리프팅은 큰 노력이 필요하고 어느 정도 고통을 유발한다. 그런데도 여전히 많은 사람이 거의 매일 이러한 활동을 해야 할 필요성을 깊게 느끼는데, 이는 이러한 운동이 의미 있다고 느끼는 신체 활동 중 하나이기 때문이다. 즐거움을 찾는 일보다는 의미를 찾는 일이 건강과 관련된 더 강한 동기요인이자 기여요인이다. 물론 좋은 느낌은 훌륭한 것이지만 행복을 추구하는 것은 모순적이다. 행복을 찾으려 하면 행복에 도달하기가 더 어려워진다. 더욱이 의미 없는 긍정적 기분은 피상적으로 느낀다.[14] 이를 신체 활동에 대입하자면, 왜 많은 사람이 트위스터twister나 홉스카치hopscotch 놀이하는 것보다 더 힘든 달리기를 선택하는지가 이해된다.

여기서 우리는 중요한 것을 알 수 있다. **놀이는 미숙하고, 시시하고, 사소한 것을 하는 것이 아니다. 내적으로 동기부여되는 어떤 활동에 빠져드는 것이다.** 아이들이 그림을 그리고 블럭으로 탑을 쌓고, 기어가는 것을 배우며 놀고 있을 때는 중요한 목표를 성취하기 위해 많은 노력을 기울인다. 분명 이 과정은 즐겁겠지만, 모든 과정이 '재미있고 게임 같은' 것은 아니다.

심리학자 미하이 칙센트미하이Mihaly Csikszentmihalyi는 기술과 집중이 필요한 활동에 사람들이 완전 몰입할 때 느끼는 매우 보람차고 의미 있는 경험을 언급하기 위해 '몰입flow'이라는 용어를 사용하였다.[15] 몰입의 특징 중 하나는 과도한 자기의식화나 정신력을 들이지 않고도 효과적인 행동이 자연스럽고, 자발적이고, 쉽게 일어나는 느낌이다. 불교 사상가 알랜 와츠Alan Watts는 이러한 상태를 이렇게 설명하였다. "지금 여기서 하는 일에 완전히 참여하는 것이 바로 삶의 진정한 비밀이다. 일이라고 생각하지 말고 그것이 놀이라는 것을 깨달아라."

놀이나 몰입 스펙트럼의 반대쪽은 일 또는 고역으로, 그 일을 완수하려면 정신력과 의식 통제 같은 주 연료가 필요한, 어떤 외재적 이득을 바랄 때만 하는 활동을 말한다. 당신이 원하는 것이 놀이나 몰입이 아니라 오히려 이러한 외재적 이득일 수도 있다. 체육관에서 계단오르기 기구로 운동하는 사람들은 그 운동을 싫어하지만, 체중을 줄이기 위해, 식스팩 같은 복부근육을 갖기 위해, 건강을 향상시키기 위해, 어쩌면 운동을 하면서 텔레비전을 보기 위해 기꺼이 견딘다. 만약 알약으로 목적하는 바를 얻을 수 있다면 사람들은 바로 그 운동을 중단하고 다시는 하지 않을 것이다. 열광적으로 달리기를 하거

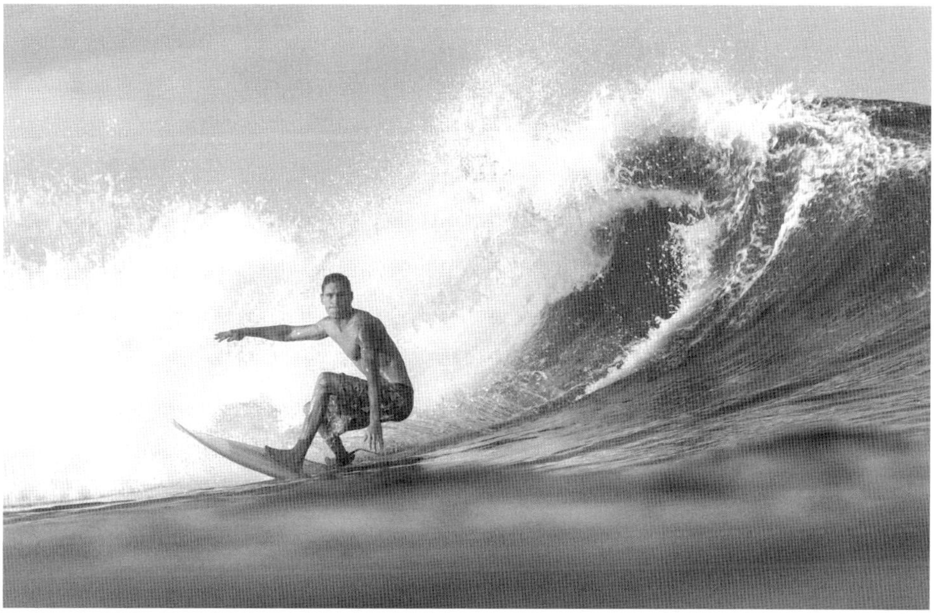

그림 2.3 물 흐르듯 자연스럽게 일어나는 몰입

나 웨이트 리프팅을 하는 사람들은 완전히 다르다. 이런 사람들은 신체적으로 비슷한 일을 하고 고통도 더 많이 느끼지만, 그 활동을 기꺼이 하기를 원하며 심지어 이러한 활동을 하면서 정신 건강에 중요한 부분을 깨닫기도 한다.

즐겁지도 않고 의미도 없는 운동으로도 몰입 상태에 빠지는 운동을 할 때와 같은 양의 칼로리를 소모할 수 있다. 그러나 심리는 매우 다르며 여기에는 중요한 의미가 있다. 첫째, 즐겁지 않고 의미도 없는 운동은 내일도, 그 다음 주도, 내년에도 운동을 지속할 가능성을 줄인다. 연구에 따르면, 운동이 즐거워서 혹은 운동을 하면 숙련된다는 느낌 때문에 운동하는 사람들이 셀카나 수영복을 입을 때 더 멋있어 보이고 싶은 마음, 즉 '멋진 몸매'로 동기 부여된 사람들보다 운동 계획을 지속할 가능성이 더 크다.[16] 또한 운동이 먼 미래의 보상보다는 즉각적인 만족감을 줄 때 운동 지속성이 더 높다.[17]

둘째, 지루한 운동을 할 때의 신체 효과는 즐거운 활동을 할 때와 같지 않다. 감정 상태는 내분비 시스템, 자율신경 시스템, 신경 시스템을 통해 신체에 영향을 미친다. 우리는 너무 많은 걱정이 두통, 위궤양 혹은 심장마비까지도 일으킬 수 있다는 것을 안다. 스트레스는 만병의 원인일 뿐만 아니라 통증과 부상의 주요 예측인자이기도 하다. 심리는 생리와 분리될 수 없다. 그래서 40분간 8km를 즐겁게 달린 달리기가 지루하고, 의미 없고, 스트레스를 주는 같은 강도의 달리기보다 움직임 건강을 더 좋게 만들 것이다. 4장과 11장에서 이런 마음과 몸의 연결에 대해 더 자세히 다룬다.

놀이는 스트레스가 많지 않다

일반적으로 동물과 아기들은 아프거나 스트레스를 받으면 놀이를 멈춘다.[18] 만약 며칠 동안 먹지 않았다면, 야단법석을 떨거나 깃발 잡기 놀이를 하는 것은 좋지 않다. 정의에 따르면, 놀이는 움직임 건강과 관련된 회복 요소를 손상하지는 않는다.

동물과 아이들은 휴식이 필요할 때 신체 활동을 임의로 피하는 직감이 좋다.[19] 그러나 경쟁심이 강한 어른들은 계속해서 열중한다. 어른은 달리고, 춤추는 것을 좋아하며, 크로스핏 운동하는 것을 아주 좋아해서 스트레스가 많은 상황인데도 이런 활동을 계속하기도 한다. 프로 운동선수들은 돈을 받았기 때문에 고통스럽게 놀이(경기)를 하지만, 우리는 그렇지 않다. 따라서 고통이 적정 수준 이상이 되면 놀이는 일로 여겨진다.

놀이와 경쟁 사이의 차이도 흥미롭다. 동물 행동 전문가들은 싸움놀이play fighting 간의 주요 차이점에 주목한다. 싸움놀이란 기본적으로 즐겁고 일종의 의식 같은 싸움으로, 그 목적은 짝짓기 대상이나 영토 같은 자원에 접근 권한을 결정하는 서열체계를 만드는 것이다. 놀이와 경쟁 사이에는 큰 차이가 있다!

싸움놀이에서, 때로는 더 강한 놈이 바닥에 등을 대고 드러눕거나 약한척하며 약한 놈에게 일부러 져주기도 한다. 그렇지 않으면 약한 놈이 지루해하며 자기와 놀 다른 놈을 찾으려 하기 때문이다. 그러나 자원을 얻기 위한 경쟁은 재미에 관한 것이 아니며 모두가 트로피를 얻는 것이 아니다. 경쟁은 승자와 패자가 있는, 실질적인 결과가 있는 끔찍한 제로섬 게임이다. 한 놈이 죽을 때까지 싸우지 않지만, 만약 상황이 지속되면 한쪽이 죽어야 끝날 정도로 격렬하게 싸운다. 패자는 줄어든 삶의 가능성과 낮은 수준의 테스토스테론을 가지고 돌아간다. 반면 승자는 더 좋은 사냥 영토와 짝짓기 기회를 상으로 차지한다.[20]

인간 세계에서는 놀이와 경쟁 사이의 구분선이 모호하다. 모든 스포츠는 어느 정도의 경쟁 요소를 포함하는데, 사회적 위치가 성패에 달려있기 때문이다. 그러나 스포츠에 놀이 요소가 포함되지 않았다는 뜻은 아니다. 일반적으로 경쟁적인 스포츠는 즐겁다. 특히 좋은 스포츠 정신으로 경기가 진행될 때는 더욱더 그렇다. 물론, 스포츠가 전혀 즐겁지 않은 형태로 변질될 때도 있다. 대부분 사람들은 친선 길거리 농구가 바람직하지 않은 형태로 변질하는 상황에 대한 직관이 있다. 만약 지는 것이 자신을 부끄럽고, 우울하고, 스트레스를 받게 만들거라고 느낀다면, 아마도 더이상 놀이(경기)를 하지 않으려고 할 것이다.

놀이는 탐험적이다

놀이하는 사람은 호기심이 많고 지시사항이나 규칙을 넘어서는 탐험을 좋아한다. 아이들은 이떻게 움직이는지에 대한 고칭이 필요 없고, 그냥 스스로 알아낸다. 아기들이 구르기를 배울 때, 누구도 코어를 활성화하고 엉덩근육을 쓰라고 말하지 않는다. 아기들은 여러 가지 움직임 전략을 임의대로 실험해보는데 대부분 비참하게 실패한다. 발달 심리학자 에스더 텔렌Esther Thelen은 그 과정을 다음과 같이 설명한다.

> *어린아이를 포함한 어린 포유류는 많은 시간을 목표가 불분명한 행동에 쓴다. 그들은 움직이고, 이리저리 흔들고, 여기저기 뛰어다니고, 물건들을 튕기고 던지고, 일반적으로 성숙한 사람들이 보기에 쓸모가 없어 보이는 방식으로 물건들을 학대한다. 그러나 놀이라고 일컫는 이러한 행동은 새로운 해결책을 찾는 데 도움이 되는 독창적인 지능 형태를 구축하는 데 필수적이다.*[21]

텔렌에 따르면, 아기들은 여러 가지 방법을 탐험해본 다음 했던 동작을 반복하면서 학습한다. 몇 번 반복해보고, 차선책에 안주하지 않기 위해 추가 실험을 해본다. 예를 들어, 첫 기기 시도에서 아기들은 벌레같이 앞으로 움직일 수도 있는데, 이러한 방식은 그리 효율적이지 않다. 그래서 아기들은 다른 해결책을 계속 탐험하고, 결국 비대칭적 기기와 걷기 움직임을 찾아낸다. 놀이 과학자 패트릭 배트슨Patrick Bateson은 동물들의 놀이가 효과는 있지만 적절한 해결책이 아닌 '거짓 종점false endpoint'을 피하도록 돕는 형태로 진화되었다고 믿는다.[22] 이런 관점은 어떤 지역의 전체 지형을 보지 않고 가장 높은 봉우리를 찾는 탐험가에 비유하여 설명할 수 있다. 만약 그 탐험가가 그저 위쪽으로만 다닌다면 국지적인 봉우리는 금방 찾겠지만, 만약 그 지역 전체의 최고 봉우리를 찾는 것이 목적이라면 때때로 다시 내려오고, 계곡도 통과하고, 새로운 지역도 탐험해야 한다.

놀이는 창의적이다

놀이 접근법을 가치 있게 여기는 스포츠 문화는 창의적인 선수들을 자주 배출한다. 브라질은 효과적이고 미적 즐거움을 주는 축구 스타일로 유명하다. 펠레Pele는 축구를 '아름다운 경기'라고 말했다. 이런 축구 스타일은 형식적인 경기가 아니라, 구조화되지 않은 놀이로 학습된다.

모차르트, 아인슈타인, 피카소와 같이 창의적인 사람들은 놀이가 생산성에 필수적이라는 것을 인정한다. 만화 '캘빈과 홉스Cavin and Hobbes'를 그린 빌 워터슨Bill Watterson은 멀리 떨어져 있는 목표에 도달할 때 탐험의 가치에 대해 이렇게 말했다. "진실은, 도착하고서야 비로소 우리가 어디로 향했는지를 알 수 있다는 것입니다." 물리학자 리차드 파인만Richard Feynman은 접시의 흔들림에 대한 생각, 겉보기에 쓸모없는, 꼬리에 꼬리를 무는 생각을 따른 끝에 노벨상에 이르렀다.

> *그것은 힘들지 않았다. 그런 생각을 하며 놀기는 쉬웠다. 마치 병마개 따는 일 같았다. 모든 것이 절로 흘러갔다. 나는 오히려 그 흐름에 저항하려 애썼다!*[23]

파인만의 마음 상태는 칙센트미하이가 "의식적 계획에 의해 제어되지 않고, 노력 없이 통달 상태에 이른 느낌"이라고 묘사한 몰입 상태와 많은 부분에서 비슷하다. 운동선수와 무용수는 몸을 움직이는 모든 방법을 탐구할 때 이런 상태를 느낀다고 말한다. 그러나 그들의 호기심은 겉보기에 실용적이지 않은 기술 발달을 이끌기도 한다. 예를 들어, 축구 선수들이 공을 어깨 위에 두고 저글링을 한다거나 머리 위에 두고 균형을 잡고, 농구 선수들은 손가락으로 농구공을 돌리거나, 한 번에 공 두 개를 드리블한다. 골프 선수들은 한 손으로 공을 떨어뜨리고 다른 한 손으로는 골프채를 잡고 완벽하게 공을 쳐서 공중으로 날려버릴 수 있다. 이런 기술들은 실용적 가치는 없지만, 몰입하여 탐구하는 태도는 선수가 그 스포츠 분야의 기술을 통달하도록 만드는 과정이기도 하다.

놀이는 이리저리 그냥 해보는 것이다

놀이는 때로 무작정 이런저런 활동을 해보는 것과 같은 의미로 쓰인다. 거의 무작위 방식으로 여러 가지 변수들을 조작해봄으로써 어떤 문제를 해결하려고 시도한다는 의미이다. 정확한 계획에 의존하는 장인의 정교한 전략과는 대비된다. 무작정 해보는 것은 다르다. 가끔 일단 어지럽히면서 시작하면 일들이 알아서 정리되는 식으로 어떤 문제가 해결되곤 한다. 심지어 어떻게 그런 결과가 나왔는지도 모른다.

스윙이 만족스럽지 않은 프로 야구 선수를 떠올려 보자. 그는 배팅 연습장에 가서 배트 잡는 방법을 바꿔보기도 하고, 스윙 궤적을 바꾸기도 하고, 집중하는 방식을 바꿔가면서 연습을 할 것이다. 거기에 실질적 계획은 없다. 그냥 여러 가지 가능성을 이리저리 널려두고 이것저것 해보면서 제자리로 찾아가길 기다린다. 미치 작동을 멈춘 컴퓨터를 고쳐보려고 이것저것 해보는 상황과 유사하다. 어떤 앱을 종료하기도 하고, 컴퓨터를 껐다 켜기도 하고, 설정을 바꾸기도 한다. 몇 번 이것저것 해보다 보면 문제가 해결된다.

같은 일이 통증에서도 일어난다. 만약 푸시업을 하는 도중 어깨가 아프기 시작하면 첫 번째로 하는 일은 자세를 약간 조정하는 일일 것이다. 이런 조정은 자동적이고 무의식적으로 일어난다. 속도를 줄일 수도 있고, 팔을 더 벌리거나, 몸통 각도를 조절할 수도 있다. 이런 식으로 몇 번 하다 보면, 어깨가 편안해짐을 느낀다. 만약 당신이 수업 중이라고 생각해보자. 강사는 당신에게 어떻게 움직여야하는지를 정확하게 말해준다. 정확한 손 위치, 기술, 세트와 반복수를 지정해준다. 혹은 좋지 않은 상황이기는 하지만, 운동을 중단하고 의사에게 가라고 말할 수도 있다. 이러한 상황에서는 이렇게 저렇게 시도하다 보면 문제가 해결될 수도 있는 자연스러운 과정이 억제될 것이다.

놀이는 위험이 따른다

놀이는 다른 움직임의 효율성과 안전성을 검사하는 방법이다.[24] 사실, 놀이 행동은 몇 가지 위험 요소를 동반한다. 새끼 치타들은 놀면서 넘어지지 않고 얼마나 빨리 달릴 수 있는지, 다치지 않고 얼마나 거칠게 싸울 수 있는지, 어미 치타가 화내기 전에 얼마나 어미를 괴롭힐 수 있는지를 배운다. 아이들도 똑같다. 경계를 반복하여 넘어봄으로써 경계가 어딘지를 배운다. 너무 멀리 발을 내딛는 것도 위험하지만, 충분히 멀리 내딛지 않는 것도 가능성 한계를 발견하지 못하는 위험이 따른다. 나이를 먹어감에 따라, 아이는 보다 안전한 놀이를 하다가 나중에는 좀 더 위험한 놀이로 진행한다. 심지어 어떤 경우에는 어리석은 놀이를 하는 수준까지 진행한다. 그 어리석은 단계에서 살아남는다면, 매우 가치 있는 교훈을 얻을 수 있지만 위험한 단계까지는 시도하지 않기를 바란다.

처음에는 놀이 탐험에 위험이 거의 없다. 아기들이 뒤집고 기는 것을 배울 때, 무언가 잘못되더라도 다칠 일은 없다. 부상에 대한 두려움이 없어서 시행착오를 많이 경험할 수 있으며 어떻게 하면 조화롭게 움직일 수 있는지에 관한 많은 것들을 쉽게 배울 수 있다.* 그러나 아기들은 어떻게 자신을 보호해야 하는지에 대한 것은 아무것도 배우지 못한다. 아기들이 서고 걷기 시작하면 움직임의 잠재적 위험에 대한 교육이 시작된다.

막 걸음을 떼기 시작한 아기들은 하루에 여러 번 넘어진다. 아기들의 몸 중심은 바닥에 가깝고 엉덩이는 훌륭한 보호 지방층이 덮고 있어서 넘어져도 다칠 가능성이 적다. 넘어지면 유해감각이 발생하는데, 이 감각은 통증을 일으킬 수 있는 감각 신호이다. 이러한 감각 신호는 신경 시스템이 신체적 위협에 대한 근거를 판독하는 데 쓰이며, 통증이 보호가 필요한지 아닌지를 결정하는 일을 돕는다. 엉덩이가 다쳤나? 위험한 상황인가?

낙상과 관련하여 다른 중요한 질문도 있다. 뒤로 넘어지는 것이 좋을까, 앞으로 넘어지는 것이 좋을까? 엄마의 관심을 끌려면 우는 것이 좋을까? 그만 걷고 기어서 돌아갈까? 이런 질문 상황에 직면한 일을 처리하는 것은 다양한 형태의 움직임 위험과 보상을 따져보는 연습인 셈이다.

아이들은 나이가 들면서, 약간의 부상을 일으킬 수 있는 움직임으로 놀이를 시작한다. 소파나 벤치에서 뛰어내리고, 인도에서 달리고, 미끄럼틀을 타고 내려오는 활동으로 종종 무릎에 멍이 들고 손을 긁힌다. 낙상은 학습 기회이다. 다쳤나? 얼마나 오래 아플까? 반창고가 필요할까? 크게 울면, 아이스크림을 얻을 수 있을까?

달리기하다 넘어진 아이들은 흔히 생각하고 느껴야 할 것을 정확히 모른다. 아이들

---

* 이전 책, 『움직임을 위한 가이드』에서 휄덴크라이스 접근법에 기초한 일련의 움직임 레슨을 다루었다. 그 움직임들은 바닥에서 아기들이 움직임을 탐구하는 방식과 비슷하다. 바닥에 있으면 위험이 최소로 줄기 때문에 여러 움직임을 하면서 놀기에 좋다.

은 그냥 조심성 없이 뛰어다니다가 땅에 얼굴을 부딪힌다. 이런 상황에서 아이들은 대개 부모 얼굴을 둘러본다. 만약 엄마가 매우 놀라거나 급하게 달려오면, 아마도 아이는 울기 시작할 것이다. 그런데 만약 엄마가 침착하게 대처하고 어깨를 으쓱하며 웃어주면, 아이는 다시 일어나 놀기를 계속한다. 통증은 늘 사회적인 면이 있으며 아이들은 놀이를 통해 통증의 사회적 특성을 배우기 시작한다.

긁힌 무릎과 멍든 팔꿈치와 관련된 중요한 경험을 한 후, 아이들은 자가 보호와 관련된 움직임 전략을 정밀하게 다듬기 시작한다. 어떤 아이들은 조심스러워져서 높은 곳에 올라가거나, 접촉이 발생하는 스포츠나 격렬한 활동을 피하게 된다. 후회하는 것보다 안전한 것이 더 낫다. 반면에 다른 아이들은 반대 길을 택한다. 배짱이 없으면 영광도 없다. 이 아이들은 여섯 번째 생일을 맞기 전에 여러 번 응급실 행을 겪지만, 스케이트보드 타기에서 월등한 기술로 보상받는다.

최근 대부분 8살인 여자아이들을 대상으로 축구 코치일을 했다. 흥미로운 일을 적어도 다섯 번은 보았다. 한 소녀가 예상치 못하게 허벅지, 몸통, 팔을 공으로 맞았다. 소녀는 놀라고 당황해하며 대략 10초 후에는 울기 시작했다. 소녀는 경기장을 나갔고 진정된 후에 다시 경기로 돌아왔다. 일어났던 일은 그저 그들이 완전히 새롭고, 예기치 못한 기분을 경험했다는 것과 소녀는 그것이 무엇을 의미하는지를 몰랐다는 사실이다. 결국 소녀들은 실제로 별문제가 아니라는 것을 배웠다. 다시 말해 몸은 축구공에 세게 부딪히는 것에 꽤 잘 견디며 통증을 일으키는 것이 아니라는 것을 배웠다.

아이들, 특히 남자아이들은 십 대가 되면, 싸움이나 익스트림 스키, 미식축구 같은 매우 위험한 활동을 하기 시작한다. 이런 '게임들' 중 어떤 것은 우열을 가르기 위한 경쟁적 특성이 짙다. 어느 쪽이든, 선수들에게 중요한 몇 가지 교훈이 있다. 첫째, 가벼운 부상과 심각한 부상을 구분해야 하는 많은 기회가 있으며, 이러한 기회를 통해 신체 인지가 좋아지고 위험 지각에 대한 감각을 개선하게 된다. 찰과상과 타박상은 염좌나 골절과 매우 다르다. 전자는 신경 쓰지 말아야 하고 후자는 의사에게 가야 한다. 이러한 관점에서 가벼운 부상은 더 잘 견딜 수 있게 되거나, 심지어 모르고 지나갈 수도 있다. 위험한 활동에서 얻을 수 있는 또 다른 교훈은 두려움 관리이다. 예를 들어, 적당한 스키 기술은 누군가에게 데이트를 신청하는 것처럼 자신감을 가지고 몸을 앞으로 기울여야 한다. 얼굴부터 바닥에 넘어질 수도 있지만, 그런 걱정은 스키를 타는 시간 동안은 잊어야 한다. 많은 경우, 나쁜 결과를 걱정하는 것이 그런 일이 발생할 가능성을 더욱더 높이는 경향이 있다. 두려움은 적이며, 위험과 함께 놀이하는 것은 위험을 극복하는 것을 배우는 방법이다. 더 나아가 위험한 상황을 다루는 것은 자신감과 자기효능감을 형성한다. 이후에 다시 다루겠지만, 자신감과 자기효능감이 만성 통증과 장애를 방지하기도 한다.

피터 그레이Peter Gray는 어린 포유류들이 두려움을 예방하기 위한 방법으로 위험한 상황에 자신들을 노출하는 본능이 있다고 주장하였다.

> *운동 놀이와 몸싸움 놀이하는 동안, 어린 포유류들은 고의로 자신을 이상하고 약간 위험한 상황에 노출하는 것으로 보인다. … 예를 들어, 뛸 때 착지를 어렵게 하려고 몸을 비틀거나 돌린다. 마치 자신들이 만든 위험한 상황에 대해 신체적 어려움과 감정적 어려움을 처리하는 것을 학습하려는 것처럼, 자신들에게 적정 수준의 두려움을 투여하는 것 같다.*[25]

현대 세계에서 아이들은 이런 것을 경험할 기회가 많지 않다. 나무에서, 들판에서, 거리에서, 다양한 연령대의 아이들과 함께 몇 시간 동안 부모 감독 없이 아이들을 놀게

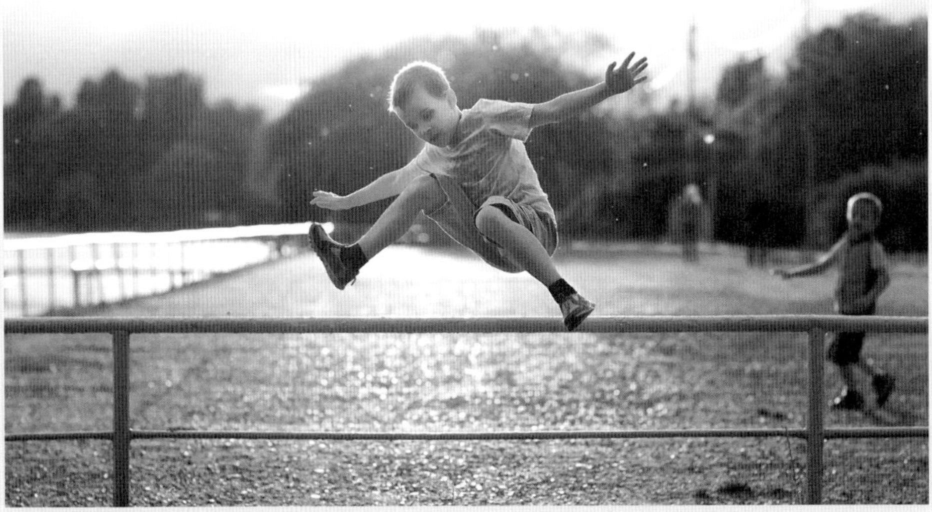

그림 2.4 위험에 관한 학습

하던 시대는 지났다. 부모들은 끊임없이 감독하고, 감시하고, 격려하고, 낙담시키고, 지도하고, 물을 공급하고, 못하게 막으며, 모든 것을 과잉보호하지 않으면 이러한 활동들을 위험하다고 여긴다. 그러나 만약 부모의 감독이 없다면, 하늘이 어린아이가 넘어지고, 다치고, 세균에 노출되고, 자신감이 일시적으로 떨어져 고통받는 일을 막아준다. 많은 전문가는 실제로 과잉보호 양육방식이 아이들을 덜 안전하게 만들며, 더 허약하고, 민감하고, 걱정스럽게 만든다고 믿는다.[26] 과잉보호를 하는 부모들은 아이들을 소파 같은 안전한 장소에 가두고, 나무 오르기나 자전거 타기, 술래잡기 같은 놀이 활동을 할 수 있는 통제되지 않은 장소에 가지 못하게 한다. 이렇게 하면 위험을 통제할 수 있다는 것을 학습할 기회가 없어지며, 어떤 연구자들은 이것이 십 대들의 불안감 발생률을 상승시키는 원인이라고 주장한다.[27] 무모하거나 무책임해지는 것이 분명 좋은 것은 아니지만, 우리를 건강하고 튼튼하게 만드는 움직임을 두려워하고 피하는 것도 분명 해로운 일이다.

앞서 이야기한 모든 사항은 어른에게도 의의가 있다. 다음 장에서도 언급하겠지만, 위협을 지각하는 것은 몸에서 원치 않는 상태를 만드는 근원이다. 통증이나 피로, 염증, 불인, 뻣뻣함, 약함은 모두, 적어도 부분적으로는, 몸이 약하거나, 공격하에 있거나, 무능력하고, 손상될 것 같고, 허약하고, 다칠 것 같고, 위협에 취약하다는 무의식적 지각으로 인해 일어난다. 위험한 움직임으로 놀이하는 것은 훨씬 더 강건하고, 건강하고, 역량 있는 신체 이미지를 만들기 위한 방법의 하나이다. 그래서 정확한 자세가 아니면 앉지도, 서지도, 달리지도 못하게 하는, 심지어 숨도 한번 못 쉬게 하는 전문가들의 과보호성 충고는 의도는 좋지만 오히려 역효과가 날 수 있다.

인간은 치타처럼 놀이를 할 수 있을까?

지금까지 우리는 인간 신체 활동 맥락에서 놀이와 일 사이의 차이점을 다루었다. 다시 바보 같은 치타 가설로 돌아가 보자. 나는 치타들이 자연에서 현재 프로그램을 지속할 거라고 확신한다. 치타들은 움직이는 방법이나 해야 할 것을 코치받을 필요가 없다. 움직임, 사회성, 먹이 획득에 관한 자연적 본능에 따른다면, 훌륭한 움직임 건강을 즐길 수 있을 것이다. 인간도 그러할까?

상황에 따라 다르다. 우리는 진화 과정에서 경험했던 세상에서 살았던 인간과 현대 세계에서 사는 인간을 구분할 필요가 있다. '자연적' 생활방식으로 사는 수렵채집인들은 거의 비슷한 유형의 움직임 건강을 즐겼으며 심지어 운동을 의미하는 단어조차 없었다.[28] 움직임은 삶이었다. 실내라는 것이 없었기 때문에 아이들은 밖에서 온종일 놀이를 하였다. 성인들은 어떤 놀이에 참여하기도 하고, 음식을 얻기 위해 일을 해야만 했다. 여기서 일이란 걷기, 오르기, 달리기, 전력 질주, 땅파기, 던지기 등을 말한다. 만약 일이 잘 진행되면, 무거운 짐을 짊어지고 거주지로 돌아온다. 돌아와서는 바닥에 앉아, 주로 쪼그려 앉은 자세로 몇 시간을 보낸다. 또한, 그들은 도구를 사용하여 숙련된 수작업을 하고, 음식을 준비하며, 옷과 주거지에 관련된 일을 할 것이다. 그 이후에는 춤을 췄을 것이다. 노동으로 힘든 하루를 보낸 뒤에는 휴식과 회복을 위한 시간을 더 많이 보냈을 것이다. 모든 신체 활동은 사회적 및 심리적으로 의미가 있다. 치타의 움직임이 그러했듯이, 아마도 이런 움직임이 수렵채집인들에게 영양을 제공하고 건강을 유지하는 기본적인 형태의 움직임을 제공했을 것이다. 이런 바람직한 결과들은 어떤 계획도 필요하지 않다. 사람들이 올바른 환경에 있으면 자연스럽게 일어난다.

하지만, 문제는 현대 세계에서는 본능에 따라 자연적으로 해야 할 것들이 잘되지 않는다는 점이다. 놀이 본능에 따라야 할 아이들은 나무에 오르는 것보다 비디오 게임을 하는 데 더 많은 시간을 사용할 것이다. 가족 부양을 바라는 어른들은 운전해서 사무실에 가지, 걸어서 사냥터에 가지 않는다. 집에서 휴식은 바닥이 아니라 소파에 앉는 것을 의미한다. 기쁨을 추구하는 일과 흥미로워 보이는 것을 탐험하는 일이 사람들을 많이 움직이게 하지 않는다. 그러므로 현대 생활의 현실은 사람들을 움직이게 할 규율과 의식적 계획, 의지력을 이용한 신체 활동으로 운동해야 한다는 점이다. 그렇다고 우리가 즐겁고 의미 있는 방식으로 움직이는 것에 관한 이점들을 잊어야 한다는 것은 아니다. 현대 세계에서도 정말 많은 사람들이 자신이 좋아하고 자신을 건강하게 만들어줄 신체 활동을 찾는다. 사실, 현대 세계는 이와 관련하여 큰 장점이 있다. 선택할 수 있는 활동들이 아주 많다. 대부분의 사람은 자신이 상상하는 신체 활동으로 놀이를 할 수 있게 도움을 주는 물리적 공간이나 가상 공간에 쉽게 접근할 수 있다. 춤, 카포에이라, 스케이트보드, 요가, 케틀벨, 불 삼키기 등 어떤 활동도 가능하다. 이 책의 의도는 여러분이 이러한 선택사항들을 살펴보고 자신에게 적합한 것을 찾는데 도움이 될 영감을 제공하는 것이다.

CHAPTER

3

복잡성

COMPLEXITY

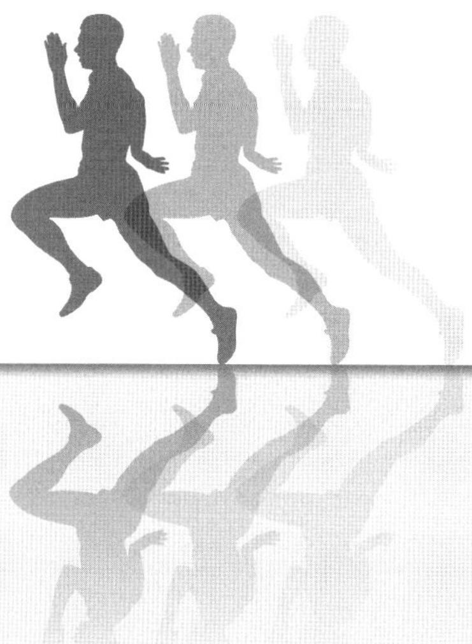

육체는 하나의 위대한 이성이다. 하나의 뜻을 가진 다양한 존재이다.

전쟁이자 평화이며 양 떼이자 양치기이다.

프리드리히 니체 FRIEDRICH NIETSCHE

나는 크다. 나는 다양함을 담고 있다.

월트 휘트먼 WALT WHITMAN

1장과 2장에서 움직임 건강 발달은 복잡한 문제이며, 놀이가 이를 해결하는 핵심 도구라고 설명하였다. 이번 장에서는 복잡성의 의미와 인체 같은 복잡적응계의 특성을 더 자세히 살펴본다. 몸이 어떻게 스트레스에 적응하고 피트니스를 발달시키며, 어떻게 움직임 기술을 배우는지 이해하는 데 도움이 될 것이다. 단일-요인 사고나 몸을 기계에 비유하는 방식에서 나오는 미신들이 잘못되었다는 것을 쉽게 이해할 수 있을 것이다.

복잡계 과학은 세상을 관찰하는 매력적인 렌즈를 제공한다. 만약 여러분이 아직 이 주제에 친숙하지 않다면 이번 장을 통해 몸과 거의 모든 것들을 바라보는 관점이 바뀔 것이다. 어떤 개념은 상식적이고 직관적이며, 어떤 개념은 매우 난해하며 추상적이다. 스티븐 호킹Stephen Hawking에게 미래 세상에 대한 우리의 이해를 진보시킬 개념이 무엇인가에 관해 묻자, "다음 세기는 복잡성의 세기가 될 것이다"라고 예측했다. 인간 건강과 피트니스 그리고 다른 여러 분야에 관한 연구와 관련하여 그의 예측이 맞을 것이라고 생각한다.

복잡계 과학은 경제, 사회 조직, 기상 체계, 생물 분야에서 환원주의적 사고의 한계에 대응하여 20세기 중반에 출현하였다.* 환원주의란 큰 시스템을 작은 부분들의 집합체로 '줄이고', 각 부분을 나눠 분석하여 전체 시스템을 이해하려고 시도하는 것을 의미한다. 예를 들어, 우리는 자동차, 인체, 세포, 원자를 각 구성요소에 관한 개념으로 더 쉽게 이해할 수 있다. 과학 역사에서 대부분의 놀라운 성과는 특히 물리학, 화학, 공학, 의학 분야의 성과들이 이렇게 '나누고 정복하는' 전략을 통해 이루어졌다. 그래서 환원주의적 사고 또는 전체를 부분으로 나누는 것이 잘못된 것은 아니다. 그러나 이 전략은 여러 가지 이유로 복잡계에 적용하기에는 유용하지 않다.

먼저, 복잡한 전체는 경계가 불분명하기 때문에 부분들로 나누기가 쉽지 않다. 1장에서 살펴본 것처럼, 건강은 임의로 구분을 하지 않고서는 별개의 범주들로 축소할 수 없다. 기계의 부분들은 각각 별개로 쉽게 나뉠 수 있지만, 신체 부분은 말 그대로 서로 피

* 시스템 이론, 복잡계 이론, 다이내믹 시스템 이론, 카오스 이론 등 복잡성을 연구하는 과학과 이론 모형은 여러 가지다. 용어와 적용 면에서 차이가 있지만 공통된 개념이 많다. 이 장에서 다루는 개념은 비교적 단순하며 다른 여러 모형에서도 찾아볼 수 있다.

를 나누는 관계이다. 모든 것이 매우 복잡한 방식으로 연결되어 있으며 나누면 중요한 것(예를 들어, 생명)을 잃게 된다. 복잡계에서는 늘 전체가 부분의 합보다 더 크다.

복잡계의 또 다른 난점은 부분들이 너무 많아서 혹은 부분들 간의 상호작용이 많아서 측정할 수 없다는 점이다. 지식에 작은 틈새가 있으면 중대한 예측 오류로 이어질 수 있기에 이는 중요한 문제가 될 수 있다. 이런 문제는 미래의 사건에 대해 중요한 불확실성이 늘 존재하는 주식 시장이나 기후 예측, 정치 선거에서도 흔하게 일어난다. 만약 이 분야의 전문가 10명에게 장기 예측을 요청한다면 아마도 10가지의 다른 답변을 내놓을 것이다. 또한 그 예측은 대부분 상식이나 동전 던지기 확률 수준을 넘지 않을 것이다.[1] 비슷한 혼란을 허리 통증에서도 볼 수 있는데, 고객 중 많은 사람이 각기 다른 전문가에게서 5개 이상의 다른 진단과 처방전을 받고 내게 온다. 여기서의 교훈은 복잡한 문제의 경우, 자료가 많다고 해서 더 잘 알 수 있는 것이 아니라는 점이다. 너무 가까이에서 세부적인 것들에 집중하다 보면 큰 그림을 놓칠 수 있다.

복잡계 과학은 환원주의 관점에서 볼 수 없는 큰 그림의 패턴을 밝히려고 시도한다. 이러한 시도는 주의를 시스템 내 특정 부분에서 부분들의 상호작용 패턴으로 옮김으로써 이루어진다. 이런 전략을 통해 완전히 다른 부분들로 이루어진 각기 다른 시스템들이 비슷한 규칙을 따른다는 것을 발견하였다. 예를 들어, 몸의 창발 반응은 주식 시장 붕괴나 소 떼 질주와 유사한 역동성을 보인다. 각 현상 모두 양성 되먹임 고리를 가진다. 프랙탈 기하학에서는 나무, 강, 혈관의 가지치기에서 보이는 유사성에 주목한다. 물고기 떼의 행동은 민주주의 사회의 유권자 행동이나 뇌 뉴런의 작동과 다르지 않다.[2] 이런 식의 패턴을 이용하면 생물체의 원리를 알아보는 데 도움이 된다. 환원주의를 대체하자는 것이 아니라, 문제 해결을 위한 다른 시각을 갖자는 것이다.

만성 통증, 비만, 당뇨, 불안, 우울증, 자가면역 질환 같은 복잡한 상황들을 다루는 의학적 치료 맥락에서는 다른 관점의 필요성이 대두되었다.[3] 골절이나 감염 같은 단일 문제가 있는 경우에는 환원주의적 사고가 의학적 기적을 만들지만, 여러 요인이 있는 건강 문제를 치료할 때는 진행이 느리다. 앤드류 안Andrew Ahn과 동료들은 환원주의적 사고가 기계적 사고를 초래한다고 말한다.

> *몸을 구성요소들의 집합체라고 보면, 관찰된 상태에 가장 큰 책임이 있는* ***단일 요인을 분리해내는 것****이 의학의 자연스러운 귀결이다.* ***결함있는 부분을 찾아 고장 난 차를 고치는 정비사처럼, 의사들은 전형적으로 분리할 수 있는 비정상을 규명하여 질병을 치료한다.***[4]

폴 플세크Paul Plsek와 트리샤 그린할프Trisha Greenhalgh도 몸을 기계처럼 생각하는 경향에 대해 다음과 같이 언급하였다.

> *큰 문제를 작은 문제로 쪼개고 분석하여 합리적 연역으로 풀려는 뉴턴의 '시계 우주' 관점은 의학 기술에 큰 영향을 미쳤다. … 공식의 어떤 부분이 상수가 아니고, 독립적이지 않고, 예측할 수 없을 때는* ***기계 비유가 우리를 매우 낙심하게 만든다.*** *복잡적응계에 관한 새로운 과학을 통해 우리는 이러한 문제들을 더 잘 처리하는 데 도움이 될 새로운 비유를 얻을 수 있다.*[5]

인간 몸을 기계에 비유하는 것이 어떻게 잘못된 생각을 이끌어내는지에 대한 예이다. 기계가 적절하게 기능하려면 모든 부분이 규칙적이고 반복적인 방식으로 작동해야 한다. 만약 그렇지 않으면, 고쳐야 할 기능부전이 발생한다. 그러나 인체는 지속적인 변화에서 이점을 얻으며, 심지어 각기 다른 부분들이 상호작용하는 방식에 약간 혼돈이 있어도 이점을 얻는다.[6] 이런 잠재적 다양성은 약점이 아니라, 근력과 지능, 적응성의 원천이다. 신체 건강과 관련된 복잡계 과학에서 이야기하는 여러 가지 기본 개념들이 있다. 창발emergence, 자기조직화self-organization, 비선형non-linearity, 어트랙터 상태attractor states, 제약요인constraints 등이다. 이 장에서 각 개념을 살펴보자.

창발

복잡계의 규명된 특징 중 하나는 '창발적' 특성이다. 창발은 부분들의 수준에서는 볼 수 없는 전체 시스템에 의한 집합적 현상을 말한다. 간단히 말하면, 창발은 전체가 부분들의 합보다 큰 방식으로 또는 예측할 수 없는 놀라운 방식으로 작동하는 것을 말한다.[7] 여러분이 물고기 한 마리만 관찰했었다면, 물고기들이 모여 큰 떼를 이루었을 때 어떤 일이 일어나는지 보게 될 경우 매우 놀랄 것이다. 물고기들이 의도하지 않았더라도 물고기 떼는 매우 조직화한 패턴의 전체 단위로 움직인다. 인간의 뇌에서 지능은 수십억 개에 달하는 뉴런의 상호작용으로 나오는데, 각 뉴런은 박테리아보다 똑똑하지 않다.

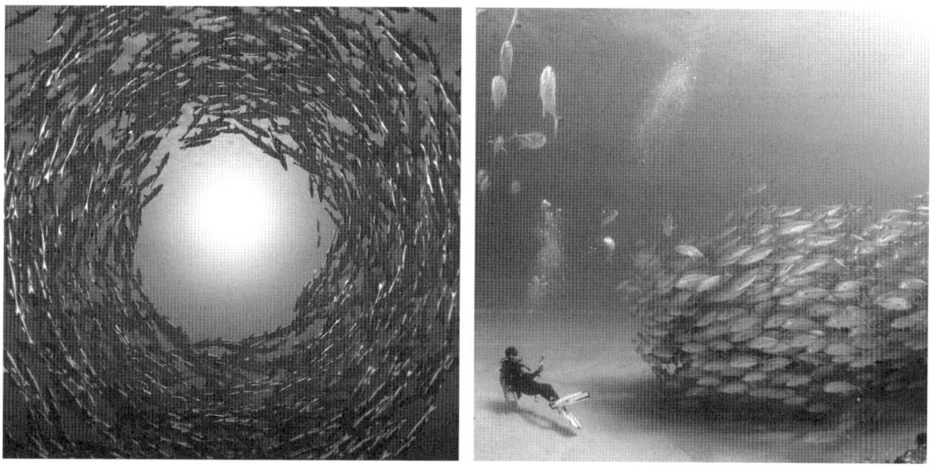

그림 3.1 물고기 떼의 창발 현상

창발 현상의 또다른 대표적 예는 개미 집단이다. 개별 개미는 똑똑하지 않더라도 집단은 매우 똑똑하다. 개미는 반사에 가까운 기전으로 유발되는 비교적 적은 행동 목록을 가진다. 예를 들어, 공기 중에 특정 화학 냄새가 있으면 어떤 행동을 하고, 이웃 개미가 특정한 몸짓 언어를 하면 다른 행동을 한다. 그러나 수천 마리의 개미들 간의 셀 수 없는 상호작용에서 나오는 집합적 행동은 기발하다. 개미 사회는 작지만 매우 정교한 사회구조로 되어 있다. 개미는 땅속에 수많은 방이 있는 집을 건설하는데, 방마다 특정한 목적이 있다. 가위 개미는 농사를 짓는데, 나뭇잎에 곰팡이를 키우고 거기서 먹이를 얻는다. 불개미는 깊은 틈을 건너기 위해 자신들의 몸으로 다리를 만들어 이동하고, 뗏목을 형성하여 물을 건너기도 한다.

이런 흥미로운 현상에서 중요한 점은 **개별 개미의 행동만 연구해서는 집단 전체가 하는 일을 추측도 할 수 없다**는 것이다. 인간 몸에 관한 연구와 관련해서는 어떤 의의가 있을까? 만약 우리가 근육, 힘줄, 관절의 작용을 분리해서만 본다면, 그 구조물들이 실제 상황에서 어떻게 함께 작용하는지에 대한 큰 그림을 놓칠 것이다. 이 책의 목표 중 하나는 복잡계 과학에 기반한 상식적 비유들로 더 큰 그림을 형성하도록 돕는 것이다. 개미에 관한 큰 그림은 전체 군집이 하나의 통합 조직으로 작용한다는 것이다. 몸에 비유하자면 개별 개미는 세포 하나이다. 인체에 관한 큰 그림은 몸이 개미 집단처럼 작용한다는 것이다. 몸은 각자 국소적 역할을 담당하는 수십 조의 세포들로 구성되며, 각 세포들은 음식을 먹고, 손상된 것을 고치고, 침입자를 물리치고, 다른 세포와 교신하는 것과 같은 단순한 활동에 참여한다. 각 세포는 자신들이 지능적인 몸을 만드는 큰 계획의 부분이라는 것을 알지 못한다. 그러나 세포들 간의 상호작용으로 그 역할을 정확하게 해낸다. 우리는 기계가 아니라 생물복잡계이며, 이와 비슷한 원리에 따라 작동한다.

행위자 집단

복잡계 과학은 때때로 집단행동 연구라고 한다.[8] 주식시장 투자자들, 떼로 움직이는 새들, 페이스북 소셜 미디어 사용자들, 뇌 뉴런들은 모두 다른 구성원의 결정에 근거하여 결정을 내리는 행위자 집단인데, 이렇게 내려진 결정은 또 다른 새로운 결정을 만들고 이러한 과정이 계속 이어진다. 행위자들이 상호작용을 하게 되면 개별 행위자 마음과는 아주 다른 전체 수준만의 '마음'이 생성될 수 있다.

인체 세포와 기관은 모두 자신만의 '의도'가 있으며 어떻게 그 의도를 달성할 것인가에 대한 '생각' 방식을 가진다. 심지어 단일 세포도 우리가 상상하는 것보다 똑똑하다.[9] 면역 세포는 친구와 적을 구별하고, 뉴런은 이웃한 세포와 연결할지 말지를 '결정'하며, 근육 세포는 부하에 반응하여 더 강하게 성장한다. 몸에서 잠재적 위험을 감지하는 신경종말인 유해자극 수용기nociceptor는 과거의 트라우마 사례들을 모두 '기억'하고 있는지도 모른다.[10] 모든 몸 시스템은 자신들이 하는 일의 이유나 목적을 안다. 그래서 그 시스템이 원하고 생각하는 것을 상상해보면 그 시스템의 현상을 더 잘 이해할 수 있다.[11]

신체 부분이 생각이 없거나 반사적이라고 생각하면 이러한 관점을 놓치게 된다. 예를 들어, 근육을 고기 조각인 것마냥 늘린다. 그런데 근육은 어떤 지점을 지나면 늘어나는 것을 '원하지' 않으며, 근육이 과격한 스트레칭으로 인해 손상되지 않도록 더 뻣뻣하게 만든다. 스트레칭보다는 큰 범위의 움직임이 안전하다고 근육을 '설득'하는 것이 더 나은 방법이다. 마찬가지로, 만약 당신의 몸이 쉬기를 원한다면 강제로 움직이게 하는 것은 어렵다. 의미 있는 활동, 좋아하는 사회적 맥락 또는 환경적 맥락을 찾는다든지 아니면 수면을 더 취하게 하는 등의 상황처럼 몸이 움직이기를 원하도록 상황을 만든다면 신체 활동이 더 쉬워진다.

군집화: 하위 시스템과 상위 시스템

행위자 집단이 상호작용하면 수직계층적으로 배열된 하위 그룹이 생성된다. 예를 들어, 사람들이 모여 작은 무리를 형성하고, 다시 상호작용하여 더 큰 종족을 형성하고, 이는 다시 국가를 만드는 네트워크가 된다. 더 큰 그룹은 '상향적' 조직을 통해 만들어지지만, 더 작은 그룹들을 지배하는 '하향식' 통제를 얻는다.[12] 대부분의 복잡적응계는 이러한 방식으로 '군집' 된다. 큰 시스템은 하위 시스템으로 구성되며 각 하위 시스템은 더 작은 하위 시스템으로 구성된다.[13] 군집화nesting는 정부, 큰 비즈니스 조직, 인체에서도 찾아볼 수 있다. 인체는 여러 시스템들의 집합이며 시스템은 다시 개별 기관으로, 기관은 세포로, 세포는 세포소기관으로 구성된다. 그리고 인간의 몸은 가족, 지역사회, 시장 같은 더 큰 시스템의 하위 시스템이 된다.

움직임 건강과 연관된 어떤 문제를 해결하기 위하여 다리의 기능적 근력을 증가하려는 상황을 떠올려 보자. 여러분은 여러 군집 단계 중 하나에 집중할 수 있다. 넙다리네갈래근이나 넙다리뒤근 같은 근육의 개별 크기를 분석하여 미세 단계까지 살펴볼 수도 있으며, 근육 활성을 조절하는 신경 시스템의 작동 방식이나 근육 성장을 돕는 내분비 시스템을 고려하여 더 큰 그림을 보는 관점을 취할 수도 있다. 아니면 체육관에 갈지 말지를 결정하는 식의 '전인全人'적 수준을 취하거나, 운동에 관한 문화적 표준을 만드는 사회적 수준을 취할 수도 있다. 통증, 비만, 피로 또는 여러 형태의 복잡한 질병들로 인한 문제를 분석할 때도 이런 식으로 선택할 수 있다.

각 분석 단계는 독특한 통찰력을 제공한다. 복잡계 과학 지지자들은 주류 의학이 현상을 쉽게 수량화할 수 있는 하위 단계에 너무 많은 시간을 들이고 더 질적이고 주관적인 사건들이 발생하는 단계에는 관심을 두지 않았다고 주장한다.[14] 그 결과, 우리는 심리, 사회 시스템, 환경이 건강에 미치는 영향을 간과했다. 최근, 학술지 The Lancet에 실린 사설은 이점을 지적하였다. "이제는 생명 과학 연구 자금의 우선순위를 거대해진 생의학 풍선에서 빼내어 건강에 관한 사회적, 행동학적, 환경적 결정요인으로 대거 이동해야 한다."[15]

적응성

복잡**적응**계complex adaptive systems는 목표와 그 목표를 성취할 수단을 가진다. 모든 복잡계가 적응하는 것은 아니다. 구름이 설령 바람에 날려 안개로 흩어질지라도 바람에 날리는 방식에 관심을 두지 않는다. 하지만 생명체는 목적이 있다.[16] 최소한 생명체는 생존하고 번식하기를 원하며 대개 다른 관심도 많다. 생명체는 특정한 생리학적 조건들을 유지해야만 이 목표를 성취할 수 있다. 여기에는 배 든든하게 채우기, 따뜻함, 감염 없는 상태, 깨끗한 음용수에 접근하기 등이 포함된다. 흔히 항상성이라고 하는 이 상태는 스트레스 요인들로 늘 방해를 받는다(나는 이 상태를 아이들이 없는 상황에서 소파에 앉아 있는 것이라고 부른다). 그렇기 때문에 유기체는 균형을 회복하기 위해 적절한 반응이 필요하다.

이러한 반응이 미래에 유사한 스트레스 요인들에 시스템이 더 잘 견디게 하는 적응을 만든다. 지속적인 적응을 통해 시스템은 시간 경과에 따라 진화한다. 어쨌든 시스템에 관한 것 중 흥미를 끄는 것은 과거 스트레스 요인들에 대한 적응이다. 속도, 근력, 민첩성의 현재 상태는 과거 우리가 또는 우리 조상이 어떻게 움직였는가에 달려있다. 그러므로 **복잡적응계를 이해하려면 역사를 알아야 한다.** 이것은 중요한 이야기이자 상식이다. 사람 또는 문화를 이해하려 한다면, 지금의 상황에 어떻게 이르렀는지를 알아야 한다. "진화를 제외하고 생물학에서 말이 되는 것은 없다"라는 말이 있다.[17] 이러한 관점을 염두에 두고, 이 책은 진화나 아동 발달의 관점에서 움직임을 살펴볼 것이다.

비선형성

복잡계는 비선형적이다. 복잡계의 행동양상이 불규칙하다는 의미이다.[18] 예를 들어, 시스템은 작은 자극에도 매우 크게 반응할 수 있고, 큰 자극에도 반응이 없거나 경미할 수도 있다. 작은 입력이 큰 출력을 만들기도 하고 그 반대일 수도 있다.

예를 들어, 허리 통증이 역학적 스트레스에 비례하지 않을 수 있다. 주기적으로 몇 백 킬로그램 무게를 들고 편안하게 스쿼트를 하는 파워리프트 선수가 양말을 집으려고 몸을 굽히다가 쓰러질 수도 있다. 회복 과정도 비선형적이다. 몇 주 동안 휴식해도 통증이 같은 수준으로 남아 있기도 하고 그러다 갑자기 사라지기도 한다. 비슷한 형태로 달리기 선수가 발꿈치나 무릎에 통증을 알아차릴 수도 있다. 회복이 순조롭게 상승하는 형태가 아니라 들쭉날쭉한 향상을 보이며 때로는 퇴보하기도 한다. 며칠 또는 몇 주 동안의 패턴만 살펴보면, 수개월에 걸쳐 일어나는 상향 추세를 암시하는 징후들을 놓칠 수도 있다.

기술 습득도 비선형적이다. 지속적인 비율로 자기 종목을 연습하는 선수들은 수행이 더 늘지 않는 긴 정체기간을 경험하지만, 그 이후에 예기치 않게 비약적으로 발전할 수도 있다.[19] 실제로 큰 향상은 짧은 퇴보 기간 이후에 온다.[20] 어린아이를 키우는 부모들은 비슷한 패턴을 아기의 운동발달에서 볼 수 있다. 이들 사례 모두는 복잡계에서 혼돈과 질서가 어떻게 공존하는지를 보여주는 예이다. 서로 영향을 주고받는 관계이다. 더글러스 호프스태터Douglas Hofstadter는 이러한 관계를 다음과 같이 격 있게 묘사하였다. "괴상

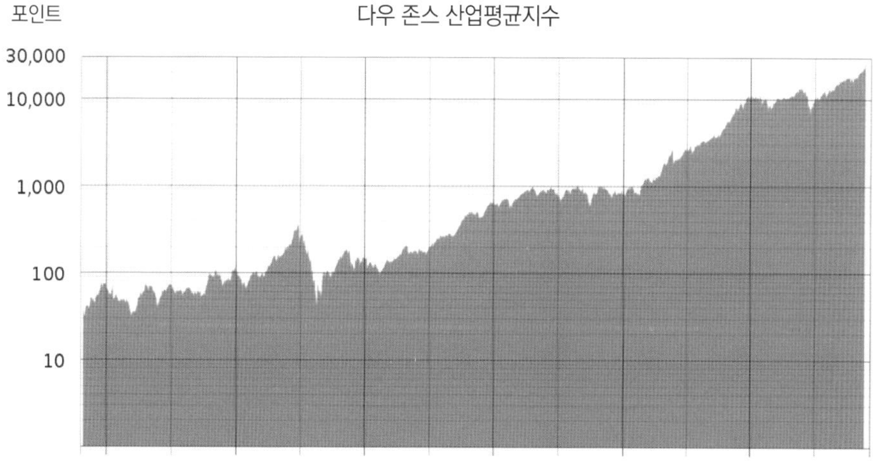

그림 3.2 비선형적 상승 경향을 보이는 100년 동안의 주식 시장 그래프. 신체 회복 패턴과 유사하다.

한 형태의 혼돈이 질서 뒤에 숨어 있다. 그렇지만 혼돈의 깊은 내면에는 더 괴상한 형태의 질서가 숨어 있다."[21]

비선형적 행동은 다른 복잡계에서도 쉽게 볼 수 있다. 교통체증, 토네이도, 주식시장 붕괴, 정치 혁명은 거의 경고 없이 발생할 수 있다. 이런 사건들을 흔히 나비효과 또는 블랙 스완 현상이라고 한다. 이런 현상이 온갖 실질적 목적으로 생기며, 세계 최고 수준의 전문가들조차 예측할 수 없다는 것을 의미한다.[22] 그리고 몸을 완전히 이해하고 통제할 수 있다는 생각에 겸손해져야 한다는 것을 말해준다. 우리가 자료를 얼마나 가지고 있느냐와 상관없이, 언제나 영향력이 큰, 예측불가능한 일은 반드시 일어난다.

되먹임 고리

복잡계의 역동적 행동양상은 각기 다른 부분들의 연결 때문에 일어난다. 한 가지 공통된 연결 패턴은 되먹임 고리feedback loop로, 원인과 결과 사슬이 시작되었던 곳으로 되돌아가서 약간 변형된 형태로 새로운 사건들이 시작되는 패턴이다. 예를 들어, 우리가 움직일 때마다 감각 되먹임이 생기고 그를 통해 새로운 움직임이 유도된다. 이는 다시 새로운 감각 되먹임을 만들고 다시 새로운 움직임이 생기는 과정이 반복된다.

되먹임 고리는 음성 또는 양성이다. 음성 되먹임은 안정된 행동을 촉진하고 다음과 같은 방식으로 작동한다. 어떤 입력이 시스템을 특정 방향으로 움직인다. 그렇기 때문에 어떤 영향이 생기고, 이 영향은 그 시스템을 다시 원래 자리로 되돌린다. 예를 들어, 우리가 선 자세에서 균형을 유지하는 것을 떠올려 보자. 몸의 중력중심이 왼쪽으로 기울면 감각 기관들이 움직임을 감지하여 몸을 오른쪽으로 되돌리는 근육들을 수축한다. 체중, 체온, 심박수, 산소 수치 등 삶을 유지하는 데 필요한 여러 생리적 상태가 음성 되먹임 고리로 조절된다. 어떤 변수가 너무 높거나 낮으면, 어떤 다른 신체 부분이 읽을 수 있는 메시지를 보내고 다른 부분들은 그에 반응하여 균형 상태를 회복하기 위해 작동한다.

양성 되먹임 고리는 반대 효과를 낸다. 한쪽 방향 움직임이 같은 방향에서 다른 움직임을 촉진한다. 이로 인해 극적인 변화가 빠르게 만들어진다. 비디오 영상이 빠르게 퍼지는 것, 소 떼 질주, 폭동, 주식 시장 붕괴 등이 그 예이다. 만약 음성 되먹임 고리가 가동되지 않으면 시스템 균형이 깨진다.

몸에서 양성 되먹임 고리는 신체적 응급상황에 대한 반응을 만든다. 만약 맹수를 만난다면 몸은 즉각 '투쟁 혹은 도피' 반응을 준비하는데, 이 반응은 일련의 생리적 변화를 통해 일어난다.[23] 각 생리적 변화는 떼로 모여 응원하는 군중처럼 다음 반응의 에너지 수준을 올린다. 몸이 손상당하면, 양성 되먹임 고리가 통증 민감성을 빠르게 증가시킨다. 조직 손상이 염증을 일으키고, 이것은 다시 신경종말의 민감도를 올리고, 그러면 시스템이 더 활성화되어 더 많은 염증을 유발하는, 이러한 과정이 계속된다. 발목을 삐끗하고 몇 시간이 지나면 그 부위 전체가 극도로 민감해지는 이유이다. 하지만 결국, 음성 되먹임 고리가 정상 상태로 되돌린다. 염증이 치유되기 시작하고, 손상이 줄고, 더 잘 움직일 수 있게 되고, 치유 과정이 더 촉진된다. 만약 음성 되먹임 고리가 적절하게 작동을 하지 않고 손상 부위가 양성 되먹임 고리에 정체되어 있으면 어떤 일이 일어날까? 예를 들어, 통증 때문에 움직이지 못하고, 그래서 치유가 되지 않고, 피트니스 능력이 감소하고, 움직임은 더 제한을 받는다. 움직임을 가지고 놀이를 하는 것이 이러한 고리를 벗어나는 방법이다. 새로운 자극을 도입해야, 임의적 자극일지라도 시스템을 깨울 수 있다. 이 자극이 곯아떨어져 있는 음성 되먹임 고리를 깨워서 다시 일하게 만들 수 있다. 이 기전은 11장에서 더 자세히 다루기로 한다.

변이성

복잡계는 극적인 변이성을 보이는데, 이는 심지어 좁은 제약 조건 상황에서도 복잡계가 거의 무한대에 가까운 수많은 상태를 예측할 수 있다는 것을 의미한다. 눈결정체는 모두 같아 보이지만, 자세히 들여다보면 똑같은 모양의 결정체는 없다. 사람 발걸음도 마찬가지이다. 여러분이 같은 속도로 평지를 수 킬로미터 걷는다 해도 결코 정확히 똑같은 방식으로 발걸음을 내디딜 수는 없다. 보폭 변이성은 걷기의 특징이지, 오류가 아니다. 변이성 덕분에 우리는 각기 다른 형태의 지면으로 옮겨 갈 수 있고 한 관절에서 다른 관절로 움직임 스트레스를 바꿀 수 있으며, 발디딤 때마다 시행착오를 통해 효율적으로 걷는 방법을 배울 수 있다.

변이성은 건강한 생체 시스템의 특징이자, 그 시스템의 기능성과 적응력, 스트레스에 대한 회복력의 근원이다.[24] 실제로 어떤 유기체가 과할 정도로 반복적인 패턴에 갇혀 있다면 그것은 조절장애의 징후이다.[25] 그래서 변이성이 감소했거나 변경된 것은 심박수[26]나 자세 균형을 포함한 다양한 상황에서의 생체 기능이 좋지 않은 것과 관련이 있다.[27]

변이성의 이점은 경제학이나 생태학의 맥락에서 이해하기 쉽다. 모든 계란을 한 바구니에 담지 않는다는 격언처럼, 다양성은 시스템을 회복력 있게 만든다.[28] 대조적으로 기계는 변이성이 없기 때문에 망가진다. 핵심 부품이 고장나면 기계는 작동을 멈춘다. 그러나 유기 시스템은 심각한 부상 이후에도 계속 기능한다. 바퀴 하나가 없는 자동차는 전혀 움직이지 못하지만, 다리가 세 개만 있는 강아지는 꽤 잘 돌아다닌다.

또한, 변이성은 협응에 이득이 되며 이 측면에서도 기계와는 매우 다르다. 어떤 기계장치의 공학 기술이 좋으면 그 장치의 관절 움직임 자유도를 최소한으로 줄일 것이다. 만약 장치의 관절이 '놀면' 꽉 조일 필요가 있다. 몸에서는, 건강한 관절이라면 많이 놀아야 하며, 실제로 숙련자일수록 초보자보다 더 많은 변이성을 보인다.[29] 변이성이 있는 움직임의 이점은 같은 작업을 여러 가지 다른 방식으로 할 수 있다는 점이다. 여러 자세에서 정확하게 공을 던질 수 있는 쿼터백은 로봇처럼 던지는 사람보다 더 많은 이점을 가진다. 또한, 움직임 변이성은 여러 가지 시도를 할 수 있도록 하여 운동학습을 더 촉진할 수 있다.[30] 이 주제에 대해서는 10장에서 자세히 살펴보도록 한다.

어트랙터

복잡계 내부의 역동적 연결과 되먹임 고리는 복잡계를 여러 방향으로 밀고 당긴다. 예를 들어, 지금 이 순간에도 우리 몸에서 작용하는 힘이 있다. 호르몬, 신경자극, 기억, 두려움, 기대 같은 것인데, 이러한 힘은 여러 가지 일을 하게 만든다. 과자를 꺼내기 위해 냉장고로 가게 하거나, 누워서 낮잠을 자게 하고, 산책하러 나가게 하고, 페이스북에 로그인하도록 만든다. 어떤 결정을 할까? 답은 불확실하지만, 어떤 결정들은 통계적으로 일어날 가능성이 더 크다.* 어트랙터(끌개)attractors는 시스템이 확률적으로 끌리는 경향을 보이는 조직화 상태이다.

---

* 정답은 산책하러 나가는 것이다.

어트랙터를 습관, 성향, 기질이라고 생각할 수도 있다. 모든 사람은 걷고, 생각하고, 느끼는 습관이 있다. 어떤 사람은 피로와 우울 상태로 계속 '끌리고attracted', 어떤 사람은 흥분과 활기찬 움직임으로 끌린다. 습관은 서기, 걷기, 달리기 시의 근육 협응을 지배한다. 막 태어난 아기들은 어떠한 기능적 움직임 습관도 습득하지 않은 상태이다. 아기들은 거의 무작위로 움직이지만, 나중에는 뻗기, 기기, 걷기 같은 정형화된 움직임으로 끌린다. 우연히 이러한 유용한 움직임을 만나면 양성 되먹임을 받기 때문이다. 양성 되먹임으로 그 움직임을 반복하게 되고, 그 움직임으로 더 끌리게 된다.[31]

복잡계 과학자들은 고르지 않은 지형 위에서 움직이는 공으로 어트랙터를 묘사한다.[32] 지형의 각 지점은 그 시스템의 여러 가지 가능한 상태를 나타내는 것으로, 좋은 기분 혹은 나쁜 기분, 뒤꿈치로 달리기 또는 발 앞부분으로 달리기 같은 것이다. 공은 항상 임의의 사건에 의해 다양한 방향으로 밀고 당겨지지만, 공 위치는 임의적이지 않다. 지형 형태로 인해 어떤 지점은 다른 지점보다 공이 안정적으로 놓일 가능성이 높기 때문이다. 공은 웅덩이wells로 끌리고 언덕에서는 튕겨 밀려난다.

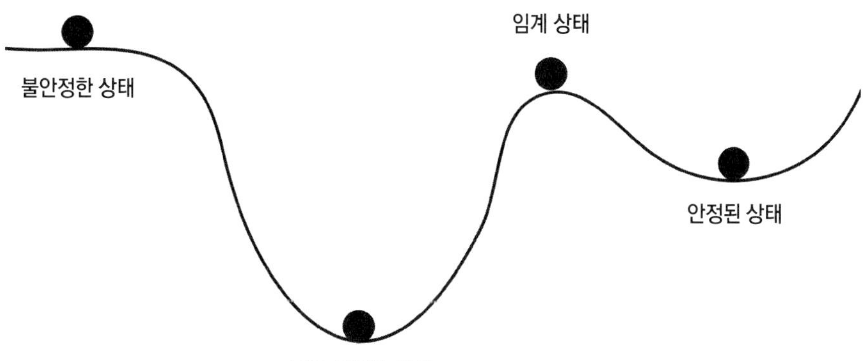

그림 3.3 어트랙터 지형. 시스템은 웅덩이 쪽으로 끌리고 언덕에서는 튕겨 밀려난다.

깊고 좁은 웅덩이는 다양한 환경에서 시간이 지나더라도 계속되는 강건한 상태를 나타낸다. 이런 상태의 안정성은 음성 되먹임 고리에서 비롯된다. 예를 들어, 어떤 사람은 새로운 운동 프로그램을 시작하자마자 피로나 지루함, 통증 같은 음성 되먹임을 받아서 좌식 생활 습관이 생겼을 수도 있다. 이런 뿌리 깊은 습관을 깊고 좁은 웅덩이에 놓인 공으로 표현할 수 있다. 말 그대로 틀어박혀 있는 것이다.

평평한 지형은 불안정한 상태를 의미한다. 사춘기 시절이나 정치 혁명 이후의 과도정부, 최근에 입은 부상처럼 어떤 과도기 단계로 시스템이 이동할 때 일어날 수 있다. 초보 운동선수는 움직임 지형의 평평한 지역에 있으므로 새로운 기술을 탐색하는 동안에는 수행력이 안정을 찾지 못할 것이다. 연습하다 보면, 지형의 특정 지점이 웅덩이로 깊어지는데, 이는 새로운 습관이 형성되는 것을 나타낸다.

지형에서 언덕은 임계 상태critical state를 나타낸다. 공은 두 가지 상반된 결과 사이에서 불안정하게 균형을 유지하고 있다. 만약 공이 왼쪽으로 움직이면 시스템은 정상 상태로 돌아가지만, 오른쪽으로 움직이면 새로운 정상 상태가 만들어진다. 이를 상변이phase shift라고 한다. 시스템은 이제 모든 것이 '위태로운' 상황에 놓여 있으며, 우연히 발생한 작은 전환이 최종 결과에서는 거대한 차이를 만들 수 있다. 이런 상황은 일반적으로 정치, 사회, 경제, 생물계에서 볼 수 있다. 인체에서 임계 상태는 심각한 신체 손상이나 감정 손상으로 나타나기도 한다. 실제로 어떤 결과는 긍정적일 수도 있다. 큰 어려움을 극복하면 독특한 유형의 힘과 회복력이 생긴다. 또는, 트라우마가 반대 효과를 내서 민감성과 취약성을 계속 만들기도 한다. 이런 기전을 통해 우리는 만성 통증을 이해할 수 있다. 이에 대해서는 11장에서 더 자세히 다루기로 한다.

어트랙터 개념은 피트니스와 관련된 수많은 현상을 설명한다. 우리는 근육, 지방, 근력, 지구력과 관련된 어떤 '설정 지점'으로 끌린다. 식단과 운동을 통해 변화를 만들 수 있지만, 초기 지점으로 되돌아가기도 한다. 이 내용은 5장에서 더 자세히 살펴보자. 10장에서는 좋은 협응으로 어떻게 움직이는 것이 좋은 움직임 기술과 관련된 어트랙터 웅덩이를 더 '깊게' 만들 것인가를 논의한다. 움직임으로 놀이를 한다는 것은 오래된 고랑에서 벗어나 새로운 지형을 탐구하는 것을 의미한다.

자기조직화

복잡계는 중앙(중추)에서 오는 계획이 없는 상황에서도 질서 상태로 끌린다. 개미들이 개미집을 지을 때 도면을 보고 지시사항을 외치는 개미 건축가가 있는 것은 아니다. 개미들의 보금자리는 자기조직화를 통해 만들어지며 최종 결과를 이해하거나 의도한 개미는 한 마리도 없다. 질서는 넓게 분산된 상호작용을 통해 저절로 발생한다.

우리가 사용하는 언어는 설계된 것이 아니다. 언어는 스스로 진화한 살아 있는 생물체에 가깝다. 효율적인 시장은 중앙 정부의 계획을 필요로 하지 않는다. 우리가 상점에서 맛있는 스낵과 청량한 음료를 찾는 것은 정부의 지시 때문이 아니라, 구매자와 판매자 사이의 수많은 무작위적인 거래에 의한 것이 분명하다. 질서의 근원이 중앙에 있지 않고 상향식이기 때문에 예상하지 못한 충격이나 혼란에도 시장은 강건하다.[33]

자기조직화는 '혼돈으로부터의 질서' 또는 '잡음으로부터의 질서'로 설명하기도 한다.[34] 시스템은 자유와 약간의 무작위성을 통해 발달한다. 이런 과정이 여러 가지 형태의 조직을 탐색하고 새로운 어트랙터를 찾는 데 도움이 된다. 자기조직화 시스템 안의 부분을 엄격하게 통제하면 시스템의 적응 능력을 약화시키기 때문에 건강한 시스템이 되기 어려워진다. 여러 다양한 맥락에서 이러한 상황을 볼 수 있다. 시장에 대한 정부의 과도한 규제, 부모의 엄격한 양육, 지나치게 엄격한 학교 교육, 맨해튼의 멋진 모습을 저해하는 규제들이 그 예이다.[35] 창의성과 역동성에는 어느 정도의 혼란이 필요하다.

몸의 협응은 자기조직화를 통해 일어난다.[36] 잘 움직이려고 바르게 움직이는 방법을 들을 필요는 없으며, 바르게 움직이는 방법에 대해 생각할 필요도 없으며, 바르게 움직이는 것에 대한 의식적 관념을 가질 필요도 없다. 대개 의식적 생각의 역할은 의도와 주의를 기울이는 것까지이다. 의식적 생각은 드리블할까, 패스할까 아니면 슛을 쏠까를 결정하는 것처럼 해야 할 것을 결정한다. 그리고 공, 상대 선수 혹은 골대 중 어디에 집중할 것인가를 결정한다. 의식적 생각이 특정 근육에 그 의도를 실행하라고 명령을 내리지는 않는다. 과제 실행은 근육, 관절, 몸 전체의 감각기관과 환경의 상호작용에 내재하며 탈중심화된 상향식 과정을 통해 일어난다. 이것이 움직임 시스템을 혼란에 더 강건하도록 만든다. 만약 신체 조직화가 뇌에서 오는 하향식 지시에만 의존한다면, 뇌의 관심이 다른 곳으로 옮겨가자마자 완전히 무너질 것이다. 운전에 대한 생각을 잠시 하지 않는다고 차가 어딘가에 충돌하는 것은 아니다. 협응은 많은 신체 부분 간의 상호작용 속에서 일어나기 때문에 구성 중 한 부분이 손상을 받거나 주의를 벗어나더라도 계속된다. 의식적으로 코어를 활성화하거나 엉덩근육을 동원하는 식으로, 움직임을 엄격히 하향식으로 통제하려 하면 움직임 조직화가 향상되지 않고 더 나빠질 수 있다. 이 주제는 10장에서 더 자세히 살펴보자.

복잡한 문제와 난해한 문제

기계 제어와 같은 방식으로는 우리 몸을 조절할 수 없다. 몸을 조절하는 일은 '복잡하다complex'고 여기는 반면, 기계를 제어하는 일은 그냥 '난해하다complicated'고 여긴다.* 두 단어가 일상에서는 구분 없이 사용되지만, 시스템 이론가들은 중요한 차이가 있다고 말한다.[37]

난해한 문제complicated problems는 서로 연관된 부분들이 많지만, 만약 충분한 전문지식이 가정된다면 각 부분은 고도로 정밀한 하향식 접근으로 조절될 가능성이 있는 문제이다. 하는 방법만 안다면 달에 로켓도 보낼 수 있다. 그런데 방법을 모른다면 시도마다 끔찍한 실패를 겪을 것이다. 올바른 의학적 훈련을 받는다면 우리는 심장 외과수술을 진행해서 생명을 살릴 수도 있지만, 그런 훈련을 받지 않았다면 분명 환자를 죽게할 것이다. 난해한 문제의 경우, 전문 지식과 계획이 가장 중요하다.

그런데 복잡한 문제complex problems는 다르다. 전문지식이 문제 해결에 필수인 것도 아니고 그것만 있다고 되는 것도 아니다. 전형적인 예는 아이를 키우는 일로, 완전 초보자들도 자주 성공하는 일이다.[38] 아이들은 자기조직화하는 개체이다. 음식, 주거지, 사랑, 관심을 주면 아이들은 잘 성장한다. 반면, 아이들은 예측이 불가능해서 아동전문가들조차 아이를 특정 방향으로 행동하게 하는 데 실패한다. 더군다나 여러 전문가들이 서로 전혀 다른 양육 전략을 추천한다. 공학자들이 비행기가 어떻게 나는지에 대해 논쟁하

---

* [역자주] 흔히 영어 단어 'complex'와 'complicated'는 모두 '복잡한', '복잡하다'로 번역된다. 내용 상, 여기에서는 두 단어를 구분하여 표기하였다. 'complex problem'은 '복잡한 문제'로, 'complicated problem'은 '난해한 문제'로 바꾸었다.

는 장면을 본 적은 없을 것이다. 하지만, 아이를 기르는 좋은 방법, 경제 성장을 자극할 좋은 방법, 국가 간 평화적 관계를 만들기 위한 최선의 방법에 대해서는 근본적으로 다른 의견들이 있다. 자격을 갖춘 전문가들이 문제를 어떻게 해결할지에 대한 기본 원리에 의견이 일치하지 않으면 문제가 복잡해질 가능성이 크다.

복잡한 문제의 다른 예는 영양 있는 식사 하기, 운동 동기부여 찾기, 기본 움직임 기술 발달하기, 체중 감량하기, 근육 키우기, 수면 질 향상하기, 감정 스트레스 줄이기 등이다. 많은 경우, 전문지식과 기술이 도움이 되겠지만 일반 상식, 개인적 실험, 성공을 위한 강한 의도보다 훨씬 뛰어난 도움을 주는 것은 아니다. 난해한 문제에는 항상 전문지식이 필요하지만, 복잡한 문제에 대한 해결책은 거짓말처럼 간단할 수도 있다. 많은 웨이트 트레이닝 프로그램 중 하나를 실행하여 근력을 향상할 수 있다. 또 편안한 달리기를 하면서 천천히 거리를 늘리는 것만으로도 지구력은 증가할 수 있다.[*] 이러한 일이 쉬운 것만은 아니다. 시간도 확보해야 하고 동기도 만들어야 하며, 아픔이나 통증처럼 시행하면서 생기는 딜레마도 처리해야 한다. 하지만, 기본 계획은 로켓 과학처럼 난해한 것이 아닌지라 복잡하게 만들 필요는 없다. 바로 KISS 원리keep it simple stupid에 기반한 생각이다.[39]

일을 분석하고, 측정하고, 체계화하기 시작하면서 우리는 일을 복잡하게 만드는 경향이 있다. 폴 플세크Paul Plsek에 따르면, 기계적 사고에서는 "계획하고 통제할 필요가 있다. 그렇지 않으면 혼돈이 생긴다"라고 했다.[40] 하지만 이러한 태도는 역효과를 낼 수도 있다. 통제하려는 사고 방식이 유기체가 자기조직화하는 데 필요한 자유도를 제한할 수 있기 때문이다. 공공 정책, 건강 관리, 아동 발달, 운동학습 분야를 포함하는 다양한 분야의 시스템 이론가들이 이 점에 주목하고 있다. 예를 들어, 똑바로 앉아서 자세를 조절하려는 것보다 몸을 자연스럽게 움직이면서 자세를 조절하는 것이 더 편안할 것이다. 운동 기법, 세트수, 반복수, 시간에 관한 복잡한 규칙들로 가득한 운동 프로그램이나 재활 프로그램은 동기를 잃어버리게 함으로써 주목표가 되어야 하는 것을 되려 해칠

---

* 여러분이 보디빌더가 되고 싶거나 엘리트 수준의 피트니스를 발달하고 싶어한다면 이야기가 다르다. 그런 문제들은 복잡하고 난해하므로 전문가의 도움이 필요하다.

수 있다.

복잡계에 대한 모든 지식을 얻을 수 없기 때문에 우리는 중재법에 관해서는 겸손함을 유지해야 한다. 물건을 만드는 기능공보다는 식물의 성장을 관리하는 정원사처럼 행동해야 한다.[41] 앨리슨 고프닉Allison Gopnik은 『정원사와 목수The Gardener and The Carpenter』에서 이 비유를 사용하였다. 앨리슨은 자녀 양육에 관한 '과학적' 접근방법이 유년기 발달을 최적화하는 혼잡함, 놀이, 자유를 좌절시킨다고 주장한다.[42] 비슷한 생각을 스포츠 기술 학습을 위한 놀이 기반 방법론에서도 찾을 수 있다. 영향력 있는 시스템 이론가인 도넬라 메도즈Donella Meadows는 복잡성이 존재할 때 우리가 사용해야 할 간접적 방법에 대한 훌륭한 말을 했다. "우리는 복잡한 문제를 고칠 수 없다. 하지만, 그 문제들과 춤을 출 수는 있다."[43]

제약요인

우리가 컴퓨터를 프로그램하거나 기계를 제작하는 방식으로 복잡계를 조절할 수는 없지만, 자기조직화가 일어나는 곳의 제약요인은 바꿀 수 있다. 제약요인constraints은 시스템이 취할 수 있는 상태를 제한하는 시스템의 특성 또는 시스템을 둘러싸고 있는 환경으로 정의한다.[44] 제약요인이 시스템에 무엇을 해야 할지에 대해 많은 정보를 말해주지는 않지만, 무엇을 할 수 없는지에 대해서는 많은 정보를 준다. 만약 차가 정비소에 있다고 가정해보면 이러한 상황에서는 직장에 가기 위해 내려야 할 선택이 제약을 받는다. 아마도 걸어갈 가능성이 클 것이다. 다른 통근 수단을 자유롭게 선택할 수 있으며 누구도 걸어가라고 강요하지 않을 것이다. 하지만, 차가 없다는 상황으로 인해 걷는 상황으로 더 끌리게 될 것이다. 제약요인들이 어떻게 행동을 형성하는지에 대해 터베이Turvey, 켈소Kelso, 쿠글러Kugler가 쓴 더 전문적인 설명을 보자.

> *생물학적 과정과 생리학적 과정에서 발생하는 질서는 주로 어떤 동력으로 인한 것이다. …* ***해부학적 제약요인과 기능적 제약요인은 그 동력을 나르고 안내하는 역할만 할 뿐이다.*** *제약요인이 동작을 형성한다기보다는 제약요인이 어떤 동작들을 배제하는 것이다.*[45]

제약요인은 물의 모든 동력을 정해진 모양으로 흘러가도록 하는 제방 같은 것이다. 물은 여전히 움직임 자유도가 매우 많지만 제한된 영역에서만 움직인다. 이런 제약요인이 물결, 난류, 소용돌이 위치를 결정한다. 만약 제약요인을 재배치하면 물 흐름 패턴이 바뀔 것이다. 만약 모든 제방을 한꺼번에 제거하면 물은 완전한 자유를 얻게 되고 강의 존재는 사라진다.

행동이 늘 어떤 형태의 명령에서 비롯된다고 가정한다면 제약요인과 관련지어 행동을 생각하는 것은 직관적이지 못하다. 예를 들어, 부모가 자녀들이 어떤 생산적인 활동을 하기를 바란다고 가정해보자. 부모는 아이들에게 밖에 나가서 놀거나 책을 읽으라고 지시할 것이다–"아이들이 지시에 따르길 빈다." 또는, 제약기반 전략을 쓸 수도 있다. 컴퓨터, TV, 아이패드를 치우고 아이들에게 하고 싶은 것은 뭐든지 하라고 말한다. 결과가 좋을 수도 있다. 아이들은 나가기도 하고, 책을 읽을 수도 있고, 아니면 부모가 생각하지도 못한 더 좋은 활동을 발견할지도 모른다. 아이들에게 할 일을 정확하게 말하는 것과 다르게, 적절한 제한 내에서 자유가 주어질 때 자기조직화 시스템은 더 잘 작동한다.

퍼스널 트레이너들은 이 점을 직감적으로 알고 움직임을 가르치기 위해 '제약기반 접근법'을 사용한다.[46] 만약 고객이 스쿼트를 할 때 무릎이 너무 많이 앞으로 나가면 벽 앞에서 스쿼트를 하도록 하여 움직임 항목을 제약하는 방법으로 움직임을 원하는 패턴으로 끌려오도록 만든다. 축구 코치가 선수들에게 패스를 더 많이 하라고 지시할 수도 있지만, 그냥 게임 규칙을 바꾸어서 공을 한 번 잡으면 두 번만 접촉하게 할 수도 있다. 맨발 달리기는 보폭을 줄이고, 걸음 수를 늘리고, 발 딛는 패턴을 바꾼다. 앞의 사례들에서, 변화는 상향식으로 나타난다. 결과는 하향식에 비해 더 구체적이고, 정확하며, 강건하다. 변화가 명령을 통해 일어나면 더 취약하고, 일시적이며, 규율이 약해지자마자 무너지기 쉽다.

칼 뉴웰Karl Newell의 제약 이론[47]은 움직임과 연관된 3가지 유형의 기본적인 제약요인을 규명한다. (1)환경 특성 같은 외적 제약요인, (2)근육 크기와 움직임 습관 같은 개인의 내적 제약요인, (3)테니스공을 네트 위로 넘기라고 요구하거나 스쿼트 할 때 엉덩이가 의자에 닿도록 하는 것 같은 과제 제약요인이다.[48]

가장 강력한 외적 제약요인은 우리가 당연하게 여기는 중력의 힘이다. 아이가 세상에 나오면서 이 제약요인을 처음 접한다. 중력은 아이의 선택 사항들을 제한한다. 움직일 때마다 지구를 향해 아래로 당기는 힘에 저항해야 한다. 엄마 뱃속과 비교하면 신체적 문제 해결 방안이 더 적다. 그래서 몸의 모든 시스템이 재조직화하기 시작한다. 중력은 근력, 뼈, 피트니스, 자세 균형 등을 건강한 수준으로 이끌어 몸을 발달시킨다. 그렇지 않으면 아기는 제대로 성장하지 못한 형태로 남아 있게 될 것이다. 실제로 우주비행사가 우주로 가면 중력 제약이 제거되어 몸이 망가지기 시작하고, 근육 크기와 뼈 밀도가 빠르게 감소한다. 여러 가지 좋은 저항 운동 프로그램들은 기본적으로 중력이 증가한 환경을 모사한 것들이다. 어떤 방법이든지 간에, 몸을 조직화한 상태로 건강하게 유지하려면 몸은 도전적인 제약요인에 지속해서 노출될 필요가 있다.

움직임에 관한 내적 제약요인들은 몸 구조와 신경 시스템의 구성이 포함된다. 이런 변인들이 바뀌면 새로운 기회들이 생겨나서 다른 변인들이 배제되기도 한다. 목표 성취를 위한 심리적 동기는 움직임 건강에 상당한 영향을 주지만, 자주 간과하게 되는 내적 제약요인이다. 일반적으로 아기들은 세상을 탐험하고 장난감으로 놀기를 원한다. 이러한 목표가 없다면 아기들은 결코 시선을 집중하고, 머리의 움직임을 조절하고, 손을 정확히 뻗고, 기는 것을 배우려 하지 않을 것이다. 오랜 기간에 걸쳐, 신체 목표를 성취하려는 강한 동기가 몸과 마음을 바꾼다.

이런 이론적인 내용이 유용하다고 생각하는 이유는 다음과 같다. 우리 몸의 자기조직화에 영향을 주는 제약요인을 가지고 놀이하는 식으로, 움직임 건강을 향상하기 위한 여러 시도를 생각할 수 있기 때문이다. 제약요인이 바뀌면 시스템의 동력은 새로운 방향으로 연결되어 어떤 면은 예측 가능한 방식으로, 어떤 면은 놀라운 방식으로 바뀐다. 만약 다음 제약요인 중 하나가 변경된다면 움직임 건강은 어떻게 바뀔까?

- 엉덩관절 가동성
- 스쿼트 기술
- 손상 부위 조직의 질적 특성
- 허리 통증
- 운동 동기
- 댄스 강좌를 듣겠다고 배우자와 한 약속

- 사회 환경
- 직업
- 자세
- 신체 구성
- 주거 지역 환경
- 하루 동안 걸음 수
- 코어 근력
- 뱃살 크기
- 피트니스 운동 루틴

이런 변인 중 몇 가지가 바뀌었을 때의 효과는 비교적 명확하다. 심한 목 통증이 사라지면 여러 수준에서 움직임이 크게 좋아진다. 지방 9kg을 감량한다면 우리는 분명 더 빠르게 달릴 수 있을 것이다. 하지만 다른 효과들은 예측하기가 더 어렵다. 발을 딛는 방법을 바꾸면 더 효율적으로 달릴 수 있을까? 코어 근력을 증가하는 것이 허리 통증에 도움이 될까? 유연성이 더 좋아지면 부상 위험이 줄어들까? 자세가 문제가 될까? 허리 수술은 효과가 있을까? 다리가 강해지면 전력 질주를 더 빠르게 할 수 있을까? 민첩성 훈련을 하면 축구를 더 잘할 수 있게 될까?

이후 장들에서는 이러한 복잡성을 알아보고 움직임에 관한 다른 제약요인, 즉 스트레스, 피트니스, 구조, 자세, 가동성, 협응, 환경, 통증과 관련된 의문점들을 살펴보도록 한다. 우리는 이러한 제약요인들을 조절할 수 있는 다이얼로, 이런저런 시도를 해볼 변인으로, 게임을 위한 규칙으로, 움직임을 가지고 놀이를 할 수단으로 생각할 수 있다. 어떤 다이얼을 조절하는 것이 가치 있는 것이며, 어떤 방향으로 돌려야 하는가에 대한 답을 줄 수 있는 연구들도 살펴보자. 많은 경우에 문제점은 복잡하지만, 비교적 해결책은 간단하다.

CHAPTER

4

스트레스와 적응

STRESS AND ADAPTATION

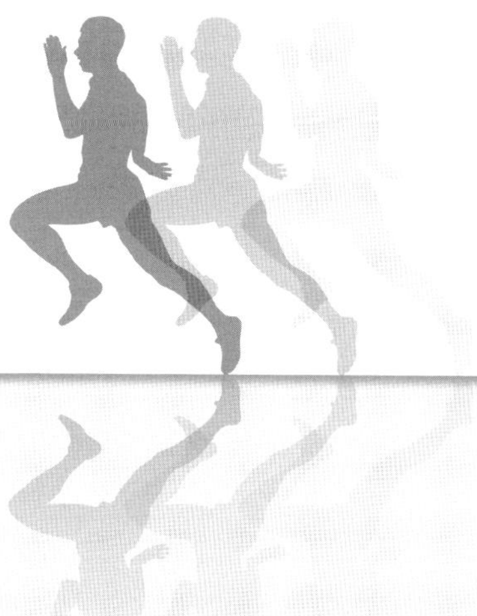

죽지 않는 한 모든 역경은 우리를 강하게 만든다.

프리드리히 니체 FRIEDRICH NIETZSCHE

약이냐, 독이냐를 결정하는 것은 그 양이다.

파라켈수스 PARACELSUS

만성 스트레스는 위궤양, 불면증, 불안, 심장병, 우울증, 만성 통증의 원인이 된다. 스트레스는 우리를 죽일수도 있지만, 적정 수준이라면 강하게 만들기도 한다. 그래서 스트레스는 건강에 도움이 된다. 모든 운동, 심지어 놀이도 본질은 스트레스의 한 형태이며, 근력과 지구력, 가동성, 전반적 신체 기능을 증진할 수 있다. 스트레스로 발달하지 않은 신체 건강요소는 거의 없으며, 스트레스 없이는 더 증진되지도 않는다.

'좋은 스트레스'는 좋은 적응을 만든다. 좋은 스트레스란 보통 짧고, 조절할 수 있으며, 심지어 재미도 있는 어떤 버거움을 의미한다. 롤러코스터 타기, 단거리 전력 질주, 암벽 등반, 오래 걷기, 공개 연설, 십자말풀이가 그 예다. 일정 기간 몇 차례 반복되는 좋은 스트레스는 우리를 더욱더 건강하고, 건전하고, 매력 있게 해준다. 생명에 지장이 있을 정도가 아니라면 당신을 더 강하게 만든다.

'나쁜 스트레스'는 보통 지속되고, 불쾌하고, 과다하며, 우리의 통제 밖에 있는 것들이다. 교통 정체, 불면증, 폭력적 관계, 교통사고, 형편없는 뮤지컬 등이 나쁜 스트레스의 예다. 시간이 경과함에 따라, 아주 형편없는 뮤지컬처럼 일시적이지만 스트레스가 극심할 때는 이런 사건들이 신체 시스템을 압도하거나 천천히 생명에 필요한 필수 자원들을 고갈시켜 우리를 더 약하게 그리고 적응하지 못하게 만든다. 일반적으로 운동은 건강한 스트레스인 반면, 만성 감정 스트레스는 그렇지 않은가에 대한 설명이기도 하다.

그러나 좋은 스트레스와 나쁜 스트레스에 대한 이러한 일반적인 내용은 한계가 있다. 특정 형태의 스트레스가 어떤 사람에게는 좋으나 다른 사람에게는 좋지 않을 수 있다. 예를 들어, 같은 운동 프로그램이 특정 선수에게는 도움이 되지만, 다른 선수는 더 나쁘게 만들 수도 있다. 또한, 똑같이 형편없는 과제와 식습관이 사람들마다 매우 다른 영향을 줄 수 있다. 운동, 수면, 체중 조절의 경우 모든 사람에게 맞는 한 가지 운동은 없다. 가장 좋은 해결책을 찾으려면 광범위한 가능성을 탐색해야 한다. 그러나 이러한 잠재적 다양성에도 불구하고, 공통된 패턴이 나타난다. 이러한 패턴을 정확히 알면, 우리의 관점을 확대하는 데 도움이 된다. 또한 이를 통해 관점의 확대 없이는 볼 수 없는, 마음과 몸 사이의 어떤 연결도 이해할 수 있게 된다.

스트레스와 신체적 도전

스트레스는 어떤 도전적 상황에 대한 몸의 생리적 반응이다.[1] 스트레스 요인은 우리가 원하는 균형 상태에서 벗어나게 만드는 어떠한 요인이며, 스트레스 반응은 균형 상태를 회복하려는 몸의 노력이다. 아프리카 사바나를 산책하다가 사자를 만났다고 상상해보자. 사자는 스트레스 요인이다. 그렇기 때문에 사자를 보는 순간 우리는 즉시 스트레스를 경험하게 될 것이다. 이때의 스트레스는 목숨을 위협하는 응급 상황에서 우리가 살아남도록 도우려는 일련의 생리적 변화들이다. 이러한 상황에서 우리는 '투쟁 또는 도피 fight or flight' 태세를 갖춘다.

어떤 생리적 변화들이 일어나며 왜 그런 변화가 일어날까? 두려움을 느끼면, 그 상황이 자기보호 반응을 최우선 과제로 만든다. 친구와 잡담을 계속하는 것과는 전혀 다른 상황이다. 시야가 좁아지는 것을 경험하기도 하는데, 이런 반응으로 중요한 것에 집중할 수 있게 된다. 강한 신체적 상황을 준비하기 위해 심박수, 호흡, 근육 긴장이 올라간다. 이런 일에는 연료가 필요하므로 혈당 수준이 증가하고, 근육에 연료를 빠르게 보내기 위해 혈압 또한 증가한다. 통증 지각 능력이 급격히 감소하여 심하게 다치더라도 계속 움직일 수 있다.

그리고 입안이 건조해지기도 한다. 이 반응도 사자와 싸우는 데 도움이 될까? 이런 현상은 다른 중요한 스트레스 반응의 부작용으로, 자원을 생존과 직접 관련이 없는 몸 기능에서 다른 곳으로 옮기는 것이다. 음식 소화에는 많은 에너지가 쓰이기 때문에 침 생산을 포함하는 모든 관련 활동이 일시적으로 중단된다. 신체 성장, 유성 생식, 조직 손상 치유, 감염과 싸우는 활동들도 마찬가지이다. 이러한 미래지향적 기능들은 중요하지만, 안전성이 확보될 때까지 몇 분 동안 지연되어도 크게 해롭지 않다. 이는 지진이 난 상황에서 자질구레한 가구수리를 걱정하는 셈이다.

응급 상황이 끝나면 몸은 '투쟁 또는 도피' 태세에서 '휴식과 소화' 태세로 바뀐다. 휴식과 소화 태세는 친구들이나 가족과 함께 맛있는 추수감사절 저녁을 먹거나, 휴가 때 해 질 녘 해변을 걸을 때 느껴지는 나른한 느낌 같은 기분 좋은 상태이다. 즉각적 위협이 없고, 경계할 이유가 없으며, 모든 신호가 안식처, 사회적 지지, 음식, 신선한 음료가 있다는 것을 지각하면 휴식과 소화 태세를 경험하게 된다.[2] 생리적 자원들은 이제 위기

관리 태세에서 장기적인 신체 증강 프로젝트로 전환된다. 혈당에 들어 있는 '액체' 형태의 에너지는 세포 수준 저장 창고에 재투자된다. 면역 시스템이 감염과 싸우고 조직 손상을 치료하기 위해 더욱더 활성화된다. 호르몬 균형은 근육 성장과 성욕을 촉진하기 위해 재구성된다. 이런 모든 변화는 '낙관적' 관점을 나타낸다. 몸은 앞으로 30분 이상은 생존할 것이라고 지각하여 더 많은 근육을 만들고, 손상을 치유하고, 심지어 어떤 경우에는 후손을 만드는 계획도 시작한다.[3] 그런 후, 다른 사자가 나타나면 이런 과제들이 일시적으로 중단된다. 그러나 응급상황이 지나가면 더 많은 미래 투자가 행해진다.

이러한 '생존surviving' 대 '번영thriving'의 이분법적 구분은 스트레스 스펙트럼의 양극단을 나타낸다. 인간은 순간마다 둘 사이의 교환이 일어나는 스펙트럼 어딘가에서 대부분의 삶을 살아간다. 스트레스는 단지 위급상황만을 위한 것이 아니다. 단지 계단을 조금 오르거나 아침에 침대에서 일어날 때도 스트레스가 필요하다. 자율신경 내 교감신경은 도전적 상황에 대응해야 할 때 더 활성화되는 반면, 부교감신경은 이완을 촉진한다. 매 순간마다 신체 시스템은 교감신경과 부교감신경의 '긴장도'를 조절하여 몸이 환경에 최적화되도록 조절한다.[4] 숨을 들어 마실 때마다 약간 활기가 올라가며, 내쉴 때마다 몸이 좀 더 이완된다.

따라서 건강한 스트레스 반응 시스템은 지속해서 활성과 이완 수준을 조정한다. 신경 시스템, 면역 시스템, 내분비 시스템 사이의 지속적 상호작용으로 균형이 유지된다. 이는 호르몬, 사이토카인, 신경전달물질 같은 화학 전달물질을 통해 일어난다.[5] 소통의 허브는 뇌의 HPA축(시상하부hypothalamus, 뇌하수체pituitary gland, 부신adrenal glands 사이의 연결 망)이다.[6] 이 시스템은 우리가 많은 스트레스를 받을 때 열심히 작동하는데, 만성적으로 과활성화되면 관련 신체 기관들을 마모하거나, 시스템 간 소통에 필요한 화학 전달물질을 고갈하거나, 전체 시스템의 불균형을 초래할 수 있다.[7] 균형이 흐트러지면 몸은 보호 태세로 더 끌리며, 수면과 이완, 또는 삶이 더 어려워진다. 몇 시간 동안은 불쾌한 느낌이 있는데, 몇 달 또는 몇 년 동안 지속된다면 우울증이나 불안, 비만, 만성 피로, 만성 통증 같은 심각한 건강 문제를 일으키기도 한다.[8] 만성 스트레스의 주원인 중 하나는 감정이다. 이후에도 살펴보겠지만, 감정은 우리가 신체적 위협에 반응하는 방식과 매우 유사한 신체 반응을 일으킨다.

감정 스트레스

인간 스트레스 반응을 관장하는 기본 생리는 수천만 년 전에 진화하였으며, 모든 척추동물은 같은 형태를 공유한다.[9] 이 생리의 원래 목적은 신체적 도전을 처리하는 것이었다. 그러나 사회적 동물, 특히 인간에서는 감정적 도전 또한 스트레스 반응을 활성화하는데, 심지어 목전의 신체적 위협이 없는 경우에도 그러하다.[10] 그래서 긴장되는 구직 면접장에 앉아 있는 것은 밤에 위험한 지역을 걷는 것과 비슷한 생리적 반응을 만든다. 그러나 이러한 반응은 적절하지 않다. 위험한 상황에서 몸이 혈압을 증가시키고, 호흡을 빠르게 하고, 혈류에 혈당을 채우고, 근육 긴장을 증가하고, 면역과 소화 기능을 정지하여 신체적 응급 상황에 준비하는 것은 지극히 합리적인 일이다. 하지만, 자녀 야구 경기에 가려고 교통 체증에 갇혀 있을 때, 이런 반응이 일어난다면 결고 도움이 되는 일은 아니다. 스탠퍼드대학 생물학자 로버트 새폴스키Robert Sapolsky는, 자신이 쓴 훌륭한 책 『왜 얼룩말은 위궤양에 걸리지 않을까?』에서 현대의 많은 스트레스 반응이 왜 '부적절하게 적응'되었는지를 설명한다.

> *당신이 사자를 만나 도망치려고 전력으로 질주할 때, 혈압이 180/100까지 올라간다면, 당신은 적응하는 중이다. 그러나 만약 자녀 방이 어질러져 있는 것을 볼 때마다 180/100이라면 당신은 심혈관계 참사를 향해 가는 중이다.*[11]

현대에서 우리는 온종일 직장, 대출금, 저녁 모임, 대통령 선거, 지구온난화처럼 우리의 통제 범위를 벗어난 사건들로 인해 감정 스트레스를 느낄 기회가 많다. 이전에는 나타나지 않았던 이러한 감정적 도전 상황이 우리의 오래된 스트레스 시스템을 위해 '진화 부조화' 상태로 만들 수 있다.[12] 이 스트레스 시스템은 간헐적인 신체적 스트레스를 처리하기 위해 진화된 것이지, 지속적인 감정적 스트레스를 위해서 진화된 것이 아니다. 전자는 우리에게 좋지만, 후자는 우리에게 전혀 좋지 않은 것은 바로 이런 이유에서다. 만성 감정 스트레스는 아마도 심장질환, 비만, 고혈압, 당뇨병 그리고 다른 '문명병'에 중대한 영향을 미친다.[13] 또한, 스트레스는 우울증, 불안, 위장 문제, 알츠하이머 그리고 다른 만성적 건강 상태의 위험 요인으로 알려져 있다.[14]

왜 만성 스트레스는 그렇게 많은 건강 문제를 일으키는 걸까? 좋은 스트레스 반응은 삶에 필수이므로 거의 모든 주요 신체 시스템에, 즉 심혈관 시스템과 면역 시스템, 신경 시스템, 내분비 시스템 등과 관련이 있다. 그래서 스트레스가 만성적으로 발생하면 여러 형태로 몸에 과부하가 일어날 가능성이 있다.

스트레스와 적응

지금까지 우리는 잘못된 형태의 스트레스를 너무 많이 받는 것으로 인해 치루어야 할 비용에 대한 이야기를 했다. 이제부터는 좋은 형태의 스트레스를 적정량 받았을 때의 이득에 대해 알아보자. 잘 조직화된 신체 요소들은 스트레스로 인한 이전의 경험에서 나온 것들이다. 모든 뼈, 근육, 힘줄 강도는 물리적 부하를 처리해야 하는 도전적 상황에서 비롯된 적응으로 인해 생긴 것이다. 우리에게 있는 움직임 기술, 예컨대 서고, 걷고, 스포츠 경기를 하는 모든 기술은 과거 움직임 문제 해결 방안을 찾을 때 실패했던 경험을 통해 배운 것이다. 면역 시스템은, 이전에 우리가 자주 아팠기 때문에, 감염원과 싸울 수 있다. 모든 인지적 회복과 감정적 회복은 정신적 장애물에 직면했을 때의 경험에서 얻은 교훈을 통해 이루어진다. 그래서 움직임 건강에 관한 모든 부분은 스트레스에 직면했던 과거 모든 경험에 달려 있다. 이러한 사실들을 잘 활용할 수 있도록 스트레스 적응에 관한 몇 가지 기본 원리를 살펴보자.

한스 셀리에Hans Selye는 생명체가 어떻게 적응하고 성장하는지에 관한 몇 가지 일반적인 원리를 명확하게 설명한 생리학자이다. 그가 명명한 '일반적응증후군general adaptation syndrome'은 다음과 같은 3가지 단계를 설명한다. 경보단계에서, 유기체는 균형 상태를 방해하는 위협을 감지한다. 저항단계에서는, 위협에 대처하거나 그와 유사한 미래의 도전적 상황에 적응하기 위해 자원들을 활용한다. 소진단계에서는, 스트레스가 계속 올라가서 유기체의 반응 역량을 압도하게 된다. 그로 인해 병이 생기고 결국 죽음에 이르게 되는 과정을 설명한다. 이 모형 논리에 따라, 셀리에는 스트레스를 두 종류로 구분하였다. 좋은 스트레스인 유스트레스eustress는 우리를 강하고 건강하게 하는 적응을 만들고, 나쁜 스트레스인 디스트레스distress는 우리를 억눌러서 아프고 약하게 만든다.

셀리에의 아이디어는 처음 만들어진 이후로 많이 수정되었지만, 여전히 기본 틀은 영향력이 매우 커서, 운동선수들이 어떻게 더 적합하게 훈련하는지, 심지어 어떻게 움직임 기술을 배우는지를 설명하는 데 유용하다.[15] 또한, 이 모형은 복잡계 적응성에 대한 기본 개념과도 잘 들어맞는다. 다음은 움직임 건강 발달과 관련된 몇 가지 일반 원리이다.

과부하

스트레스 요인은 특정 강도와 빈도의 역치 수준을 넘어섰을 때만 적응 반응을 일으킨다. 신체 트레이닝 분야에서는, 이를 과부하 원리라고 부른다.[16] 예를 들어, 자동차에서 냉장고로 몇 가지 식료품 가방을 옮긴다면, 기술적으로는 근육에 '스트레스'를 주기는 하지만, 근육을 더 크게 만들거나 강하게 만들기에 충분할 정도는 아니다. 빈도 또한 중요하다. 여러 가방을 동시에 옮기면(내가 가장 좋아하는 도전적 상황 중 하나이다) 강한 자극이 될 수 있지만, 근력에 의미 있는 변화를 만들려면 여러 번 반복해야 할 것이다. 피트니스나 움직임 기술은(하루아침에 망가지기 쉽지만) 하루아침에 만들 수 없다.

우리 몸이 삶 전반에 걸쳐 움직임 스트레스에 적응해 왔다는 것을 생각하면 당연한 일이다. 현재 피트니스 수준과 협응 수준은 살아오는 동안 우리 몸이 신체적 도전에 대해 어떤 적절한 방안으로 대처했는지를 보여주는 것이다. 몸 근육들은 더 크지 않고 각자 상황에 걸맞는 크기를 유지한다. 더 큰 상태를 만들고 유지하는 것이 비용적으로 불리하기 때문에 몸은 불필요한 비용을 치르려고 하지 않을 것이다.[17] 변화를 끌어내려면 현재의 몸 상태로는 어떤 일을 해낼 수 없다는 강한 메시지를 전달해야 한다. 뼈 밀도를 증가시키고, 힘줄을 더 두껍게 만들고, 심폐역량을 올리고, 움직임 기술을 향상할 때도 마찬가지이다.

그러므로 적응을 일으키는 스트레스 정도는 약간의 위기 상황을 만들기에 충분해야 한다. 삐걱거리는 바퀴에 기름칠을 하는 것이다. 동시에 위기는 손상을 일으킬 정도로 너무 크지 않아야 한다. **따라서 유익한 적응을 일으키는 스트레스는 너무 크지도 않고 너무 작지도 않은 '최적 구간**goldilocks zone**'에 있어야 한다.** 이 중요한 원칙은 책 전체에서 다시 언급될 것이다.

회복

스트레스가 중단되어 회복이 시작될 때까지는 적응이 일어나지 않는다. 스트레스를 받는 동안, 몸은 응급상황을 처리하기 위해 호르몬 상태를 최적화하는 것이지, 다른 무언가를 새롭게 만들기 위한 것은 아니다. 그래서 회복되지 않으면 적응도 없다. 또 무언가를 배울 수도 없다. 새로운 기술을 배우는 과정은 집중해서 연습하는 과정에서 시작되지만, 잠이나 멍때리기 같은 휴식 시간에 더 확실하게 굳어진다. 따라서 움직임 건강 증진을 위한 기본 공식은 다음과 같다.

'도전 + 휴식 = 성장'

수확체감

복잡계는 어떤 한계 내에서만 적응할 수 있으며, 그 한계의 경계선에 근접하면 변화가 일어나기 더 어렵다. 그 때문에 트레이닝에서는 보상이 감소하며, 좋아지면 좋아질수록 그 상태를 유지하기 위해 더 열심히 운동해야 한다.

새로운 활동을 시작하면 트레이닝이 빡빡하지 않아도 수행력이 빠르게 향상된다. 근력 트레이닝 초보자들은 계속 체육관에 나타나서 약간의 노력을 쏟으면, 매주 중량을 높일 수 있다. 만약 테니스를 시작한다면, 실력 향상을 위해 추가수업을 들을 필요 없다. 그냥 경기만 하면 된다. 초보 달리기 선수들은 여러 운동 프로그램 중 어느 프로그램을 시행하더라도 지구력을 향상시킬 수 있다. 초보자 단계에서는, 그저 연습장에 나타나는 것만으로도 전투의 80%를 해내는 것이다. 그러면 적응이 쉽게 일어난다. 이러한 빠른 향상을 '초보 이득'이라고도 한다. 마치 움직임 건강 나무에 낮게 매달려 있어 따기 쉬운 과일 같은 것이다. 이 책의 실용적 메시지 중 하나는 가능한 한 낮게 매달린 움직임 건강 과일을 따야 한다는 것이다. 또 다른 메시지는 놀이가 최소한의 노력으로 그 과일을 따는 적절한 방법이라는 것이다.

피트니스나 기술 수준이 중급 단계로 진입하면 향상이 더뎌지고, 지불해야 할 비용은 더 올라간다. 정체기를 피하기 위해 운동량과 강도를 올리고, 운동 프로그램의 질도 올려야 한다. 테니스 선수는 레슨이 필요할 수도 있고, 역도 선수와 달리기 선수는 트레이닝을 수량화해서 진전되고 있는지를 확인할 필요가 있다. 중급 단계의 또 다른 특징은 운동 스트레스와 관련하여 선택의 폭이 너무 좁다는 것이다. 이제 '최적 구간'을 찾기가 더 힘들어진다. 그래서 중급 수준 선수에서 과사용으로 인한 손상이 생기는 경우가 흔하다. 특히 그들이 중년이라면 더욱더 그렇다!

수행력이 전문가 단계에 도달하면, 신체적 스트레스와 감정적 스트레스의 양과 강도를 극심한 수준에 노출하지 않으면 추가적인 발달이 나타나지 않는다. 이제 최적 구간은 극도로 좁아진다. 계속 부상의 경계에 있으며, 일정한 피로가 발생하고, 감정적으로 번아웃된다. 충분한 휴식과 회복이 무엇보다 중요한데, 본업이 있다면 충분히 쉬지 못한다. 반면, 너무 많이 쉬고 트레이닝을 중단하면 적응을 유지하기에 충분한 스트레스를 얻지 못해 기술과 피트니스가 퇴보한다. 어떤 이유에서 몸이 수행력을 세계적 수준으로 유지하는 것을 원치 않기 때문이다. 이는 매우 특수화된 신체 자원들이 정체되어 있는 것을 의미한다. 즉, 한 바구니에 너무 많은 달걀이 있는 셈이다. 당연하게도, 전문가 수준의 수행력에는 많은 훈련이 필요하며, 그저 놀이하는 수준으로는 도달할 수 없다. 그러나 **불필요한 감정 스트레스를 최소화하는 것이 중요하기 때문에 트레이닝 부하에는 가능하면 놀이 요소를 많이 포함해야 한다.**

특이성

우리는 일반적인 도전 과제보다는 직면해 있는 특이적 도전 상황에 적응한다. 만약 다리 근육이 스쿼트 운동으로 스트레스를 받는다면 다리 근육이 강해지지만, 팔 근육은 강해지지 않는다. 만약 캐치볼을 연습하면 공 잡는 기술은 발달하지만, 서핑이나 기타 연주를 더 잘하게 되는 것은 아니다. 적응은 특이적이지만, 여전히 전반적 이득이 있을 수도 있다. 다리 근육이 더 커지면 달리기, 점핑, 킥 같은 여러 활동에서 수행력이 향상되기도 한다. 또한 캐치볼을 배우면 축구공을 잡는 법이나 테니스공을 치는 법과 관련된 어떤 것을 배울 수도 있다. 만약 그 사람이 축구나 테니스를 해본 적이 없다면 더욱더 그렇다. 그러나 다른 여러 적응은 생각했던 것보다 다른 활동에 대한 '전이효과carryover'가 적다. 중량을 들면서 불안정한 면에서 균형 잡는 것을 배운다고 해서 전반적인 피트니스는 물론, 심지어 안정된 면에서의 균형까지 향상될 것 같지는 않다. 사이클과 달리기는 둘 다 유산소 지구력을 트레이닝하기 위해 쓰이지만, 사이클 프로그램을 지속했을 때 달리기에 전이되는 효과는 제한적이다. 어떤 형태의 트레이닝이 특정 스포츠에 주는 전이효과의 양은 스포츠 과학자들이 자주 논쟁하는 복잡한 주제 중 하나이다. 다리 근육이 크면 단거리를 더 잘 달릴 수 있는가와 같은 겉보기에 간단한 질문들도 마찬가지이다. 그 전이효과가 생각보다 확실치 않다. 이 책에서는 이런 식의 매우 특이적이고 맥락적인 논쟁을 다루지 않을 것이지만, 때로는 '일반 준비체력general physical preparedness; GPP'이라고 하는 것을 지지하는 피트니스 종류와 기술에 관한, 다소 추측에 근거한 의견을 제시할 것이나.

가역성

"사용하라. 그렇지 않으면 잃는다"라는 말이 있다. 피트니스에 관한 적응들도 이 특성을 보인다. 적응을 만드는 스트레스가 없다면, 적응도 천천히 희미해진다. 그렇지만 근육은 이전 수준의 근력과 지구력에 관한 '기억'을 가지고 있어서, 근력과 지구력을 잃은 후에도 과거 능력을 쉽게 회복하는 것으로 보인다.[18] 운동 기술과 연관된 기억은 훨씬 더 영구적이다. 심지어 수십 년 동안 신경 쓰지 않아도 우리는 자전거 타는 법을 잊지 않는다.

개별성

트레이닝 경력이 없는 십 대 남자아이들은 운동 프로그램이 형편없더라도 근육을 쉽게 얻는다. 하지만 중년 남자는 쉽게 적응하지 못한다. 앞서 말했던 바와 같이, 스트레스 반응에 크게 관여하는 여러 호르몬 프로파일 때문인 것으로 보인다. 그러나 사람들이 스트레스에 다르게 적응하는 데에는 많은 이유가 있으며, 이는 예외라기보다는 규칙으로 생각해야 한다. 사실, 어떤 사람들은 특정 운동 프로그램에 대해 '무반응자'처럼 보인다. 예를 들어, 연구를 진행해보면, 대부분의 대상자들이 주당 몇 번의 자전거 운동 이후에 평균적으로 더 건강해졌지만, 일부 대상자들은 전혀 향상되지 않았다는 결론을 얻을 지도 모른다. 하지만, 실제 진행된 연구들에서는 특정 운동 프로그램에 반응하지 않은 사람들이 다른 운동에는 잘 반응했다는 것을 보여준다. 예를 들어, 자전거를 이용한 지구력 트레이닝과 전력 질주 훈련을 비교한 연구에서는 많은 대상자가 두 트레이닝 모두에 반응하지는 않았어도, 모든 대상자가 운동 프로그램 중 하나에는 적응한다는 결론을 보였다.[19]

수면과 스트레스

수면과 스트레스는 대항관계이다. 수면은 과도한 스트레스로 인한 부정적 영향과 싸우는 데 도움이 되며, 과도한 스트레스는 수면을 방해한다. 수면이 부족하면 수면 부족 자체가 일련의 도전적 상황이 되어 추가적인 스트레스를 만든다. 여러분도 이런 끔찍한 상황은 경험을 통해 잘 알 것이다.

밤 동안의 좋은 수면은 회복에 매우 좋다. 수면하는 동안, 근육이 재형성되고, 조직이 치유되며, 감염과 싸우고, 기억과 기술이 강화된다. 말 그대로 신경독성물질이 뇌에서 씻겨 나간다.[20] 수면 부족은 이러한 이점을 방해하는, 사람 몸에 가해지는 가장 강한 스트레스 요인 중 하나이다. 말 그대로 고문의 한 형태이다. 그러므로 나쁜 수면이 면역기능 손상, 심혈관계 질병, 고혈압, 당뇨, 비만, 인지 기능 저하, 우울증, 불안, 총사망률을 포함한 모든 부정적 건강 결과들과 상관성이 있다는 것은 당연한 일이다.[21]

불면증과 만성 통증 사이에는 강한 상관성이 있다. 통증이 수면을 더 어렵게 만든다는 사실로 이 상관성을 어느 정도 설명할 수 있다. 하지만 때로는 수면 감소가 통증을 악화하는 것도 사실이다. 사실 통증이 나쁜 수면의 예측인자라기보다는, 나쁜 수면이 통증에 대한 더 강한 예측인자이다. 아마도 불면증이 만성 통증 예방에 중요한 생리적 과정(통증 억제 같은)을 손상하는 것이 그 기전인듯 하다.[22] 통증 억제에 대해서는 11장에서 더 자세히 살펴보도록 한다. 여러 연구에서 불면증이 통증 감수성 증가를 비롯하여, 섬유근육통과 비슷한 증상을 일으킨다고 밝혔다.[23] '수면 부채' 상태에 있는 사람들은 수면시간을 늘려서 통증 민감도를 감소할 수 있다.[24]

수면은 신체 수행력과도 관련이 있다. 연구에 따르면 만성 수면 부족이 지구력, 인지 수행력, 감정 안정성에 부정적 영향을 준다.[25] 고등학교 운동선수들이 수면을 몇 시간 정도 취하는지 조사한 뒤 그들의 손상을 예측할 수도 있다. 한 연구에서는 하루 8시간 이하로 수면하는 운동선수는 8시간 이상 수면하는 운동선수보다 부상 가능성이 1.7배가 높았다.[26] 또 다른 연구에서는 수면 시간을 하루 10시간으로 늘린 운동선수들이 전력질주, 슛 정확성, 정신 건강 부분에서 향상을 보였다.[27]

스트레스와 지각

스트레스의 복잡성 중 하나는 스트레스가 지각에 달려 있다는 점이다. 설명을 위해 다시 사자 예시를 떠올리자. 가령 사자가 위험하지 않다고 여기면 어떤 일이 일어날까? 터무니없는 말은 아니다. 유튜브에는 강아지에게 다가가듯이 위험한 동물들에게 다가가는 사람들로 가득하다. 어쩌면 여러분이 사자 앞에서 침착할 수 있는 이유를 가지고 있을지도 모른다. 사자 행동에 대한 지식이 있어서 이 사자가 사람을 잡아먹을 기분이 아니라는 것을 판단할 수도 있다. 아니면 당신이 고성능 소총을 가지고 있으며 사용법을 알고 있는 상황일 수도 있다. 어떤 경우든 간에 이때 심박수는 거의 증가하지 않는다. 한편, 당신이 사자의 공격으로 인해 외상 경험이 있다고 가정한다면, 관광버스 안의 안전한 상황이더라도 사자를 보는 것만으로 공황 발작이 유발될 수 있다.

위의 가상 상황에서 알 수 있는 것은 스트레스가 주관적 지각에 달려 있으며, 주관적 지각은 다시 과거 경험, 기대, 당신의 기술과 능력에 관한 지식에 달려 있다는 점이다. 도전적 상황임을 지각하지 않으면 스트레스 반응도 없다. 또한, 도전적 상황을 지각하면, 설령 그 상황이 실제가 아니더라도 몸이 반응할 것이다. 나는 개인적으로 고층 빌딩의 옥상에서 펼쳐지는 비디오를 볼 때 손에 땀을 쥔다. 흔히 '마음과 몸의 연결'은 미스테리하다고 또는 보이지 않게 아주 깊다고 여긴다. 그러나 두려움은 주관적이며, 스트레스는 그 사람의 마음에 존재한다는 것은 분명하다.

뇌는 무엇이 위협적인지 결정하므로 스트레스 반응의 '핵심 기관'이다.[28] 뇌의 감정 담당 부위들이 위협을 가장 먼저 감지하기 때문에 스트레스는 기분에 크게 영향을 받는다.[29] 예를 들어, 부정적 감정은 통증과 염증 수준, 손상 후 회복 시간을 증가시킬 수 있다.[30]

삶에서 얻은 이전 경험은 위협 지각에 극적인 영향을 준다. 외상후스트레스장애가 있으면 스트레스 반응 시스템이 조절기능을 하지 못하고, 무해 자극에 대한 과다 각성과 민감성이 계속된다. 어린 시절 겪은 트라우마는 특히 강한 영향을 발휘하며, 다양한 심리적 건강 문제와 신체적 건강 문제의 위험을 증가하는 것으로 보인다. 반대로, 어린 시절의 긍정적 경험은 스트레스 반응을 약화시키는 경향이 있으며, 건강한 위험 감수risk-taking 행동을 촉진한다. 예를 들어, 어미 쥐로부터 관리를 많이 받은 쥐는 새로운 것을 좋아하며, 새로운 환경 탐험을 마다하지 않는다.[31]

만성 스트레스는 이마엽 겉질과 둘레계통의 크기 감소를 포함한 여러 뇌 영역의 구조적 · 기능적 변화와 관련이 있다. 우울증이 있거나 심한 트라우마로 고통받는 사람들의 뇌에서도 비슷한 변화들이 보인다.[32] 외상후스트레스장애의 경우, 해마 위축이 보고되었는데, 아마도 HPA축의 만성 불균형으로 인해 일어나는 것으로 짐작된다.[33]

스트레스와 스포츠

스트레스 반응에서 주관적 지각의 역할은 움직임 건강과 스포츠 수행력 향상을 위해 어떻게 트레이닝할 것인가를 위한 중요한 정보를 준다. 세트수와 반복수 같은 객관적 변인이 아닌, 심리적 요인을 고려해야 한다는 것을 말해준다. 선수 트레이닝에 복잡계 관점을 적용했던 스포츠 과학자 존 키엘리John Kiely에 따르면, 주관성은 흔히 무시되는 트레이닝 변인이다.

> *스트레스 반응의 크기는 스트레스 요인의 크기에 많이 좌우되지는 않는다. 그보다는* ***스트레스 요인과 연결된 감정적 공명에 달려 있다.*** *감정은 그 스트레스 자극을 위협 자극 또는 온화한 자극으로, 또는 촉진 자극이나 불안-유도 자극으로 인식한다. 그 결과에 따라 스트레스 방어 정도가 정해진다. 따라서* ***어떤 스트레스 요인에 대한 반응은 주관적 지각으로 크게 조절된다.***[34]

높은 수준의 스트레스는 선수들의 수행력, 회복, 운동에서 얻은 피트니스, 상처 치유를 방해하는 것으로 나타났다.[35] 철인 3종 경기 선수들은 통증 지각을 억제하는 능력으로 유명하지만, 스트레스 상황에서는 이 능력도 감소한다.[36] 만성 감정 스트레스로 부상을 예측할 수 있다.[37] 예를 들어, 시즌 전에 불안을 보이는 선수들은 다칠 가능성이 더 크다. 또한 부상 후 스트레스가 있으면 경기 복귀에 어려움이 있다는 것을 의미한다.[38] 이러한 연구 결과는 부상 위험을 정확하게 예측하기 위한 여러 가지 생역학적 검사가 쓸모없다는 것과 관련지어 생각하면 특히 중요하다. 이는 10장에서 더 자세히 알아보도록 한다. 흥미롭게도, 선수들의 스트레스 수준에 대한 주관적 측정치는 호르몬 수치나 염증 지표 같은 객관적 측정치보다 실제 트레이닝 부하를 더 잘 반영한다.[39]

또한, 이런 사실들은 상세한 트레이닝 프로그램을 계획하는 데 중요한 정보를 준다. 만약 여러분이 6개월 안에 마라톤에 참가하려 한다면, 지금부터 3개월 때까지 무슨 트레이닝 세션을 해야 하는지를 오늘 정확히 결정한다는 것이 이해되는가? 아마도 오늘 했던 것보다는 더 힘들게 해야 한다는 것은 알 수 있을 것이다. 하지만 8분에 1.6km를 달리는 속도로 정확히 16km를 달려야 한다는 프로그램은 어떻게 확신할 수 있을까?

주기화는 전체 트레이닝 부하 순서를 배열하는, 매우 정교화된 선수 트레이닝 방법이다. 일련의 트레이닝 '블록' 또는 '주기'가 몇 주 또는 몇 달 전에 결정되며, 각 블록은 특정한 피트니스 적응을 만들도록 계획되어 있다. 예를 들어, 어떤 블록은 유산소 지구력에 우선순위를, 다른 블록은 근력과 파워에 중점을 둔다. 계획에는 날마다 실행해야 할 정확한 운동량이 매우 자세하게 나와 있다. 존 키엘리 같은 트레이너는 어떤 날에 어떤 신체적 스트레스가 선수들의 피트니스를 최고로 증진할 것인지를 예측하려는 이런 식의 운동 프로그램에 대해 회의적이다.[40] 여기에는 수면, 부상, 회복, 동기 같은, 고려해야 할 변수가 너무 많다. 이러한 것을 모두 고려하면, 계획이 바뀌어야 한다. 따라서 좋은 트레이닝 프로그램은 여러 가지 트레이닝 변수를 '가지고 놀면서' 이것저것 시도해보아야 하며, 선수가 자각하는 트레이닝 준비 상태와 같은 주관적 요인도 고려해야 한다.

연구에서는 주기화가 유용하다고 주장하지만, 특정 주기화 형태가 다른 것보다 더 좋다는 근거는 없다. 모든 좋은 계획의 공통점 중 한 가지는 스트레스 종류를 다양하게 하면서 스트레스 수준을 점진적으로 높여가는 것이다. 그래서 트레이닝 변화 순서와 세부적 내용은 덜 중요하다.[41] 모든 복잡적응계처럼, 인간도 다양한 스트레스 노출로 이득을 얻으며 그를 통해 더 포괄적인 적응들이 발생한다. 트레이닝에 변화를 주면 지루함과 단조로움을 방지할 수 있으며, 창의성을 일으키기 위해 약간의 혼돈이 필요한 시스템에 무작위성을 추가할 수 있다. 계획은 유용하지만, 융통성 있는 계획이어야 하며, 스트레스의 복잡성을 고려한 계획이어야 한다. 이러한 기본 법칙은 운동선수뿐만 아니라 일상적 스트레스에 적응하려는 사람들에게도 해당한다.

스트레스 가지고 놀기

스트레스는 다차원적이고 복잡하다. 그렇다면 우리는 스트레스에 대해 생각하는 간단한 방법을 어떻게 찾을 수 있을까? 스트레스 취약성 모형은 여러 형태의 스트레스가 어떻게 매일 추가되는지를 시각화하기 위해 양동이 비유를 사용한다.[42] 비슷한 개념이 선수 트레이닝 부하를 관리하거나 만성 통증을 치료하는데도 쓰인다.[43]

그림 4.1의 양동이는 감정적 스트레스 요인과 신체적 스트레스 요인으로 가득 차 있다. 이 요인들은 운동, 일, 여행, 대인관계, 재정, 수면, 질병 등이다. 당신의 양동이가 넘치지 않는 한, 충분히 각각의 스트레스 요인에 적절하게 대처할 수 있으며, 새로운 요인이 작동하기 전에 완전히 회복할 수 있다. 실제로 회복할 적정 기회가 있거나 신체적 활동처럼 우리가 마주쳐야 할 스트레스라면, 적절한 수준에서 자신을 도전적 상황에 노출하여 더 강하게 성장하기도 한다. 적정량의 스트레스와 다양한 종류의 스트레스는 양

동이 크기를 늘리기도 하는데, 이는 전반적인 건강, 회복력, 일하는 역량이 더 높은 수준이 되었음을 의미한다.[44]

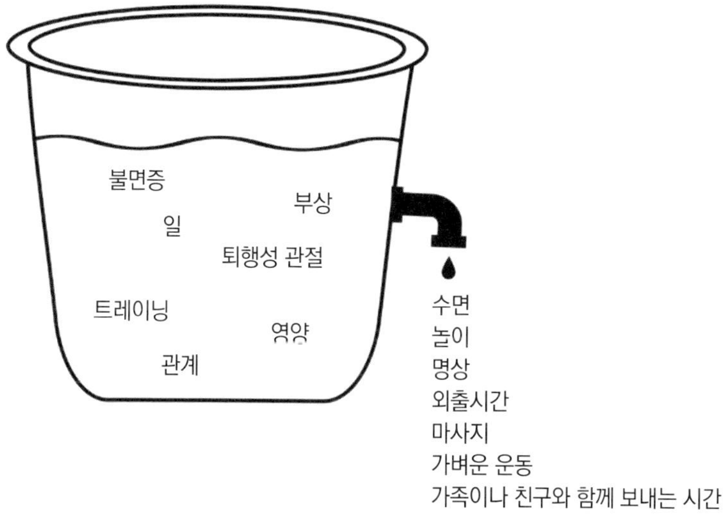

그림 4.1 스트레스 요인이 담긴 양동이

그러나 만약 양동이가 넘치면 적당한 회복 시간 후에도 빨리 사라지지 않는 통증, 피로, 불안 같은 부정적 되먹임을 바로 받는다. 양동이가 계속해서 넘치면, 회복력은 망가지기 시작한다. 그리고 양동이 크기도 실제로 작아지는데, 이는 적응 능력이 감소했다는 것을 의미한다. 기간이 더 길어지면, 만성 스트레스는 만성 통증, 피로, 불안, 자가면역 질환, 불면증 등에 대한 유전적 취약성이나 환경적 취약성을 초래한다.[45] 운동 맥락에서는, 과한 신체적 스트레스가 '과훈련overtraining'을 만들어 수행력을 손상하고, 동기를 감소하며, 부상 위험을 증가시키고, 심리적 번아웃을 초래한다. 이전에는 쉽게 할 수 있었던 루틴 운동을 완료하는 것이 어렵다거나, 과사용 손상이 일어나기도 한다. '고쳤다'고 생각했던 허리 통증이 다시 나타나기도 한다.

양동이 비유는 스트레스 관련 증상이 여러 가지 요인으로 생긴다는 것을 설명하는 데 유용하다. 허리 통증이 갑자기 나타나면 우리는 푹신했던 호텔 침대처럼 마지막으로 영향을 주었다고 생각되는 사소한 스트레스 요인을 원인으로 생각한다. 이런 잘못된 추론은 은행 잔고가 바닥나기 직전에 사서 마셨던 라떼 한 잔을 파산의 원인이라고 여기는 것과 같다. 양동이 비유와 관련지어 생각하여 인과관계를 바라보는 관점을 더 확장해야 한다.

개개인은 자신만의 양동이 크기와 양동이를 채우는 독특한 스트레스 요인 세트와 각 스트레스 요인에 대한 특별한 민감도를 가진다. 이러한 개인별 차이 중 어떤 것은 유전으로 인한 것이며 다른 것은 과거력, 또 다른 것은 환경과 사회적 상황으로 인한 것이다. 앞서 이야기한 바와 같이, 과거의 트라우마 경험 중 특히, 어린 나이의 트라우마 경험은 스트레스 민감성에 강한 영향을 주는 것으로 보인다. 또한 과거의 트라우마 경험은 어떤 사람이 왜 스트레스에 쉽게 압도되는지를 말해준다. 어떤 사람들이 특정 질병에 대해 유전적 취약성을 보이듯이, 그들은 마치 과도한 스트레스에 의해 쉽게 불이 붙을 수 있는 숯불더미와 같다.

양동이가 계속 넘치지 않게 하려면, 스트레스 요인 중 하나 혹은 여러 개의 양을 줄이거나, 회복 시간의 질을 다소 높여야 한다. 모든 휴식 시간의 회복 효과가 동일한 것은 아니다. 가족, 친구들과 시간 보내기, 자연환경에서 야외 활동하기, 명상 활동에 참여하기는 모두 양동이 물을 빼내는 데 좋은 선택들이다. 이 모든 것에 해당되는 신체 활동들이 있다. 산책, 자전거 타기, 수영, 요가는 휴가 때 사람들이 스스로 선택하는 활동들이다. 실제로 놀이를 이용한 신체 활동은 건강한 방식으로 우리 자신을 도전적 상황에 노출하는 가장 좋은 방법 중 하나이며, 이를 통해 우리는 더 강해지고, 회복력이 올라가고, 다른 스트레스 유형도 잘 다룰 수 있게 된다.

물론, 양동이가 넘치지 않게 가장 효과적으로 양동이를 채울 신체적 도전의 종류와 강도를 알아내려면 어느 정도의 실험이 필요하다. 30대에 변호사로 일하고 있을 때, 나는 업무 후에 하던 스쿼시 게임이 쌓였던 긴장을 푸는 데 다소 도움이 된다는 것을 알았다. 50살인 지금 스쿼시는 여전히 재미있지만, 그때만큼 회복이 되는 것은 아니다. 지금은 장거리 걷기가 훨씬 좋은 선택인 듯하다.

스트레스와 관련하여 움직임을 가지고 논다는 것은 지금까지 알아차리지 못했던 나쁜 스트레스, 특히 감정 스트레스를 찾고, 자신을 무너뜨리지 않고 다시 일으켜줄 좋은 스트레스를 찾는 것도 의미한다. 목표는 시간을 갖고 양동이 크기를 천천히 키워서 회복력과 전반적 기능을 향상하는 것이다.

CHAPTER

5

피트니스

FITNESS

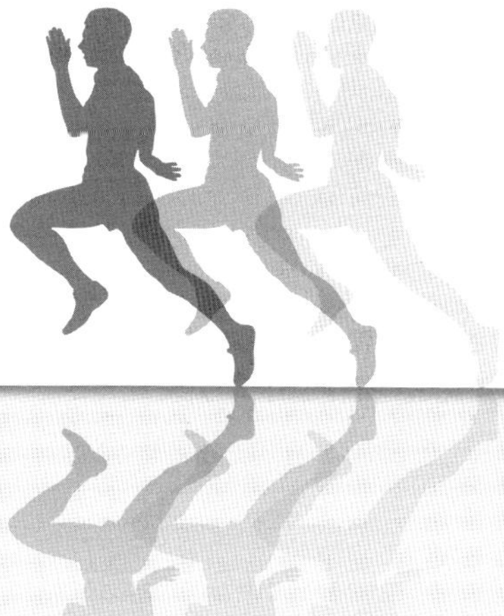

걷기는 인류 역사상 최고의 약이다.

히포크라테스 HIPPOCRATES

다리가 움직이기 시작하면 생각도 흐르기 시작한다.

헨리 데이비드 소로 HENRY DAVID THOREAU

1970년대 초, 조나 배링톤Jonah Barrington은 최상의 지구력을 기반으로, 스쿼시 브리티시 오픈에서 6번 우승하였다. 그때는 피트니스에 대한 대중적 관심이 많지 않을 때여서 전문 선수들이 경기 외 시간을 체육관에서 운동하며 보내는 것보다 담배와 술에 시간을 더 많이 쓰는 것이 전혀 이상하지 않았다. 하지만, 배링톤은 혹독한 훈련의 이점을 믿었다. 그는 자기학대 수준의 훈련을 자랑스러워했으며 '세상에서 가장 적합한fittest 사람'이 될 거라고 말하곤 했다.

70년대와 80년대 말, 피트니스가 유행하면서 조깅과 에어로빅, 보디빌딩 같은 운동이 대중적 인기를 얻었다. 1990년대에 사람들은 '익스트림' 스포츠에 관심을 두기 시작했다. 1997년 잡지 '아웃사이드'는 6번의 아이언맨 우승자 마크 앨런Mark Allen에게 '지구에서 가장 적합한 사람'이라는 이름을 붙여주었다. 2000년에 시작된 크로스핏은 살인적 강도의 운동으로 광신도 같은 추종자 집단을 빠르게 형성해갔다. 지난 10년간 크로스핏 짐의 수는 13,000개 이상으로 늘어났다. 2007년 CrossFit Games 단체는 '피트니스 스포츠'에서 정식 경기를 개최하였다. 리치 프로닝Rich Froning은 2011~2014년의 우승자였으며, 그 기간에 '지구에서 가장 적합한 남자'라는 타이틀이 붙여졌다.

그럼 실제로 가장 적합한 사람은 누구일까? 사실, 이 질문은 좋은 질문이 아니다. '가장 적합한' 사람이 누구냐고 묻는 것은 신체적으로 가장 '준비된' 사람이 누구인지를 묻는 것과 같다. 따라서 이러한 질문들이 필요하다. 무엇을 위해 준비된 것인가? 추위에 노출? 배로 날아올 펀치? 좀비 대재앙? 아주 많은 종류의 신체 스트레스가 있기 때문에 피트니스도 종류가 많다. 프로닝은 크로스핏 경기에 완벽히 적합한 사람이었으며, 앨런은 철인 3종 경기에, 배링턴은 스쿼시에 적합한 사람이었다. 세 사람 중 다른 분야의 엘리트 경쟁에 적합하게 준비된, 아니 심지어 그에 준하는 수준에 가까운 사람은 아무도 없었다.

앞의 사례들은 피트니스가 왜 하위분류로 나뉘는가에 대한 설명이기도 하다. 가장 단순한 구분은 근력 대 지구력이다. 파워, 근력-스피드, 스피드-근력, 유산소, 무산소, 가동성처럼 흔히 사용되는 많은 하위분류가 있다. 피트니스는 어느 정도 특이적이기 때문에 어떤 요소가 발달하면 교환tradeoff이 발생한다. 프로닝이 90kg 바벨로 파워클린을 반복할 수 있도록 했던 큰 근육은 스쿼시 코트에서는 그를 쉽게 지치게 만들 것이다. 배링턴의 엉덩관절 유연성은 깊은 런지가 많이 필요한 스쿼시에서는 자산이지만, 달리기할 때는 효율성에 방해가 될 것이다. 달릴 때는 넙다리뒤근이 빳빳해야 동작의 경제성 면에서 더 유리하다. 따라서 한 영역에 적합해지면 다른 영역에서 덜 적합해질 가능성이 있다.

하지만, 이러한 교환은 일반적으로 전문가가 되는데 필요한 고급 수준에 도달했을 때만 일어난다. 대부분의 사람에서는 한 영역의 피트니스가 증가하면 다른 영역의 수행에도 도움이 된다. 다리가 더 강하면 더 효율적으로 달릴 수 있다. 엉덩관절 가동성이 좋으면 스쿼트를 더 많이 할 수 있다. 좋은 유산소 역량은 몸으로 하는 거의 모든 활동을 위한 단단한 기초이다. 따라서 프로닝과 앨렌, 배링턴은 각 분야의 전문가이기는 하지만, 세 사람은 각각 전반적으로 뛰어난 피트니스를 갖추고 있어서 다른 여러 가지 활동에서도 꽤 잘할 거라고 기대할 수 있다. 아마도 여러분은 국가대표 축구팀으로, 혹은 가구를 옮길 때나 좀비 대재앙에서 살아남으려고 누군가를 뽑는다면 세 사람 중에서 선택하려 할 것이다.

과연 이 사람들이 훌륭한 움직임 건강 모델이었을까? 분명 놀라울 정도로 건강한 사람들이다. 그러지 않았더라면 자신들의 스포츠에 필요한 다양한 요구와 극적인 상황에 견디지 못했을 것이다. 세 사람은 극심한 양의 스트레스를 담을 수 있는 큰 '양동이'를 가지고 있었다. 그렇다고 세 사람이 자신들의 극심한 트레이닝을 통해 건강해졌다고 말할 수 있을까? 극단적 트레이닝 부하는 극단적 스트레스 수준을 만들어, 만성 통증과 피로, 우울, 면역 기능 저하 같은 비용을 치르게 한다.[1] 피트니스는 움직임 건강에 필수이지만 극심한 피트니스는 생리적 자원 배정의 불균형을 초래할 수 있다. 이 장은 신체 활동과 피트니스, 건강, 수행력 사이의 복잡한 관계에 관한 것이다. 광범위한 지역을 그린 대략적 지도로 생각하면 된다.

신체 활동은 당신에게 매우 좋다

사람들이 온라인에서 지구상에서 가장 적합한 사람에 대해 논쟁할 정도로 피트니스가 항상 인기있었던 것은 아니다. 20세기 중반, 서양의학은 좌식 생활양식과 질병 사이의 관계를 인식하지 못했다. 1949년 스코틀랜드 전염병학자였던 제리 모리스Jerry Morris는 런던의 이층 버스에서 일하는 사람들의 건강을 비교하여 흥미로운 발견을 했다. 모리스는 온종일 앉아 있는 버스 기사들이 서서 일하거나 빠르게 계단을 오르내리는 안내승무원들보다 심장혈관질환 발생률이 더 높다는 흥미로운 결과를 발견하였다. 또한 모리스의 후속 연구에서는 걸어서 우편물을 배달하는 우체국 노동자들이 책상에 앉아 일하는 사무원들보다 심장마비 발생률이 더 적다는 사실을 발견하였다.

모리스의 연구는 신체 활동이 건강에 주는 이점을 조사하는 연구분야가 급격히 성장하는 데 도움이 되었다. 그 결과는 놀라웠다. 이제 신체 활동은 흡연, 영양, 약물남용과 더불어, 건강에 큰 영향을 주는 네 개의 중요한 생활양식 요인이 되었다. 2015년 Academy of Medical Royal College는 운동의 이점을 요약하는 보고서에서 운동을 '기적의 치료'와 '놀라운 약물'이라고 표현하였다.[2] 보고서는 규칙적 운동이 치매, 2형 당뇨, 몇 가지 암, 우울증, 심장병 그리고 다른 중증 질환을 예방할 수 있으며, 각 질환의 위험률을 최소 30%까지 줄일 수 있다고 발표하였다. 운동은 여러 약물보다 더 좋다. 보고서는 운동이 다음을 포함하는 최소 20가지 만성 질환의 증상을 치료하거나 예방할 수 있다는 것을 보여주는 근거를 요약하여 보여주었다.

- 고지혈증
- 고혈압
- 대사 증후군
- 당뇨
- 비만
- 불안
- 우울증
- 치매/인지저하
- 정신분열증
- 소화
- 파킨슨병
- 다발성경화증
- 골관절염
- 류마티스관절염
- 만성 통증
- 암
- 만성폐색성폐질환

유사한 연구들에서는 좌식 생활양식이 36개 질병의 주요 원인이며, 운동이 이를 예방하는 효과적인 치료라고 주장하였다.[3] 많은 전문가들은 만약 운동이 알약으로 나온다면 많이 처방되는 약이 될 거라고 말한다. 관련 연구 결과 중 몇 가지 구체적인 예를 살펴보자.

허리 통증

일반적 운동이란 여러분이 즐기는 모든 운동을 의미하는데, 이러한 일반적 운동이 바로 허리 통증을 위한 효과적인 치료이다. 대부분의 연구는 일반적 운동이 지압요법, 마사지, 물리치료사가 처방한 운동조절 운동, 코어 강화, 여러 형태의 외과수술 같은 의학적 중재만큼 효과가 있다고 주장한다.[4]

무릎 골관절염

달리기는 무릎을 '닳고 찢는다'는 일반적 믿음과는 다르게 골관절염을 악화시키지 않는다. 사실 달리기는 무릎 기능을 향상하고 통증을 감소한다.[5] 웨이트 트레이닝은 NSAIDS(비스테로이드성 항염증제)만큼이나 무릎과 엉덩관절에서 골관절염으로 인한 통증을 개신한다. 또한 유산소 트레이닝은 스테로이드 주사만큼이나 효과가 있다.[6]

인지 기능과 치매

신체 활동은 치매 위험을 줄이고 치매 증상을 개선하는데, 심지어 운동 프로그램 종료 후 1년까지도 효과가 있다.[7] 유산소 운동은 기억력을 향상하며, 해마의 크기를 증가시킨다고 알려졌다.[8] 한 연구에서는 걷기를 통한 6개월간의 유산소 운동 후 노인들의 뇌 회색질과 백색질 크기가 증가했다.[9]

감기와 독감으로 인한 질환

여러 편의 무작위 통제 실험에서는 매일 빠른 걸음을 걷는 식의 중등도 유산소 운동이 유병 기간을 반으로 줄일 수 있다고 주장하였다.[10]

우울증과 불안

운동이 우울증에 미치는 영향은 중등도 수준이지만, 대화 치료나 약물치료만큼 효과가 좋다. 연구 결과에 따르면, 효과가 장기간 이어지는지는 확실치 않으나, 운동이 불안 증세를 개선하였다.[11]

전반적 사망률

6만 명이 넘는 응답자의 자료를 분석한 연구에서는 운동을 전혀 하지 않는 사람에 비해, 주 1~2번 운동하는 사람은 여러 변인들의 원인 사망률이 30% 감소하였다. 주 3~5번 운동하는 사람들은 35%가 감소하였다.[12]

건강의 핵심 제약요인으로서의 신체 활동

신체 활동은 어떻게 그렇게 많은 신체 시스템을 향상하는 걸까? 운동이 근육을 강화하는 것은 놀랄 일이 아니지만, 근육 강화가 인지 향상과 연결된다는 것은 직관적으로 빠르게 이해되지 않는다. 인간을 비롯한 모든 동물은 기본적으로 움직임을 만드는 일을 한다는 사실이 부분적인 설명일 듯하다. 소화, 대사, 호흡, 순환, 심지어 인지와 감정처럼 인간 몸에서 일어나는 모든 생리적 활동은 궁극적으로 생존과 생식을 돕는 외부 지향적 움직임을 만드는데 기여한다. 다윈주의 관점에서 보면 이보다 더 중요한 것은 없다. 움직임은 늘 궁극적 목표이므로 몸의 모든 중요한 시스템과 직접 연결되어 있다. 이 시스템들은 몸이 움직이는 것을 돕는 게 어려워지면 더 잘할 수 있는 방향으로 적응한다. 만약 시스템이 이러한 적응 역량에 익숙해지지 않는다면 파괴될 수도 있다.

그러므로 신체 활동은 몸을 조직화하는 핵심 제약요인으로, 몸을 계속 건강하고 기능적인 어트랙터 상태로 끌고 간다. 이런 제약요인이 없으면, 시스템은 엔트로피와 혼돈 쪽으로 향하는 경향이 있다. 질서를 제공하는 움직임이 없으면 모든 것이 엉망이 되어버린다. 이를 분명하게 볼 수 있는 상황은 몸이 오랫동안 근육을 작동하지 않는 환경이다. 현대의 삶에 좌식 생활 특성이 있기는 하지만, 근육 활동이 완전히 제거되는 상황은 비교적 적다. 만약 근육 활동이 완전히 제거되면 부정적 효과가 빠르고 극적으로 진행된다. 우주비행사, 침상 안정, 관절 고정 같은 몇 가지 극단적 상황이 그 예이다.

우주비행사는 무중력 환경 때문에 조금이라도 근육을 동원할 기회조차 없기 때문에 극적으로 게을러지는 상황에 처한다. 지구에서는 똑바로 서는 간단한 활동조차 자세 근육의 지속적인 노력이 필요하다. 하지만, 우주공간에서는 이 근육들이 일하지 않는다. 결국 근육들은 빠르게 소모되기 시작하여 10일 만에 근육 크기의 20%를 잃는다. 골밀도에 미치는 영향도 마찬가지로 극적이다. 우주비행사는 매달 뼈 크기의 1.5%를 잃는

데, 정상 노화에 따른 변화율과 비교하면 약 60배나 많은 양이다. 우주공간에서 4개월을 지내면 골밀도가 아주 많이 소모되어 2년이 지나도 다시 정상 수준으로 회복되지 않는다.[13]

신체 활동이 잠시 중단되었다고 왜 이렇게 극적으로 반응하는 걸까? 근육과 뼈는 중요한 기능적 목적을 가지기 때문에 에너지를 아끼기 위해 떼어내면 안 된다고 몸에 지속적으로 알려야 한다. 계속 몸에 가해지던 중력이 사라지면 신체 시스템은 마치 둑이 없는 강처럼 즉시 구조를 해체하는 것으로 보인다. 근육 시스템은 정상 수준의 신체적 도전이 없어지면 자신들의 할 일을 알지 못한다.

침상 안정은 움직이는 것을 멈추면 몸에서 무슨 일이 일어나는지에 대한 다른 예이다. 침상에 약 한 달 정도 누워 있으면 활동하지 않은 근육은 근력의 절반 정도를 잃으며, 인대는 부하에 견디는 능력의 60%를 잃고, 힘줄은 상당한 뻣뻣함을 잃는다. 만약 관절이 2~3주 동안 어떤 위치에 고정되면 전체가동범위를 방해하는 유착이 형성되기 시작한다. 6개월이 되면 그 유착을 깨기 위해 수술을 해야 할 수도 있다.[14]

영양분으로서의 움직임

흔히 움직임을 약에 비유하지만, 케티 보우만Katy Bowman과 닉 텀미넬로Nick Tuminello가 제안한, "움직임은 음식이다"가 더 좋은 비유라고 생각한다. 음식에 든 영양분은 많지도 않고 적지도 않은 알맞은 양을 섭취할 때 유익하다. 예를 들어, 빈혈을 피하려면 최소한의 철분이 필요하지만, 너무 많으면 독이 된다. 몸에 들어오는 많은 물질이, 심지어 물도 이 패턴을 따른다. 용량이 독이 되고, 약이 되기도 한다. 신체 활동 또한 최소한의 양이 필요하지만 너무 많으면 독이 된다. 신체 활동의 경우 독과 약 사이에는 최적구간이 넓다.

우리는 균형 잡힌 영양분 식단이 필요하며, 각 영양분은 각자만의 적정 용량이 있다는 것이 움직임에 관한 또 다른 비유이다. 만약 여러분이 비타민A가 결핍되었다고 해서 비타민B 용량을 두 배로 늘리는 것은 도움이 되지 않을 것이다. 신체 활동도 마찬가지이다. 벤치 프레스는 좋은 운동이지만 그것만 줄곧하면 다른 신체 기능 영역에 결핍이 생길 것이다.

균형 잡힌 움직임 식단

만약 움직임이 영양분이라면 건강해지기 위해서는 얼마나 많이 필요할까? 종류는? 물론 상황에 따라 다르다. 무릎 통증이 있으며 컨디션이 떨어진 65세인 사람이 20대 운동선수와 같은 운동 계획을 수행하면 안 된다. 사실 두 명의 고객이 똑같이 무릎 통증이 있고 나이도 65세로 같다하더라도 도움이 되는 운동 프로그램은 서로 완전히 다를 것이다. 따라서 적절한 피트니스 프로그램은 잠재적 선택지가 있는 광범위한 지형을 탐험해야만 알아낼 수 있다. 그 지형의 어떤 부분은 다른 부분에 비해 탐험해 볼 가치가 더 크다. 잠재적 선택지가 어디에 있는가에 대한 대략적 아이디어를 얻기 위해 두 가지 자료를 참조할 수 있다. (1) 정부 건강 기관이 발표한 공식 권고와 (2) 자연환경에서 사는 수렵채집인들의 신체 활동을 분석한 연구이다. 나는 이 가이드라인이 움직임 지형에서 방향을 보여주는 큰 이정표라고 생각한다.

건강 관련 단체의 권고

세계보건기구WHO, 미국 보건복지부Department of Health Services, 영국 국립보건청National Health Service 같은 많은 정부 기관에서 신체 활동 가이드라인을 발간한다.[15] 이 가이드라인은 신체 활동과 피트니스, 건강 사이의 상관관계를 알아본 방대한 연구를 전문가들이 분석한 자료에 기반한 것이다. 다음은 그 내용을 요약한 것이다. 각 가이드라인의 내용은 거의 비슷하다.

운동량

가이드라인에서는 **최소** 주당 150분 정도의 '중등도' 신체 활동, 또는 70분 정도의 '격렬한' 활동을 제안한다. 각 활동의 정의는 아래를 참조한다. 권장량은 주당 300분의 중등도 활동이다. 추가 운동은 사망률을 감소시키는데, 주당 750분 정도까지 올릴 수 있다. 그 이상의 운동량은 신체 활동이 건강에 주는 이점을 감소하는 것으로 보인다.[16]

'중등도' 활동의 정의

중등도 활동은 일반적으로 가벼운 유산소 운동이다. 다음과 같은, 쉬운 속도로 시행하는 지속적 주기성 움직임이다.

- 빠른 걷기
- 산책
- 정원 일이나 마당 일
- 쉬운 속도로 하는 조깅, 사이클, 수영

중등도 활동은 일하는 중이라고 느끼지만 계속하기 불쾌하거나 어려운 방식으로 하는 활동이 아니다. 심박수는 최대심박수의 약 60~80%까지, 호흡률은 노래 부르기는 어렵지만 대화는 쉬운 정도까지 올라간다. 약간 땀이 날 수 있지만, 현저하게 체온이 올라가지 않는다. 중등도 신체 활동을 마치고, 필요하다고 느끼면 다른 신체 활동을 추가 시행할 수 있다.

'격렬한' 활동의 정의

격렬한 활동은 지속적 또는 간헐적으로 진행되는 보다 강도 높은 운동이다. 예는 다음과 같다.

- 중량, 기계, 밴드, 체중을 이용한 웨이트 트레이닝
- 전력 질주나 사이클 또는 로잉머신에서 하는 고강도 인터벌 트레이닝
- 힘든 속도에서 지속적인 달리기, 사이클, 수영, 로잉
- 힘든 육체 노동

달리기나 사이클 같이 지속적이고 격렬한 운동을 하는 동안에는 최고 속도에서 20분 이상을 유지한다. 대화를 할 수 없을 정도로 호흡률이 올라간다. 웨이트 리프팅, 스포츠나 전력 질주 같은 간헐적 활동을 지속해서 수행할 수는 없고, 인터벌로만 할 수 있다. 격렬한 신체 활동은 어렵게 느껴지고 계속하려면 의지가 필요하다. 격렬한 활동을 끝냈다면 이와 비슷한 힘든 운동을 하기 전에 최소 하루 정도 쉬고 싶다고 느낀다.

근력을 향상하는 움직임

대부분의 가이드라인에서 한 주에 적어도 2번 이상은 모든 주요 근육군의 근력을 올리거나 유지하는 운동을 포함할 것을 권장한다. 신체 활동에 대한 대다수의 연구가 유산소

운동에 관한 것이 많지만, 근력 트레이닝을 통해서도 비슷한 이점이 있다는 것을 보여주는 연구들이 많아지고 있다.[17] 특히 나이가 들면서 기능이 현저하게 저하되는 지점까지 감소하는 근육의 크기를 보존하는 것은 유산소 운동만으로는 불가능하다. 이러한 점이 근력 운동의 이점 중 일부이다.

가동성과 기본적인 협응을 향상하는 움직임

모든 가이드라인에서 동일하게 권장하는 것은 아니지만, 일부 유명 가이드라인은 기능적 가동범위를 유지하는 움직임이나 스쿼트 혹은 한 발 균형 같은 기본 움직임 기술을 유지하는 움직임을 운동에 포함할 것을 권장한다.[18] 그렇다고 이러한 목적을 위해 특정한 스트레칭 운동이나 교정 운동이 필요하다는 의미는 아니다. 일반적인 많은 신체 활동이 가동성과 기본 움직임 기술을 향상한다. 예를 들어, 댄스, 수영, 무술, 체조, 등반, 미용체조 또는 푸시업, 풀업, 로잉, 프레스, 스쿼트, 런지 같은 전통적인 복합 근력 운동이 여기에 속한다. 만약, 여러분이 하는 운동이 자전거나 달리기가 전부라면, 가동성이나 협응이 그다지 많이 향상되지 않을 것이다.

수렵채집인의 신체 활동 수준

어떻게 움직일 것인가에 대한 질문에 접근하기 위한 또 다른 방법은 더 자연적인 환경에서 살아가는 사람의 신체 활동 수준을 살펴보는 것이다. 다른 동물의 건강에 필요한 사항들을 분석할 때와 같은 논리이다. 만약 여러분이 반려동물로 치타를 기르고 있으며, 치타의 건강을 유지하기 위해 치타가 얼마나 많이 달려야 하는지가 궁금하다면, 야생에 사는 치타는 얼마나 많이 달리는가가 궁금할 것이다. 만약 침팬지를 기르고 있다면, 수영장보다는 클라이밍짐으로 데리고 갈 것이다.

수렵채집인 문화를 연구하는 인류학자들은 그들이 탁월한 수준의 전반적 건강과 피트니스를 좋아하며, 현대의 좌식 생활양식과 관련된 만성 질환 유병률이 없거나 낮다고 말한다.[19] 수렵채집인들은 높은 수준의 신체 활동에 참여하지만, 당연히 그것을 운동이나 약으로 생각하지 않는다.[20] 그들 삶의 모든 의미 있는 사건에서 움직임을 분리하기는 불가능하다. 각 수렵채집 문화는 각기 다른 생활양식이 있지만, 일반적인 패턴과 평균적

인 것이 있어서 몇 가지 정보를 얻을만하다.[21]

남자들은 낮에는 대개 사냥하며 보내는데, 사냥은 많이 걸어야 하고, 때로는 조깅해야 하며, 가끔은 전력 질주가 필요하다. 때로는 나무에 오르고, 감자 줄기를 찾기 위해 땅을 파고, 도축을 위해 숙소로 사냥감을 옮긴다. 일반적으로 여자들은 작물을 채집하며, 안아서 데리고 다녀야 할 아이를 돌보며 하루를 보낸다. 숙소에 돌아오면 남자와 여자는 도구를 만들거나 식사 준비에 참여한다. 일이 없을 때는 다리 가동성이 많이 필요한 스쿼트 같은 자세로 바닥에 앉아 시간을 보낸다.

온종일 움직이지만, 힘들 정도의 강도는 아니다. 탄자니아의 하드자Hadza 부족에 대한 최근 연구에서는 하루에 135분 정도 중등도의 격렬한 신체 활동을 한다는 것을 보여주었다.[22] 주당 900분의 활동에 해당하는데, 추가로 운동을 해도 사망률과 관련된 건강 이점이 현지하게 증가하지 않는다고 밝힌 연구들에서 말하는 운동량을 약간 상회하는 수준이다.[23] 어떤 날은 힘든 노동이 포함되기도 하는데 그 이후에는 편히 쉬는 날이 이어진다. 추측건대 어떤 날은 전력 질주, 싸움, 무거운 물건 나르기 같은 최대 고강도 활동을 할 것이다. 흥미롭게도 부족 내 나이든 사람들의 활동 수준이 감소하지 않는다. 65세 노인도 청년들과 비슷한 강도로 활동한다. 전체 운동부하량은 하루에 8~16km를 걷는 정도이다.[24] 걸음으로 계산하면 약 만 보에서 2만 보 정도 된다.

피트니스를 위해 이런 완전한 자연적 프로그램과 표준화된 정부 가이드라인을 비교해 보자. 몇 가지 공통점이 있다. 대부분의 일은 빨리 걷기와 같은 중등도의 지속적 움직임이다. 격렬한 활동은 전체에서 차지하는 비율이 낮으며, 기어오르기나 땅파기, 옮기기, 도축하기처럼 근력을 올려줄 활동, 전력질주처럼 파워를 올려줄 활동을 포함한다. 대부분의 활동은 가동성, 협응, 균형이 필요한 활동으로, 울퉁불퉁한 길 걷기, 기어오르기, 빠르게 움직이기, 땅파기, 물건들기, 특이한 모양의 물체 옮기기, 던지기, 바닥에 앉기 같은 활동을 포함한다. 한 가지 큰 차이점은 수렵채집인들은 더 활동적인 현대사회인에 비해, 저강도 일을 너 많이 한다는 것이다. 수렵채집인은 벤치프레스를 더 많이 하지 않지만, 훨씬 더 많이 걷는다.

흥미롭게도 걷기는 시간만 된다면 현대인들이 조금이라도 더 하고 싶어 하는 신체 활동 유형이다. 패디 엑케카키스Paddy Ekkekakis는 운동 동기에 대해 연구를 했다. 연구를 통해 그는 고강도 운동은 건강 관련 이득을 빠르게 만드는데 꽤 효과적이지만, 대부분의 사람은 이를 좋아하지 않아서 하지 않는다.[25] 놀랍지 않은가? 하지만, 사람들은 걷기를 좋아한다. 적당한 상황이 되면, 좋은 환경에서 친구에게 함께 걷자고 자주 말하자. 사람들은 이를 전혀 운동이라고 생각하지 않고 즉각적 보상이 따르는 즐겁고 유쾌한 경험이라고 여긴다.

걷기에 대한 주목할만한 다른 특징은 부상 위험이 최소인 상태에서 건강 이점을 제공한다는 점이다. 바벨 스쿼트 1세트처럼 비교적 강도가 큰 운동은 너무 강하다와 충분하지 않다 사이의 선택 공간이 비교적 좁다. 좋은 운동과 부상의 차이는 바벨 바에 달린 무게 차이일 수도 있다. 걷기의 허용 오차 범위는 넓다. 적정 용량의 걷기를 하면 사람들은 용량을 두 배로 늘릴 수 있고, 회복도 쉽게 된다.

걷기는 인류가 가장 잘 적응한 움직임이라는 것을 고려하면, 걷기가 가장 건강한 신체 활동인 것은 당연하다. 다른 동물과 마찬가지로 우리의 가장 주된 신체기능은 이동locomotion이며, 걷기는 이 기능을 수행하는 가장 에너지 효율적인 방법이다. 아무것도 하지 않고 많이 걷기만 해도 대다수의 미국인보다 더 좋은 몸을 갖게 될 것이다.

낮게 달린 열매

식단 비유는 대략적 평균을 얻으려는 것이기보다는, 어떤 사람의 특별한 요구사항을 찾는 데 도움이 된다. 만약 어떤 식품을 먹어서 가장 큰 이득을 취하길 바란다면, 이왕이면 영양결핍을 치료할 수 있는 식품을 고를 것이다. 흔히 라임은 슈퍼푸드로 여기는 식품이 아니지만, 괴혈병이 있는 사람들에게는 중요한 과일이다.

어떤 약점을 개선하기 위한 운동은 근력을 올리기 위한 운동보다 전반적 이점이 더 크다. 만약 이미 1.6km를 6분 안에 달릴 수 있다면 기록을 5분 30초로 낮춘다고 해서 삶이 크게 바뀌는 일은 없을 것이다. 또한 그 기록을 위해 많은 운동을 할 것이고, 그 과정에서 반복적인 스트레스로 부상 위험도 생길 것이다. 하지만, 만약 여러분이 푸시업을 2개도 못하는 상황이라면 10개까지 올리는 것은 매우 쉬운 일이다. 그런데 이 일은 여러분의 전체 기능적 능력을 크게 바꿀 수 있다. 이른바 낮게 달려있어 따기 쉬운 과일인 셈이다.

이 원리는 명백한데도 사람들은 종종 무시한다. 나는 쉬는 시간에 요가를 하는 무용

수, 웨이트 트레이닝을 생각해본 적도 없는 약한 여성 노인, 무게와 횟수에만 관심 있는 광적인 미식축구 선수를 고객으로 만난다. 우리는 약점을 먼저 고려하지 않고 근력만 키우려는 경향이 있다. 어떤 측면에서는 이해가 된다. 우리가 움직임으로 놀이를 계속하게 만드는 것 중 하나가 도전적인 신체적 과제를 해냈다는 느낌에서 오는 내적 보상이기 때문이다. 하지만, 놀이의 또 다른 특성은 실패를 두려워하지 않고 새로운 것에 도전하는 용기이다. 움직임을 가지고 놀이를 하려는 태도는 잘 못하는 어떤 활동을 할 때의 창피함을 너무 걱정하지 않는 자세이다. 잠시 완전 초보가 되는 부끄러움을 견딘다면 기능적 능력을 크게 바꿀 능력을 얻게 될 것이다.

신체 활동의 변이성

매일 섭취하는 건강식은 단 하루만을 위한 건강식이 아니다. 마찬가지로, 매일 먹는 '밑반찬' 같은 운동 프로그램, 예를 들어 심폐 트레이닝과 저항 트레이닝, 스트레칭으로 구성된 운동 프로그램은 좋다. 하지만, 몇 년 동안 똑같은 방식으로 반복했다면 변화를 주는 것도 좋다. 변화를 주어, 반복적으로 스트레스를 받은 부위는 쉬게 하고 도전적 상황을 피해 숨었던 부위를 직접 운동하게 만드는 것이다. 변이성variability은 지루함을 방지하는 데 도움이 된다. 식품에 비유하는 방식을 너무 많이 쓰는 것 같지만, 변화는 운동을 포함하는 여러 영역에서 '삶을 위한 양념'임을 기억해야 한다.

훌륭한 운동 코치는 트레이닝 자극을 다양하게 만든다. 무한정 같은 프로그램을 해서는 계속해서 진전을 이루지 못한다. 몇 달이 지나면, 그 운동 프로그램에서 얻는 것이 줄어들고, 선수는 정체기에 들어서고, 지루하고 지겨워진다. 그러면 축적된 스트레스로부터 회복을 돕고 새로운 적응을 위한 자극을 제공하는 방식으로 트레이닝을 다양화 해야 한다. 신체 활동에 변화를 주는 방식은 여러 가지가 있다. 각 장에서, 다른 관점에서 움직임을 바라봄으로써, 변화를 위한 아이디어들을 제공할 것이다. 변화를 위한 한 가지 변인은 운동시간과 강도를 조작하는 것이다. 위에서 언급한 것처럼, 여러 유명 가이드라인에서 이 변인을 위한 몇 가지 선택을 제안한다. '격렬한' 활동은 '중등도' 활동의 이점을 반으로 줄인 시간 안에 제공한다.[26] 고강도 운동을 최대에 가까운 노력으로 시행하여 운동시간을 더 짧게 줄일 수 있다. 예를 들어, 고강도 인터벌 트레이닝에 대한 일반적인 연구 모형은 고정식 자전거를 이용하여 4분에서 6분 30초 동안 최대 노력으로 전력 질주하고 휴식 간격에는 아주 느린 속도로 4분 동안 운동하는 식이다. 이 방법은 혈관 적응성과 골격근 산화능력, 인슐린 민감도 같은 건강 관련 측정치들을 긴 시간 동안 유산소 트레이닝을 했을 때와 같은 수준으로 향상한다.[27] 한 연구에서, 대상자들은 20초 동안 최대 노력으로 자전거 전력 질주를 3번 반복하고 매우 느린 강도로 20초 동안 자전거를 타는 운동을 주당 3번, 12주 동안 시행하였다. 이 대상자들은 세션 당 45분 동안 중등도 속도로 운동했던 다른 군과 동일한 결과를 보였다.[28] 물론 여기서 핵심은 많은 사람이 꺼리는 최대 노력을 실제로 해야 한다는 점이다. 주당 15분의 운동만으로 제대로 된 피트니스가 발달할 것 같지는 않다. 하지만, 가끔 변화를 주기 위해 짧은 고강도 운동을 추가하면, 운동시간을 쉽게 확보할 수 있고, 특별한 이점들을 얻을 수 있으며, 재미도 추가할 수 있다. 이러한 생각에서, 나는 강아지와 딸 아이와 가능한 가장 빠른 속도로 골목길을 달리곤 한다.

피트니스 가지고 놀기

다음은 이 책 전체에서 사용하는 핵심 비유를 사용하여 위의 정보를 통합하고 요약한 것이다. 만약 전반적인 건강을 향상하기 위한 방법으로 피트니스를 가지고 '놀기' 바란다면 기억해야 할 '게임 규칙' 몇 가지가 있다. 이 기본 제약요인 내에서 많은 재미를 얻길 바란다.

- 신체 활동을 거의 매일 최소 30분에서 최대 2시간까지 하도록 목표로 삼아라.
- 움직임은 양, 강도, 종류를 다양하게 해야 한다. 대부분의 활동은 매우 가벼운 정도로 해도 된다. 걷기는 인간에게 가장 자연스럽고 이득이 되는 움직임이다.
- 단기간 동안 에너지를 많이 출력해야 하는 능력을 유지하고, 근력과 파워를 현저히 올리기 위해 가끔은 고강도 운동 몇 가지를 포함하라.
- 협응, 균형, 가동범위를 촉진하는 움직임을 포함하라.

더 간단한 용어로 표현하자면,

- 느리고 쉬운 속도로 많이 움직여라.
- 약간 급하게 자주 움직이고 무거운 물건을 들어라.

- 가끔은 목숨이 달린 것처럼 움직여라.

다음은 기억해야 할 몇 가지 주의와 경고이다.

첫째, 이 권고사항은 광범위한 집단에 해당되는 내용이다. 당연히 모든 사람은 다르며, 여러 대안을 탐색하면서 자신에게 가장 잘 맞는 방법을 찾아야 한다. 능숙한 트레이너는 여러분의 개인적 요구 사항을 바탕으로 매우 빠르게 탐색을 마치고 여러분에게 도움이 되는 대안을 제안한다.

둘째, 완벽보다는 지속이 더 중요하다. 몇 주 하다가 그만두는 완벽한 계획보다 수년간 매주 시행하는 완벽하지 않은 계획이 더 좋다. 스케줄, 능력, 사회적 자원과 환경적 상황, 무엇보다도 개인적 흥미와 의미에 맞는 프로그램을 찾아라.

셋째, 아무것도 안 하는 것보다 뭐라도 하는 것이 훨씬 좋다. 신체 활동은 수확체감 특성을 가진, 즉 일정 수준을 넘어서면 이득이 줄어드는 필수 영양분이다. 거의 섭취하지 못했다면 조금만 추가해도 큰 이득을 얻을 수 있다. 주당 9시간과 10시간 운동의 차이는 느끼기 어렵지만, 0과 1의 차이는 엄청나다.

넷째, 가이드라인은 특별 지시사항이 아니다. 복잡한 지역을 탐험할 때 방향을 유지하는 데 사용할 수 있는 일종의 이정표 같은 것이다. 관심이 가는 길을 발견하면 자유롭게 그길로 가면 된다. 하지만, 사막에서 헤매는 일은 없어야 한다.

다섯째, 가이드라인은 약간 환원주의적이다. 피트니스를 여러 요소로 쪼개는 것은 유용하지만, 자칫 냉혹한 운동 프로그램이 될 수 있다. 전형적인 체육관 기반 운동의 기본 형태를 생각해보자. 가동성을 위한 스트레칭 5~10분, 유산소 지구력을 위한 계단 오르기 30분, 주요 근육 강화를 위해 기계를 이용한 근력 운동을 20분 시행하는 운동 프로그램이다. 이론적으로는 모든 요구사항에 충족하는 종합 피트니스 프로그램이다. 또 정기적으로 이를 위해 체육관에 온 사람들에게는 좋은 프로그램이다. 문제는 정확하게 측정하고 설명하기 위해 신체 활동을 추상적인 요소들로 나누면, 결과적으로 운동이 재미, 자발성, 공동체, 자연환경, 의미와 단절될 수 있다는 점이다. 일일섭취권장량에서 권고하는 모든 영양분을 정확한 비율로 제공하는 것이 운동의 목적이라면 이는 쓸모없는 일이다. 가이드라인의 모든 체크 박스를 체크할 수 없다 하더라도 즐겁고 의미 있다고 느끼는 것을 하라.

CHAPTER

6

환경

ENVIRONMENT

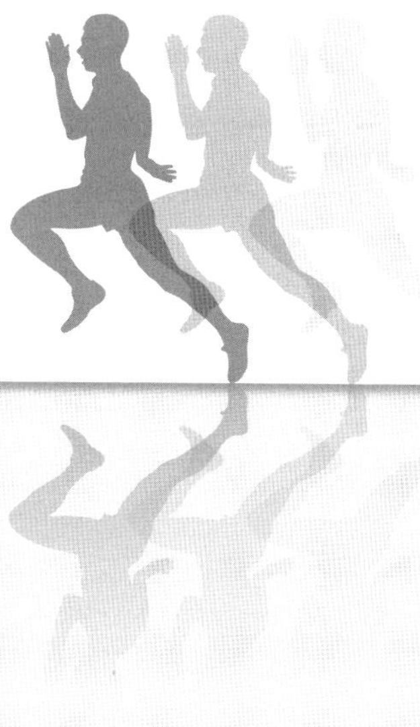

우리가 어떤 것을 선택하면 그것이 우주의 나머지 모든 것들과 연결되어 있다는 것을 알게 된다.

존 뮤어 JOHN MUIR

머리 안에 무엇이 있는지 묻지 말고, 머리가 무엇 안에 있는지 물어라.

윌리엄 메이스 WILLIAM MACE

동물원에 사는 치타들은 위염, 신장 질환, 높은 수준의 스트레스와 사망률, 낮은 빈도의 짝짓기로 고통받는다.[1] 동물원의 동물 대부분이 행복해 보이지 않다는 것을 알아보려고 동물학자가 될 필요는 없다. 나는 뉴욕 센트럴 파크 동물원에 있는 작은 수영장에서 앞뒤로 수영하는 북극곰을 본 적이 있다. 곰의 물속 움직임은 최면에 걸린 듯 인상적이었지만, 잠시 후 나는 곰이 변화 없이 같은 방식으로 움직임을 반복하고 있음을 알아챘다. 곰은 놀고 있는 것이 아니라 감옥을 거닐고 있었다.

동물원 사육사들은 물리적 환경과 사회적 환경을 '풍요롭게'하여 동물들의 건강을 향상할 수 있다는 것을 안다. 풍요로운 환경은 이동, 등반, 사냥, 물건 조작과 관련된 자연 움직임 행동을 촉진한다. 고양이는 넓은 들판을, 원숭이는 나무를 좋아하며 둘 다 장난감을 가지고 노는 것을 좋아한다. 나는 북극곰이 더 큰 수영장을 보고 기뻐하는 장면을 상상하곤 한다.

인간을 위한 현대 환경은 대체로 북극곰에 비해 훨씬 낫지만, 와이파이가 잘 되는 동물원과 같다. 다행히 사람은 자신들이 지낼 우리를 직접 만들며, 그 우리를 어떻게 풍요롭게 만들지에 대한 좋은 아이디어가 있다. 물론 모든 사람이 원하는 만큼 풍요로운 환경을 구비할만한 자원을 가지고 있지는 않다. 자원이 충분하더라도, 어떤 종류의 풍요로움을 구매할 것인지에 대해 항상 건강한 선택을 하는 것도 아니다.

대부분 사람은 건강한 움직임을 촉진하지 않는 사회적 환경 또는 물리적 환경에 살고 있다. 디지털 화면으로 가득 찬 작은 아파트, 걷기에 안전하지도 않고 흥미롭지도 않은 동네, 차로 가야 하는 긴 통근 거리, 과중한 컴퓨터 작업을 요하는 업무, 스마트폰과 소셜 미디어로 유지되는 사회적 관계가 그 예이다. 이러한 환경은 우리에게 움직임을 멈추고 앉으라고 말한다. 이러한 상황들이 현대 인간 움직임 건강에 관한 이야기에서 큰 부분을 차지한다.

사회적 변인과 환경적 변인은 움직임에 중요한 제약요인이다. 이 변인들은 우리에게 상을 줄 수도, 벌을 줄 수도 있다. 다시 말해 환경은 우리를 활동적으로 만드는 조건을 형성하기도 하고 좌식생활을 조장하는 조건을 형성하기도 한다. 시간이 지나면 행동은 보상 조건 쪽으로 향하는 경향이 있다. 우리는 모두 가족, 회사, 공동체 같은 큰 시스템의 일부이다. 만약 거대한 시스템 안에서 위치를 잘못 잡으면, 우리 자신이 외부 힘으로 깎여나가는 큰 톱니바퀴의 톱니라고 느낄 수도 있다. 하지만, 올바른 가족, 친구, 직업, 이웃, 산책로, 요가 강좌, 축구팀 같은 건강한 환경 안에 있다면 움직임 건강과 관련된 많은 퍼즐 조각들이 제 위치로 저절로 맞춰질 것이다.

이 장에서 우리는 움직임 건강의 사회적 측면과 환경적 측면을 살펴볼 것이다. 매우 방대한 주제이므로 간략하게만 살펴볼 것이다. 관련 변인 중 많은 변인이 우리가 통제할 수 없는 것들이라는 것을 알아야 한다. 작은 우리 안에 살고 있다면, 이런 상황을 받아들일 수밖에 없다. 다행히 풍요로운 환경 조성 중 어떤 부분은 우리가 인지하고 있고 바꿀 수 있는 것들이다.

움직임을 위한 맥락

우리 큰 딸은 초등학교 때 자전거를 그렇게 많이 타지 않았다. 만약 그 이유를 물어본다면, 딸은 자전거는 자기 흥미를 끄는 것이 아니었다거나, 자신은 자전거 타기를 좋아하는 사람이 아니었다고 말할 것이다. 다르게 말하면, 딸은 현재의 자기 심리 상태를 참조하여 자전거와 관련된 자기 행동을 설명할 것이다. 하지만, 이 가설로는 몇 년 전 캠핑 여행에서 딸이 그 순간을 즐기면서 며칠 동안 거의 온종일 자전거를 탄 이유를 설명할 수 없을 것이다. 딸은 일어난 지 10분 안에 자전거에 올라서서는 잠들기 10분 전까지 자전거 타기를 반복했다. 왜 이렇게 갑자기 변했을까? 딸이 왜곡된 기억을 가지고 있는 걸까? 자전거 타기가 실제로 재밌는 일이라는 것을 갑자기 확신하게 된 걸까? 그건 아니다! 집에 돌아오자마자 딸은 다시 자전거를 타지 않는 사람이 되었기 때문이다. 캠핑 여행에서 실제로 바뀐 것은 오직 환경뿐이었다. 자전거 타기에 집 환경이 실제로 나쁜 것은 아니다. 자전거를 탈 수 있는 공간도 있고 함께 탈 친구들도 있다. 하지만, 캠프 장소가 약간 더 끌리는 환경이다. 공간도 더 넓고, 차도 없고, 가장 중요한 차이는 아마도 전자 제품이 없었다는 점이다. 이런 작은 맥락적 변화가 딸 행동의 '상변이'를 일으켰을 것이다.

생태학적 심리학에서는 맥락의 중요성을 강조한다. 주요 전제는 사람들은 자기가 사는 환경에 완전히 '내재되어' 있으므로 이론적으로는 맥락을 제거해서는 그 사람을 완전히 이해할 수 없다는 것이다. 예를 들어, 움직임은 항상 주변 세상과 관련되어 있다. 걷기는 어딘가로 가는, 즉 어딘가에 가까워지기도 하고 때로는 멀어지기도 하는 활동이다.

움직임은 항상 내외부 사이의 지속적 왕래에서 만들어진다. 우리는 환경이 행동에 주는 영향을 과소평가하는 경향이 있는데, 아마도 자기통제와 내부의 행위자를 과대평가해서 그런 듯하다.[2] 우리는 스스로 내부의 심리적 요인들, 지식과 합리성, 소신, 취향에 기초하여 선택한다고 생각하기를 좋아한다. 예를 들어, 자기는 축구하는 것을 좋아하는 사람이어서 축구를 하고, 훈련을 받아서 전력 질주를 반복 연습하고, 운동이 건강에 좋다는 지식이 있어서 체육관에 간다고 생각한다. 그리고 취향에 맞지 않아서 요가나 댄스, 웨이트 리프팅을 하지 않는다고 생각한다. 이런 생각도 어느 정도는 사실이지만, 늘 어느 정도는 외부 맥락과 관련이 있으며, 이러한 맥락은 변하기 쉽다.

지난 몇 년 동안 여러 스포츠를 즐기는 나의 관심은 누구와 경기를 하느냐에 따라 크게 바뀌었다. 나는 축구보다 라켓을 이용한 스포츠를 더 잘하지만, 친한 친구들이 축구팀에 소속되어 있어서 최근에 내 노력 대부분을 축구에 쏟고 있다. 동료들이 모두 얼간이었다면 나는 더이상 축구를 좋아하지 않는다고 판단했을 것이다. 활동 그 자체보다는 사회적 환경이 중요하다. 만약 친구들이 어떤 활동을 하고 있고 여러분도 그 활동을 할 때 소속감을 느끼고 가치를 느낀다면 여러분 역시 그 활동을 좋아하게 된다. 왜 사람들이 크로스핏, 바디 펌프, 스핀 클래스에 푹 빠질까? 사람들이 좋아하는 것 중 하나는 공동체적 요소와 집단 에너지이다.

더 높은 수준의 신체 활동은 공원이나 보행 도로의 접근성, 주거 지역의 미적 특성과 걷기에 적절한 환경과 상관관계가 있다.[3] 가족과 친구들의 지지를 포함하는 사회적 요소는 프로그램의 운동 지속성에 대한 예측인자이다.[4] 개를 기르는 사람들은 고양이를 기르는 사람보다 하루에 22분을 더 걷는다.[5] 또 이 사람들은 개 배설물을 치우기 위해 더 많이 허리를 구부린다. 몇몇 연구에 따르면 체육수업에 대한 우리의 기억이 신체 활동 수준과 상관성이 있다고 한다.[6] 체육시간에 피구를 하다 다친 적이 있는가? 그랬다면, 어른이 되어 팀 스포츠를 즐기는 시간이 더 적을 가능성이 있다. 낮은 사회경제적 상태는 비만과 낮은 신체 활동 수준, 그리고 상상할 수 있는 거의 모든 건강 관련 요인들의 좋지 않은 결과와 관련성이 있다. 비만을 포함한 특정 질병들이 어떤 의미에서 '전염성'이 있다는 주장에 관심이 커지고 있다.[7] 운동에 대한 관심이 높아지는 것도 친구들에게서 얻을 수 있는 것 중 하나이다.[8]

그렇다고 해변이 보이는 저택을 사라거나 친구가 피트니스 모델이나 프로 운동선수가 아니면 헤어지라는 말이 아니다. 연구에서는 사회적 변인과 환경적 변인이 신체 활동에 주는 영향을 말하고 있지만, 어떤 운동 프로그램을 성실하게 이행할 수 있다는 믿음, 즉 자기효능감은 여전히 높은 신체 활동 수준에 대한 가장 좋은 예측인자이다. 여러분의 생각이 확고해서 환경적 특성에 반하는 방향으로 갈 수도 있겠지만, 같은 방향으로 가면 삶에서 마찰이 덜 일어날 것이다.

자연환경

사람들은 실내보다 바깥에서 운동하는 것을 좋아한다. 밖에서 운동하면 새로운 활력, 인지적 집중, 긍정적 기분은 높아지고, 분노, 우울, 불안은 낮아진다.[9] 그래서 사람들은 이른바 '그린Green 운동' 프로그램을 지속하는 데 많은 관심을 보인다. 또한, 사람들은 밖에 있을 때 자발적으로 운동할 비율이 더 높다. 예를 들어, 한 연구에서는 자연환경에서 스스로 정한 속도로 걷는 경우, 실내에서 러닝 머신으로 걷는 경우에 비해 더 빨리 걸었지만 운동자각도는 더 낮았다고 보고하였다.[10] 비슷한 다른 연구에서, 사이클을 하면서 운동자각도를 특정 수준으로 유지하라고 요구했을 때 실내에서 했을 때보다 실외에서 운동한 경우에 페달을 더 열심히 돌렸으며, 이러한 경향은 속도, 심박수, 혈중 젖산 농축도가 더 높다는 결과에도 반영되어 나타났다.[11]

이러한 차이를 설명하는 한 가지 추론은 야외 환경에서의 움직임은 실제로 어딘가로 가고 있다는 감각 되먹임을 제공하며 이는 움직임의 본질이다는 점이다. 몸은 신체 활동이 필요하지 않을 때 에너지를 보존하기 위한 기전을 진화했을 가능성이 있으며, 이는 왜 우리가 즉각적 보상이 없고 힘든 육체적 일을 싫어하는가에 대한 이유이기도 하다.[12] 어떤 일의 진행 상황을 시각적으로 지각하면 그 일을 더 하도록 만드는 일종의 보상적 느낌을 받는다.[13] 다르게 말하면, 여러분이 움직이지 않는 벽을 바라보며 고정식 자전거 페달을 밟고 있다면 여러분의 몸이 어디로도 가지 않는다는 것을 안다. 이 사실은 이런 노력을 왜 계속해야 하는지에 대한 의식적 또는 무의식적 질문으로 이어진다.

야외에서 활동하는 것에 대한 다른 잠재적 이득은 사회적 결합과 상호작용이 촉진된다는 점인데, 이 점이 스트레스를 줄이고 운동 보상가치를 올리는 다른 방법이기도 하다.[14] 아마도 여러분은 체육관에서 친구 옆에 앉아 자전거를 탈 때보다 자전거 여행 중일 때 친구와 보다 나은 대화를 나눌 것이다. 이런 환경이 전체 경험을 더욱더 즐겁게 하고 스트레스를 줄여 준다.

또 다른 연구에 의하면 자연에 노출되는 것은 그냥 가만히 앉아있는 경우라도 이득이 있다. 자연환경은 이완, 스트레스 감소, 면역계 변화, 수면 향상, 회복 시간 단축을 촉진한다.[15] 예를 들어, 초록색 공간이 보이는 창문이 있는 병실 입원 환자는 벽돌 벽이 보이는 병실 환자보다 회복이 빠르고 통증 약물을 더 적게 요청하였다.[16] 연구자들은 자연환경에 노출했을 때의 이득은 그저 좋은 경치 때문만이 아니라, 향기, 소리, 공기 질, 야외에 있다는 전체적 경험 때문이라고 주장한다.[17] 자연의 치유 능력을 너무 낭만적으로 생각하는 것은 경계해야 하지만, 과학은 '삼림욕'이 좋다는 생각을 증명하기 시작했다.

어포던스

제임스 깁슨James Gibson은 유용한 행동 가능성을 만드는 환경적 특성을 설명하기 위해 '어포던스affordance'라는 용어를 만들었다.[18] 어포던스의 예는 찻잔 손잡이, 계단 난간 등이다. 이 물체들은 과제 수행을 위한 더 쉬운 방법을 제공한다. 어포던스가 행위자에게 지각되면, 어포던스는 어떤 움직임 패턴으로 행위자를 '초대한다'. 예를 들어 우리가 소파를 보면 앉는 활동으로 초대된다. 아이들이 낮은 가지가 있는 나무를 보면, 나무에 오를 기회를 발견한다. 승강기는 노력 없이 계단을 올라가는 기회를 제공한다. 오솔길을 산책하는 활동은 물리적 공간을 탐색하도록 초대하는 반면 아이패드는 가상 공간에서 동일한 것을 제공한다. 이렇게 어포던스의 존재는 지속해서 우리의 움직임 행동을 만든다.

한편 어떤 어포던스는 얼굴 바로 앞에 있어도 간파하기 힘들다. 초보 암벽 등반가는 등반 경로를 볼 때, 가장 쉬운 경로를 쉽게 지각하지 못한다. 그러나 능숙한 등반가는 즉시 오른발을 발판 A로 이동하는 동시에 왼손을 B 위치로 기울여 C 위치에 있는 손잡이에 닿을 가능성을 제공하는 해결책을 발견한다. 만약 볼 수만 있다면, 어딘가에 위치하여 등반가를 도울 준비가 된 숨겨진 어포던스를 지각하는 것이 등반 기술 중 하나이다. 또한 다른 스포츠, 특히 팀 동료와 상대 선수, 사이드 라인과 공의 위치가 움직임 기회를 결정하는 팀 스포츠에서도 마찬가지이다. 미식축구 선수 톰 브래디Tom Brady가 드롭 백 패스를 하려고 할 때, 덩치 큰 선수들이 좌우로 달리며 서로 충돌하고 그중 절반은 그를 잡으려고 시도하는 상황에서, 그의 눈은 계속 잔디밭이 열리고 닫히며 빠르게 변하는 광경을 본다. 대부분의 사람은 이 광경을 보고 그저 끔찍한 혼돈이라고 느끼겠지만, 브래디는 가능한 선택지들을 본다. 그는 숨을 수 있는 같은 편 블로커들, 달려야 할 열린 공간들, 패스를 받을 수 있는 리시버들을 본다. 이런 어포던스는 매 순간 바뀌기 때문에 지각하기 어렵다. 그러나 브래디는 그 어포던스가 나타나기도 전에 지각한다.

또한, 복싱 선수는 역공격에 노출되지 않은 채 상대의 체중 분산, 몸 위치, 균형을 보면서 상대에게 타격을 줄 가능성을 얻기 위해 계속 상대의 움직임을 관찰한다. 뛰어난 축구 선수들은 동료와 상대편의 상대적 위치에 의해 제공되는 움직임 가능성을 찾기 위해 끊임없이 주변을 살핀다. 이 선수들은 2초당 한 번꼴로 머리를 돌려 주변을 탐색한다.[19] 역대 최고의 바르셀로나 출신 축구 선수 사비 에르난데스Xavi Hernandez는 자신이 하는 일을 이렇게 설명했다.

> *빠르게 생각하고 공간을 찾는다. 공간을 찾는 일, 이것이 내가 하는 일이다. 온종일. 나는 항상 찾는다. 온종일, 정말 온종일. 여기? 아니다. 그럼 저기? 아니다. 경기를 해보지 않은 사람은 그것이 얼마나 힘든지 알지 못한다. 공간, 공간, 공간. 나는 생각한다. 수비수가 여기 있으니까 저쪽으로 차자. 나는 공간과 패스를 본다. 이것이 내가 하는 일이다.*[20]

스피드 체스 선수처럼, 사비는 즉각적으로 경기장을 읽고 효과적인 행동을 취할 수 있다. 스포츠 트레이닝이나 기술 연습에 실제 경기와 비슷한 환경을 꼭 포함해야 하는 이유이다. 이 주제는 10장에서 자세히 다룬다. 맥락을 벗어난 연습으로는 많은 스포츠에서 기본이 되는 기술, 즉 어포던스를 지각하는 기술을 트레이닝 할 수 없다.

현대 세계의 어포던스

현대 환경은 편안한 의자, 엘리베이터, 손가락 조작만으로 세상을 탐험하도록 도와주는 마술 같은 화면, 쉽게 접할 수 있는 맛있는 음식 같은 좌식 행동을 위한 어포던스로 가득하다. 움직이게 만드는 방법은 사람들을 게으름으로 초대하는 어포던스를 제거하는 것이다. 캐이티 보우만Katie Bowman은 다리 가동성이 촉진될 수 있도록 거실에서 의자를 없애고 바닥에 더 많이 앉을 수 있게 하였다. 건강한 행동을 장려하기 위한 몇 가지 비슷한 환경적 전략은 몸에 좋지 않은 음식을 눈에 띄지 않게 하거나, 잠 잘 시간에 스마트폰과 노트북을 숨기는 일이다.

움직임을 더 많이 유도하는 물건을 집 안에 두어 환경을 움직임 친화적으로 풍요롭게 만들 수 있다. 나는 종종 축구공, 케틀벨, 저항 밴드 등을 눈에 띄는 곳에 둔다. 때로는 일부러 그렇게 놓아둔다. 특히 철봉이 매력적이다. 손이 닿을 곳에 철봉이 있는 것을 보면 나도 모르게 철봉을 잡고 매달리거나 몇 번 흔들고는 한다. 지하실에는 카펫이 깔린 공간을 비워두고 딸들과 놀면서 구른다. 이전에 나는 이곳에 당구대를 놀 정도로 어리석었다. 아마도 당구대는 매일 당구 큐에 턱을 올려두고 몇 시간씩을 허비하도록 나를 초대했을 것이고 나는 기꺼이 그 초대에 응했을 것이다. 물론 집 환경에는 내가 바꿀 수 없는 것이 많다. 집 뒤쪽으로 멋진 산책로가 있으면 좋겠지만, 우리 집 뒷문을 열면 강아지 배설물이 널려 있는 작은 잔디밭으로 이어진다. 대다수 사람이 환경에서 큰 변화를 만들만한 위치에 있지 않은 것이 현실이다. 그렇지만 환경을 보는 방식을 바꿀 수는 있을 것이다.

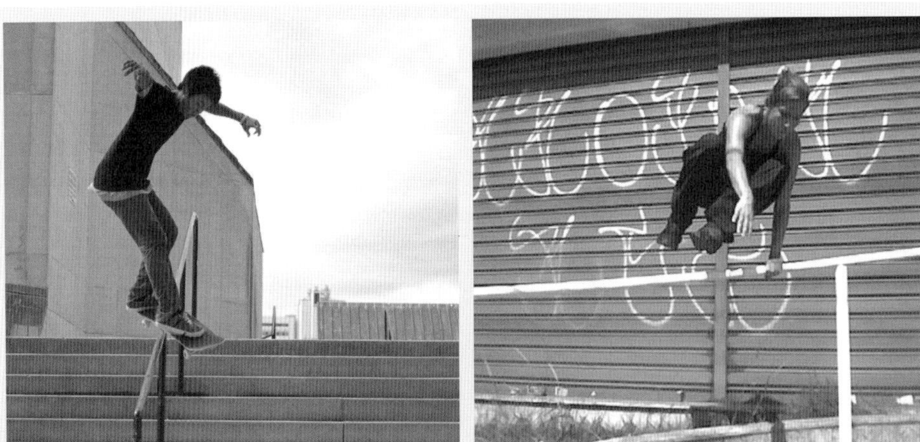

그림 6.1 놀이터가 될 수 있는 외부환경

스케이트보드 타기와 파쿠르parkour*는 사람들이 도시 정글을 장애물 코스로 보기 시작하면서 생긴 활동들이다. 세상을 다른 방식으로 바라봄으로써 그들은 새로운 형식의 움직임을 창조했다. 내 친구 라페 켈리Rafe Kelly는 시애틀에 처음으로 파쿠르 체육관을 개설하였다.[21] 체육관 이름, 파쿠르 비전Parkour Visions은 파쿠르를 하는 사람들이 세상을 보는 방식을 의미한다. 벤치는 뛰어넘기 위한 지형이며, 벽은 오르기 위한, 기둥은 매달릴 수 있는 지형이다. 다른 지각이 다른 행동으로 이어진다. 또한, 반대로도 작용한다. 즉 행동이 지각을 바꾸기도 한다. 여러분이 새로운 기술을 익히면, 그 기술을 사용할 기회도 함께 본다. 만약 여러분이 기본 파쿠르 기술 몇 가지를 익힌다면 어떤 일이 일어날까? 아마도 세상이 놀이터로 보이기 시작할 것이다. 내가 대학원에서 암벽등반을 배웠을 때 집안 모든 것들이 등반 벽처럼 보이기 시작했다. 나와 룸메이트는 항상 넓은 출입구 위 기둥에 매달려 가로질러 다녔다. 그 시절 우리는 멍청이들이었다.

나는 이런 관점이 체육관에서 사용될 운동기술을 위한 기본 움직임 문해력을 발달해야 한다는 주장에 대한 좋은 이유가 될 것이라고 생각한다. 좋든 나쁘든 간에 피트니스 클럽은 많은 사람이 활기찬 움직임을 얻기 위해 가장 편리하고 사회적으로 용인된 기회를 찾을 수 있는 곳이다. 내 딸들이 바깥에서 하던 놀이와 옆 구르기에 관련된 흥미를 성인이 될 때까지 계속 가져가면 정말 좋겠다. 그러나 현실은 아마도 피트니스 클럽으로 가는 사회적 흐름을 따르게 된다는 것이다. 나는 딸들이 피트니스 클럽에 갈 때 그곳을 탐색할 수 있도록 그 분야의 기초 지식과 기술을 가지고 있기를 바란다. 스쿼트, 데드리프트, 클린 같은 기본 리프팅 운동하는 법을 아는 사람은 체육관을 놀이터로 볼 가능성이 크다. 모든 사람에게 체육관이 영감을 주는 것은 아니지만, 크로스핏 짐이나 다른 형태의 박스짐box gym이 성공한 것은 사람들이 바벨이나 스쿼트랙, 체조링, 메디슨볼, 턱걸이 바가 재밌다고 느끼기 때문이다. 이런 운동 설비는 차고에도 꽤 적합하다.

---

* [역자주] 파쿠르는 다비드 벨이 창시한 이동 기술로 프랑스 도시 리스에서 시작되었다. 한 지점에서 다른 지점까지 맨몸으로 이동하는데, 지형지물을 효율적으로 이용하며 이동한다. 파쿠르는 주변환경과 몸, 정신 사이의 유기적 관계 속에서 끊임없이 변화하는 자유로운 움직임을 수련하는 운동이다.

환경 가지고 놀기

움직임 건강에 관한 사회적 제약요인과 환경적 제약요인을 가지고 어떻게 놀이를 할 수 있는가에 대한 몇 가지 간단한 제안이다.

1. 자신을 실외 활동을 하게 만드는 환경에 노출하라. 실내 환경을 움직임 친화적으로 풍부하게 만들어라. 특이한 움직임 기회를 제공하는 주변 환경을 주의 깊게 살펴라.
2. 어떤 환경에서도 사용되는 움직임, 걷기나 달리기, 전력 질주, 점핑, 기어오르기, 던지기, 춤, 체조 같은 움직임에 대한 문해력과 이해력을 만들어라. 옆 구르기 하는 법을 모르면 잔디가 없는 곳에서 옆 구르기를 할 수 없다.
3. 현재 환경에 적합한 움직임을 탐구하라. 만약 해변에 산다면 수영과 서핑하는 법을 익혀라. 산 근처에 산다면 스키와 하이킹을 하라. 축구장이나 트랙 근처에 산다면 달리기 시간을 단축할 트레이닝을 하라. 체육관에 갈 준비가 되었다면 사람들이 어떤 종류의 운동을 즐거워하고 의미 있게 생각하는지를 알아보고, 당신도 그 이유를 한번 찾아보라.
4. 내가 움직이도록 장려하고 스스로 소중한 회원이라고 느낄만한 사회적 모임을 알아보라. 죄책감, 부끄러움, 무능함을 느끼게 하는 단체는 피하라. 만약 자신이 어떤 활동을 좋아하지 않는 사람이라는 생각이 들면 그 이유를 자신에게 물어라. 춤, 피구, 웨이트 리프팅을 싫어하는가? 아니면 내가 이런 활동을 할 때 내 방식을 부정적으로 판단하는 사람들이 싫은 것인가? 초보자일 때, 어떤 것을 형편없이 하는 것은 여러분의 엄숙한 권리이다. 여러분이 원하는 것을 할 때 이를 지지해줄 수 있는 사람을 찾아라.
5. 현대 세계가 제공하는 이점을 이용하라. 움직임 관점에서 보면 우리는 환경적으로 빈곤하지만, 다른 면에서는 놀라울 정도로 풍요롭다. 인터넷 검색 몇 번으로, 무술, 저글링, 요가, 카포에이라, 축구, 킥볼, 체조, 투창, 카약에 관한 설명을 얻을 수 있다. 만약 여러분이 새로운 댄스 스텝을 배우고자 한다면, 유튜브에 교안 수백 개가 준비되어 있다. 얼마나 이상한 관심사냐에 관계없이, 그것에 대한 정보를 모으고, 분석하고, 나누는, 같은 마음을 가진 사람들의 온라인 커뮤니티가 있다.

그 정보 중 절반은 완전히 틀렸을 가능성도 있지만, 그들은 지혜 주머니와 영감도 공유한다. 정보화시대에 탐험할 가치가 있는 영역의 수가 기하급수적으로 늘고 있다. 모든 안전한 것은 아니지만, 그 중에 진귀한 금이 있다. 호기심이 많은 사람에게 인생은 너무 짧다.

CHAPTER

7

구조

STRUCTURE

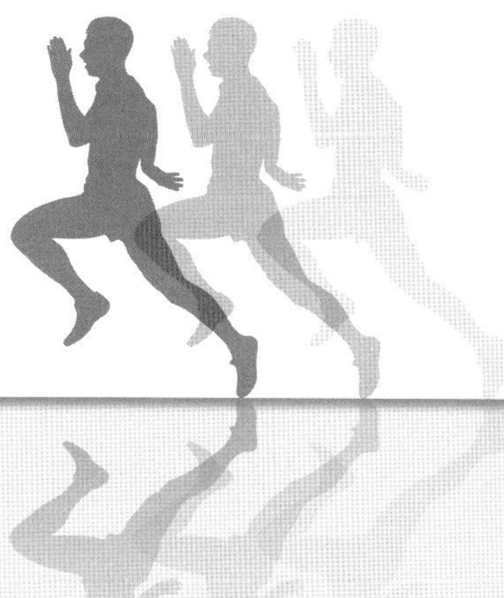

인간의 몸은 영혼에 관한 최고의 표현이다.

루트비히 비트겐슈타인 LUDWIG WITTGENSTEIN

당신의 심오한 철학보다 몸에 더 많은 지혜가 있다.

프리드리히 니체 FRIEDRICH NIETZSCHE

몸의 구조물인 근육과 뼈, 인대, 결합조직은 관찰도 쉽고 측정도 쉽다. 즉시 MRI를 촬영할 수 있고, 폼롤러를 적용할 수 있고, 수술을 위해 바로 메스를 들이댈 수 있기 때문에, 사람들은 구조가 움직임 퍼즐의 핵심 퍼즐 조각이라고 빠르게 추정한다. 특히 그 퍼즐이, 디스크 돌출이나 돌림근띠 파열, 퇴행성 관절 변화, 근육 뭉침muscle knots 같은 구조 손상으로 인한 통증과 관련이 있을 때는 더욱더 그렇다. 하지만, 조직 손상과 통증 사이의 상관관계는 예상하는 것보다 훨씬 약하다. 통증 결정요인으로서 구조는 과대 평가되어 있으며, 그로 인해 셀 수 없이 많은 의학적 치료가 이루어지고 있다.

반면, 구조가 협응에 미치는 영향은 저평가되어 있다. 뼈의 모양은 어떤 움직임이 가장 효율적이고 특정 사람에게 편안한 움직임인가를 결정하는 데 도움이 된다. 모든 사람은 각기 다른 골격을 가지고 있으므로 어떤 움직임이 그 사람에게 가장 좋은지를 생각해야 한다.

구조와 기능

우리가 미식축구 라인맨이 되려면 몸이 커야 하고, NBA에서 뛰려면 키가 커야 하며, 경마 기수가 되려면 체구가 작아야 한다는 것쯤은 안다. 하지만, 구조는 그외 여러 가지 세밀한 방식으로도 움직임에 영향을 준다.

스포츠에서 양팔 길이는 중요하다. 대부분 사람은 양팔 길이가 키보다 약 5cm 정도 더 길지만, NBA 선수의 경우, 키와 양팔 길이 차이는 평균 12.7cm 정도이다. 케빈 듀랜트Kevin Durant는 키가 213cm이고, 양팔 길이는 228cm이다. 그래서 그의 점프슛을 막는 것은 거의 불가능하다. 엘리트 수영 선수도 팔이 길면 이점이 있다. 대부분의 전방 추진력이 팔에서 나온다. 마이클 펠프스Michal Phelps의 키는 200cm이고 양팔 길이는 213cm이다. 하지만, 펠프스의 다리는 상대적으로 짧아서, 키가 179cm 밖에 되지 않은 1,600m 세계 신기록 보유자 히샴 엘 게루주Hicham El Guerrouj의 다리 길이와 같다. 펠프스는 상대적으로 몸통이 길고 게루주는 다리가 긴 셈이다.

엉덩관절 구조는 선수 수행력에 영향을 준다. 유명한 생역학 연구자 스튜어트 맥길Stuart McGill은 어떤 엉덩관절은 강력한 굽힘과 폄 움직임에 적합해서 직선으로 전력 질주

할 때 도움이 된다고 말한다. 어떤 엉덩관절은 가쪽 움직임에 적합해서 테니스나 농구에서 자산이 된다.[1]

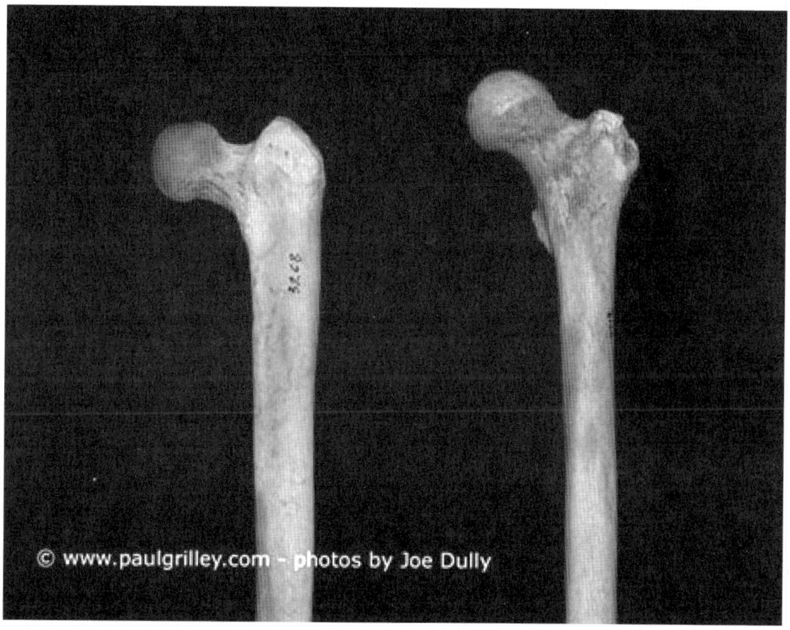

그림 7.1 이 넙다리뼈 주인들은 살아 있을 때 서로 다르게 움직였을 것이다.

구조는 협응에도 중요하다. 움직임을 조직화하는 지능은 뇌에만 있는 것이 아니라, 몸 전체에, 심지어는 뼈에도 분산되어 있다. 잘 설계된 구조는 뇌나, 심지어 근육의 도움 없이도 걸을 수 있다. 수동 보행 장치passive walker는 동력이나 컴퓨터 없이 인간 걸음걸이와 유사하지만 괴상하게 걷는 휴머노이드 로봇이다. 유튜브에서 이 로봇의 걸음을 검색해보자. 약간 경사진 곳에 놓고 살짝 밀면 한 발을 다른 발 앞에 두며 걷는다. 이 로봇은 골격이 영민하게 설계되었기 때문에 똑바른 자세를 유지한다. 인간 골격도 걸을 수 있도록 설계되었으며, 약간의 근육과 신경 시스템의 참여가 필요하다. 물론 골격의 모양과 크기로 인해 어떤 사람은 다른 사람보다 훨씬 더 효율적으로 걷거나 달릴 수 있다. 보통 사람들은 달릴 수 없는 속도를 계속 유지하며 달리는 프로 마라톤 선수를 본다면 마치 내리막에서 구르는 공처럼 보일 것이다. 어떤 사람들은 그저 달리기 위해서 태어났다. 그리고 어떤 사람들은 시속 150km 속도로 공을 던질 수 있도록, 아니면 춤을 잘 출

수 있도록 태어났다.

구조는 자세에도 영향을 준다. 척추옆굽음증(측만증)이 있는 척추에서 척추뼈는 가슴우리와 비대칭적이어서 '중립' 위치가 똑바르지 않다. 척추옆굽음증이 있는 사람에게 수직으로 서라고 요구하는 것은 가장 효율적이고 편안한 자세에서 벗어나게 하는 것이다.

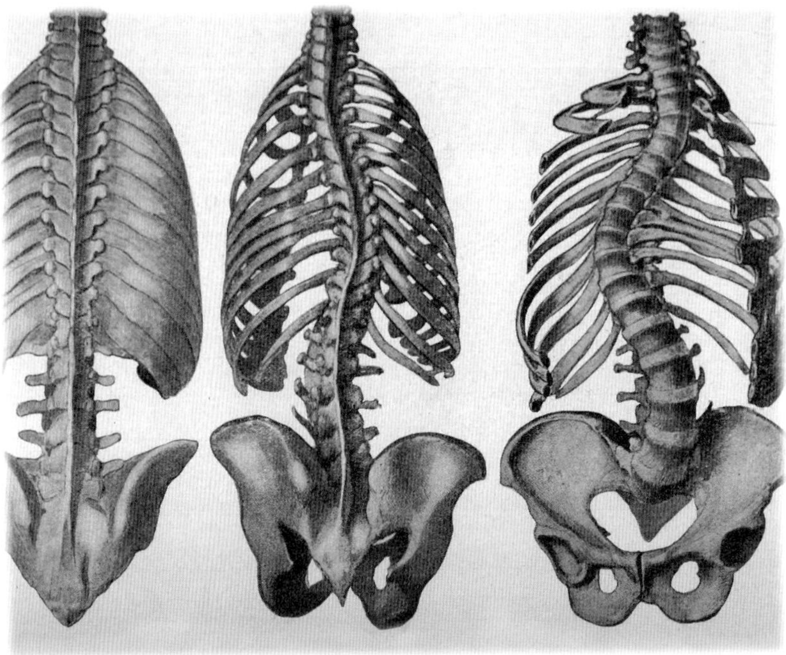

그림 7.2 세 개의 척주는 모두 중립 위치에 있다.

근육 구조는 움직임 능력에 큰 영향을 끼친다. 1형, '느린 연축' 근섬유는 대사가 효율적이며 중등도 수준의 작업강도를 긴 시간 동안 수행한다. 2형, '빠른 연축' 근섬유는 짧은 시간 동안 훨씬 더 강력하게 활동하지만, 빨리 피로해진다. 우리는 대부분 두 가지 형태의 근섬유 비율이 5:5이다. 하지만, 어떤 사람들은 균형이 한쪽으로 쏠려 있다. 엘리트 단거리 선수들은 빠른 연축 섬유가 70%에 가까우며,[2] 마라톤 선수들은 그 반대이다.[3] 트레이닝으로 이 비율을 조금 바꿀 수 있는가에 대한 논쟁이 있기는 하지만, 우리는 부모님이 물려준 그 수준에 머물러있는 듯하다.

위에서 언급한 여러 가지 구조적 요인과 다르게, 몸의 근육 대 지방의 비는 단기간 내에 현저하게 바뀐다. 어떤 상황에서 이 비는 협응에 즉시 영향을 미친다. 에스더 텔렌은 통통한 다리 구조가 신생아들의 발디딤 행동에 미치는 영향을 관찰하여 이를 증명하였다.[4] 작은 아기들을 똑바른 자세로 유지하면 마치 걷고 싶어 하는 것인 양 발디딤을 시작한다. 개월 수가 좀 지나면 발디딤을 멈췄다가 다시 몇 개월이 지난 후에 다시 시작한다. 이런 현상을 설명하는 유력한 이론은 신경 시스템과 관련된 것으로, 이 이론에서는 아기들이 어느 정도 발디딤에 필요한 운동조절 프로그램을 습득했다가 다시 잃는다고 본다. 하지만, 텔렌은 다리 무게 대 근력 비의 변화가 원인이라는 것을 증명하였다. 아기들은 다리가 통통해짐과 동시에 발디딤을 바로 멈추는 경향을 보인다. 텔렌은 아기의 다리를 물속에 담가서 발디딤이 다시 나타나는 것을 보여주었다. 다리를 물속에 넣으면 다리가 가벼워지고, 다리 무게와 관련된 제약요인이 변하여, 시스템이 즉시 재조직화된다. 이런 정보를 토대로, 지방 2.3kg 정도가 줄거나 근육 2.3kg 정도가 더 생기면 움직임이 어떻게 달라질지를 상상해보자.

구조는 어떻게 적응하는가

몸 구조는 역학적 스트레스에 적응한다. 스트레스가 특정 역치 수준을 넘으면 생리적 변화가 시작되며, 만약 스트레스가 계속되면, 이후에는 스트레스를 받은 조직이 비슷한 수준의 부하에 잘 견딜 수 있게 된다. 예를 들어, 근육이 웨이트 리프팅 상황에 노출되면, 세포들이 손상당하면서 대사 노폐물이 쌓인다. 이러한 상황들이 근육 성장을 촉진하는 변화를 자극한다.[5]

역학신호변환mechanotransduction은 몸의 세포들이 역학적 부하를 감지하고 반응하는 과정을 말한다. 카림 칸Karim Khan은 역학신호변환을 다음과 같이 설명한다.

> *(뼈를 조절하는 과정은)* ***마치 호흡이나 혈액순환처럼 인체에서 일어나는 생리적 과정이다.*** *… 부하에 맞추어 뼈를 조절하는 과정을 '역학조절mechanostat'이라고 한다.* ***신체 활동이 없으면 역학신호변환 신호가 약해져*** *뼈엉성증(골다공증)이*

생긴다. 부하가 조직의 설정 지점을 넘어서면 역학신호변환을 통한 자극이 발생하고, 몸은 단백질 합성을 증가하여 필요한 부위에 조직을 추가하는 식으로 적응한다. 즉 더 크고 강한 뼈로 만든다.[6]

몸의 단단한 구조들은 우리가 추측하는 것보다 더 지능적이고 적응적이라는 것을 알 수 있다. 단단한 구조들은 비교적 정적이며 감각이 없어 보이지만, 뼈와 힘줄, 연골은 세포수준에서, 자신들이 처한 조건에 적응하기 위해 항상 동적 과정에 참여한다. 이 구조들은 날마다 조금씩 성장하여 어떤 움직임이 안전하게 일어나도록 만든다. 이런 적응이 의미 있는 결과를 만들기까지 수개월 또는 심지어 몇 년이 걸리지만, 어쨌든 계속 진행된다.

구조에 대한 적응은 특이적이다. 예를 들어, 여러분이 걷는 동안 발뒤꿈치의 특정 부위가 반복하여 바닥에 닿는다면, 그 부위는 점점 커지고 조직의 밀도가 커질 것이다. 피부에 굳은살이 생기는 과정과 비슷하다. 그래서 우리 몸의 현재 구조는 평생 몸이 경험하는 특정 형태의 역학적 스트레스와 에너지 관련 스트레스에 적응하기 위한 수년간에 걸친 '노력'의 결과이다.

구조의 손상

많은 젊은 고객들이 의료전문가들로부터 자신들이 '50세 무릎' 또는 '노인의 목'을 가졌다는 말을 들은 적이 있다고 말한다. 이런 가짜 진단은 흔히 약한 관절에 스트레스를 주는 활동을 하지 말라는 권고와 함께 제공된다. 정말 끔찍한 충고이다. 만약 건강한 활동을 하는 동안, 또는 활동한 후에 관절이 괜찮다고 느낀다면, 관절 '나이'는 활동을 그만두어야 할 좋은 근거가 될 수 없다.

나이가 들면 힘줄의 수분이 빠지고, 디스크가 돌출되며, 손상이 완전하게 치유되지 않고, 관절 표면이 거칠어지는 것이 사실이다. 대부분 이러한 상태는 특정 질환보다는 자연스러운 노화 과정에서 비롯된 것이 많다. 예를 들어, 때로는 퇴행성 변화가 있는 디스크를 '몸 속에 있는 주름'이라고 하는데, 환경보다는 유전이 원인일 가능성이 더 크다.[7] 하지만, 움직임도 문제가 되기도 한다. 야구 선수는 공을 던지는 어깨의 돌림근띠가 찢어져 있을 가능성이 크다. 하키는 고관절에 문제를 만들 수도 있다. 하지만, 이런 문제가 꼭 통증을 만드는 것은 아니며, 과도한 움직임보다는 불충분한 휴식과 더 많은 관련이 있을 것이다. 회복할 시간이 충분하다면 반복적인 스트레스는 조직을 더 강하게 만든다.

사실, 너무 적게 움직이는 것도 너무 많이 움직이는 것만큼 나쁠 수도 있다. 디스크를 압박하는 달리기는 디스크를 더 강하고 건강하게 만들 수 있다.[8] 달리기는 무릎에 스트레스를 주지만, 무릎 관절염 위험을 증가시키지 않는다.[9] 사실상, 무릎 관절염은 1900년대 이후로 급격히 증가했는데, 그때는 사람들이 적게 움직이기 시작했을 무렵이다. 한 연구에서는 현대인들이 훨씬 활동적이었던 산업화 이전 조상이나 선사시대 조상들보다 관절염을 2.5배 더 많이 앓고 있는 것을 보여주었다.[10] 그러므로 퇴행 변화는 닳고 찢어져서가 아니라 녹이 슬어서 생긴다. 가장 건강한 움직임의 양은 너무 많음과 너무 적음 사이에서 균형적으로 선택해야 한다.

구조적 잉여성

기계에서는 국소 고장이 치명적인 전체 고장을 일으킬 수 있다. 우주선은 O자 모형 링 하나의 결함 때문에 폭발할 수 있다. 하지만, 생물체는 기계보다 더 강건하다. 생물체는 구조적 잉여성으로 형성되는데, 이러한 잉여성 덕분에 같은 기능을 여러 방식으로 수행할 수 있다.

다리 한쪽을 잃어도 강아지들은 민첩하게 돌아다닌다. 장애인 올림픽에서는 팔다리를 잃은 사람들이 매우 높은 강도로 경기를 한다. 로마로 가는 길이 여럿이듯, 사람의 몸은 주요 길이 차단되어도 다른 길을 찾을 수 있게 설계되었다. 최소 9개 근육이 엉덩관절 굽힘을 만든다. 만약 하나가 손상되거나 피로해도 다른 근육들이 대체한다. 몸의 다른 기본 움직임도 마찬가지다. 앞십자인대는 무릎 안정성의 핵심 요소이지만, 만약 찢어지면 넙다리두갈래근이 무릎 느슨함을 보강하는 일에 참여한다. 미키 맨틀Mickey Mantle, 조 나메스Joe Namath, 서먼 토마스Thurman Thomas 같은 많은 최상급 선수들이 앞십자인대 없이도 수년 동안 경기를 치렀다. 이것이 좋다는 의미는 아니다. 몸이 놀라울 정도로 강건하다는 것을 보여주는 예이다.

British Medical Journal에 실린 한 사례 연구에서는 아래다리에서 가장 큰 근육 중 하나인 앞정강근 없이 마라톤 개인 최고 기록이 3시간을 조금 넘는 경기를 포함하여, 모두 20번 이상 마라톤 경기에 참여했던 한 남자를 다루었다.[11] 캐나다 물리치료사이자 통증 교육가인 닐 피어슨Neal Pearson은 암치료 때문에 허리근psoas을 제거해야 했던 은퇴한 미식축구 라인맨에 대한 이야기를 한 적이 있다.[12] 허리근은 몸 중심을 바로 관통하여 지나는 근육으로, 보행 주기 동안 핵심 역할을 한다. 허리근의 기능이 약간만 비대칭이더라도 몸 전체가 틀어질 수 있다고 알려져 있다. 이런 근육이 완전히 제거된 사람에게는 무슨 일이 일어날까? 그는 수술 6주 이내에 달릴 수 있었고 10년 동안 통증 없이 철인 3종 경기에 참가했다.

구조적 손상과 통증의 비상관성

이번 섹션에는 매우 중요하고 낙관적인 메시지가 있다. 몸의 구조 손상이 항상 통증을 일으키지 않으며 통증이 항상 구조 손상의 결과는 아니라는 메시지이다. 이 사실과 관련된 혼돈때문에 추가적으로 불필요한 손상을 일으키는 수많은 의학적 치료가 행해진다.

어깨와 무릎이 아프기 시작하면 어떤 조직 손상이 통증을 만드는 것인지를 생각하는 것이 정상이다. 그러면 사람들은 확인을 위해 의사에게 MRI 처방을 요청한다. MRI는 어떤 형태의 손상을 보여준다. 그럼 통증 원인이 발견되고 수술적 복구가 치료라고 판단하는 것이 일반적 사고 과정이다. 그러나 이 추론 과정은 결함이 있으며, 두 개의 연구 결과에서 이를 확인할 수 있다. 하나는 30세 이상의 사람에서는 MRI로 몸 어느 부위를 찍더라도 중요한 손상이 발견될 확률이 매우 높다는 것을 보여주는 일련의 연구이다. 심지어 통증이 없는 부위일 때도 그렇다. 두 번째 연구는 MRI 상에서 발견된 손상을 고치기 위해 시행하는 많은 정형외과적 수술의 효과가 플라시보 효과보다 더 낫지 않다는 것을 보여주는 연구이다.

통증이 없는 사람들의 MRI

1994년 진행된 한 연구는 MRI를 사용하여 통증이 없는 사람들의 허리를 검사하였다. 대략 절반 정도의 사람들이 최소 돌출된 디스크를 한 개는 가지고 있었다. 연구자들은 허리 통증이 있는 사람에게 돌출 디스크가 나타나는 일은 '우연의 일치로 빈번하게 발견될 수 있다'고 결론 내렸다.[13] 비슷한 연구에서 허리 통증이 없는 사람 중 1/3 정도가 심한 척추 비정상 상태를 보였으며, 60세 이하 20%가 수핵탈출증을 보이는 것으로 나타났다.[14] 통증 없는 목 또한 MRI 상에서는 훨씬 나쁘게 보인다. 1,200명의 대상자 중 87%, 그리고 20대 대상자의 76%에서 디스크 돌출이 있었다.[15]

2015년, 한 논문에서는 통증이 없는 사람들의 허리를 조사하기 위해 MRI를 사용한 14개의 개별 연구 결과를 종합적으로 분석하였다.[16] 연구자들은 30세까지는 약 절반 정도의 사람들이 디스크 퇴행을 보이며, 60세까지는 약 1/4 정도의 사람들이 척추 하나가 다른 척추 위에서 미끄러지는 척추전방전위증을, 70세까지는 약 3/4이 넘는 사람들이 디스크 돌출을 보인다고 보고하였다. 모두 통증이 없는 사람들의 자료이다. 더 자세한 자료는 그림 7.3을 참조한다.

이렇게 생각할 수도 있다. "알겠어요. 그런데 이 사람들이 지금은 안 아프지만, 시간이 지나면 다르지 않을까요?" 여러 연구에서 이 문제를 다루었다. 한 연구에서는 7년간의 추적 조사를 통해 MRI 결과와 훗날 발생한 통증 사이에 상관관계가 없다고 밝혔다.[17] 다른 연구에서는 10년간의 추적조사를 통해 디스크 퇴행의 크기, 척추전방전위증, 디스크 돌출, 다른 결과들을 살펴보았다. 연구의 결론은 "기초선 MRI 결과는 미래 허리 통증

허리 통증 없는 환자들의 나이별 MRI 결과							
결과	20	30	40	50	60	70	80
디스크 퇴행	37%	52%	68%	80%	88%	93%	96%
디스크 높이 감소	24%	34%	45%	56%	67%	76%	84%
디스크 팽륜	30%	40%	50%	60%	69%	77%	84%
디스크 돌출	29%	31%	33%	36%	38%	40%	43%
섬유테 균열	19%	20%	22%	23%	25%	27%	29%
척추관절 퇴행	4%	9%	18%	32%	50%	69%	83%
척추전 방전위증	3%	5%	8%	14%	23%	35%	50%

그림 7.3 행복한 허리가 MRI 상에서는 슬프게 보인다. 출처: Brinjikji(2015) 연구

을 예측할 수 없다는 것을 말해준다"였다.[18]

비슷한 연구들이 엉덩관절, 어깨관절, 무릎관절에 대해 시행되었다. 통증 없는 하키선수 집단의 70%는 MRI 상에서 비정상적 엉덩관절과 골반이 있었으며, 54%는 관절테두리 째짐tear이 있었다.[19] 연구자들은 "외과 의사가 MRI 자료에서 무언가를 볼 수도 있지만 그것이 문제를 일으키는 것은 아니다"라고 말했다. 무릎에 아무런 증상이 없는 20~80대를 대상으로 한 연구에서는 60%가 관절반달연골 째짐과 같은 비정상을 보였다.[20]

연구자들은 증상 없는 어깨의 돌림근띠 째짐의 발생 빈도가, 50세 이상에서 25%가 될 정도로, '놀랄 만큼 많다'는 것을 발견하였다. 연구자들은 돌림근띠 째짐이 '정상적인 퇴행적 소모이며 반드시 통증이나 기능적 손상을 일으키는 것은 아님'을 생각해야 한다고 결론지었다.[21] 격렬한 활동에 어깨를 많이 쓰는 사람들은 어떨까? 오버헤드overhead 동작을 취해야 하는, 통증이 없는 운동선수들을 대상으로 한 연구에서는 우세 손 어깨의 40%에서 돌림근띠 째짐이 있었다. 이 선수들은 연구 종료 5년 후까지도 통증이 없는 상태로 남아 있었다.[22]

미국에서 유명한 외과 의사인 제임스 앤드류스James Andrews 박사는 야구 선수 중 건강하고 통증이 없는 투수 31명의 어깨를 조사해본 결과, 대상자 90%에서 관절연골 비정상이, 87%에서 돌림근띠 힘줄 비정상이 발견되었다고 한다. 앤드류스 박사의 결론은 "만약 의사인 당신이 투수의 어깨를 수술하는 것에 대한 핑계를 얻고 싶다면 MRI를 찍어라"였다.[23] 앤드류스 박사의 걱정은 최근 발생한 허리 통증과 관련하여 MRI 사용을 제한하자고 권고하는 새로운 가이드라인에 반영되었다. 이런 상황에서의 MRI 사용은 더 좋지 않은 병의 경과를 진단하는 것과 관련성이 있음이 밝혀졌다.[24] 이런 관련성을 만드는 상황은 불필요하게 수술할 위험을 증가시키며, 자기효능감과 회복에 대한 낙관적 감정을 저하시킨다.[25]

위 연구들에 기초하여, 조직 손상이 반드시 통증을 일으키는 것은 아니라는 것을 알았다. 이는 관련성이 없다는 의미가 아니다. 만약 원반탈출증이나 돌림근띠 째짐이 있으면 통증이 발생할 가능성이 크다. 말하자면 조직 손상은 어떤 요인으로 불이 붙을 수도 있고 붙지 않을 수도 있는 장작더미 같은 것이다. 이러한 요인은 11장에서 더 자세히 살펴본다.

많은 정형외과 수술이 효과가 없다

약물과 다르게 정형외과 수술은, 안전하고 효과가 있다는 것을 확인하는 엄격한 검증 과정 없이도 사람들에게 시행될 수 있다. 그래서 무릎, 어깨, 허리에 대한 수도 없이 많은 외과수술이 실제 효과가 있는가를 확인하는 연구도 없이 시행되고 있다. 최근 연구에서는 많은 유명한 수술이 플라시보 효과보다 더 낫지 않다고 밝히고 있다. 그러나 여전히 이런 수술이 매년 수십만 건씩 행해지고 있다. 여러분이 수술을 생각하고 있거나 만성 통증을 치료하는 분야에 있다면 다음과 같은 내용을 알아야 한다.

무릎 수술

무릎 골관절염은 흔하지만, 꼭 통증을 만들지는 않는다. 관절염이 있지만, 통증이 전혀 없는 사람도 많다.[26] 하지만, 미국에서만 연간 50만 건이 진행될 정도로 관절염을 바로잡기 위한 수술이 유행처럼 행해지고 있다.[27] 약 15년 전에 가장 일반적인 두 가지 수술은 손상된 연골이나 뼈를 제거하는 죽은 조직 제거술과 식염수로 씻어내는 세척술이었다. 이 두 방법의 목표는 관절을 불편하게 만들 수도 있는 관절면의 거친 조각들을 제거하는 것이다. 수술의 이점은 그다지 인상적이지 않았다. 그래서 사람들은 이 수술이 플라시보 효과에 의한 것인가 그리고 덜 비침습적인 치료로도 그 정도의 효과를 얻을 수 있는가를 궁금해하기 시작했다.

이런 질문에 대한 답을 확인하기 위해 '가짜' 수술을 이용한 한 연구에서, 한 군은 실제 무릎 수술을 받았고 다른 군은 피부만 절개하는 가짜 수술을 받았다. 2년 동안 여러 차례에 걸쳐 두 군의 대상자들은 무릎 통증과 기능 수준에 대해 연구자들에게 보고하였다. 결과가 어땠을까? 유사 수술을 받은 군은 모든 측정 시점에서 수술 군만큼의 결과치를 보였다.[28] 이런 결과는 수술 효과가 구조보다는 마음의 변화로 인해 생긴 것일 수도 있다는 것을 의미한다.

이와 같은 연구가 외과 의사들의 행동에 영향을 주기까지는 오랜 시간이 걸렸다. 그 뒤로도 수년 동안 이러한 수술이 수십만 건 시행되었으며, 연간 30억 달러의 비용을 치렀다.[29] 또한 후속 연구에서는 외과 수술이 운동, 체중감소, 비처방 진통제 사용보다 더 낫지 않다는 것을 확인하였다.[30] 결국 제거술과 세척술은 줄었지만, 관절경을 이용한 관절반달연골 부분절제술이 그 자리를 차지했다. 하지만, 새로운 수술법도 똑같이 효과가 크지 않다는 것이 증명되었다. 이전 수술법처럼 이 방법도 유사 수술보다 낫지 않았다. 2015년, 한 연구팀은 무릎 관절경 수술에 관한 9개 연구의 결과를 요약하여, 수술 이점은 거의 없으며 심각한 해를 끼칠 가능성이 있다고 결론내렸다.[31] 2017년, 추가 연구에서도 비슷한 결론을 얻었다.[32]

British Journal of Medicine에 실린 사설에서는 무릎 통증을 위한 관절경 수술이 '중등도 수준의 근거도 없는 매우 의문스러운 방법'이라는 통렬한 의견을 실었다.[33] 2017년, 한 임상지침에서는 '퇴행성 무릎관절 질환이 있는 거의 모든 환자에서 관절경 사용을 반대하는 강한 권고'를 내놓으면서, '추가 연구가 진행되어도 이 권고가 바뀌지 않을 것'이라고 강조하였다.[34] 이러한 충고에도 불구하고, 무릎 관절경 수술은 매년 70만 건에 육박할 정도로 미국에서 가장 흔한 외과수술법으로 계속 시행되고 있다.[35]

왜 연구와 실제 사이에는 이런 단절이 있는 걸까? 대답은 간단하다. 많은 의사가 통제된 연구보다는 자기 경험을 더 신뢰하기 때문이다. 의사들은 보존적 치료가 실패한 후에는 외과 수술이 어떤 이점을 줄 수 있다는 자신들의 경험을 제시할 것이다. 물론 때로는 그런 경우가 일어나기도 한다. 하지만, 무릎의 구조적 변화가 원인이라는 생각은 회의적으로 대해야 한다. 외과 수술이나 다른 방법으로 만성 무릎 통증을 성공적으로 치료했다면 그것은 심리적 과정과 신경학적 과정의 복잡한 변화 때문일 수도 있다.

허리 수술

몇 가지 허리 수술은 보존적 관리보다 더 낫지 않다. 예를 들어 보자. 척추성형술vertebroplasty은 골절이 있는 척추뼈에 시멘트뼈를 주사하는 방법이다. 2003년 발표된 한 연구에서는 시술 6주 후 시점에 척추성형술은 치료를 전혀 하지 않은 경우와 결과가 같았다고 발표했다.[36] 2009년, 각기 다른 두 연구에서는 뼈엉성증과 관련된 골절치료에 척추성형술을 시행한 결과가 가짜 중재보다 더 낫지 않다는 것을 보여주었다.[37]

척추 유합술spinal fusion은 허리 안정성을 향상하기 위해 도입된 수술이다. 2013년 학술지 Spinal Journal은 척추 유합술을 비침습적 치료방법, 인지행동치료나 운동과 비교한 논문을 실었다. 연구에서는 장기간 결과치에 차이가 없다고 나왔으며, "만성 허리 통증 환자에게 보존적 관리나 운동이 아닌 허리척추 유합술을 우선 사용하는 것은 지양해야 한다"고 결론 내렸다.[38] 2014년 여러 연구를 분석한 논문은 다음과 같은 결론을 내놓았다.

> *퇴행성 척주 질환이 있는 환자들에서 만성 허리 통증으로 발생한 장애를 감소하는 데 허리척추 유합술이 보존적 치료보다 더 효과적이지 않다는 것을 보여주는 강한 근거가 있다.*[39]

무릎 수술에서처럼, 이런 연구는 임상에 영향을 미치는 속도가 느리다. 세계적으로 유명한 해부학자이자 허리 통증 전문가인 니콜라이 보그덕Nikolai Bogduk은 다음과 같이 설명한다.

> *외과 의사와 다른 전문가들은 수술이 허리 통증에 효과가 있다고 믿는다. 자신들의 경험과 관찰연구에 근거를 둔 믿음이다. 대체로 이런 믿음은 잘 설계된 임상 실험 연구를 통해 입증되지 않았다. 임상 실험 연구의 결과는 수술로 좋아진 환자 비율이 매우 적다는 것을 보여준다.*[40]

어깨 수술

어깨 수술에 대한 연구에서는 조금 덜 명확하지만, 최근 연구에서는 어깨 수술도 허리나 무릎의 경우와 비슷한 패턴을 보여준다. 앞서 언급한 것처럼 통증이 없는 어깨에도 돌림근띠 째짐이 있다. 이런 사실에도 불구하고 어깨 통증에 대한 가장 흔한 진단은 어깨뼈봉우리와 돌림근띠의 '부딪힘(충돌)impingement'이다.

이런 상태를 교정하기 위한 수술은 돌림근띠 복원술이나 어깨뼈봉우리 일부를 제거하는 어깨뼈봉우리성형술이다. 미국에서는 이런 수술이 연간 50만 건 정도 이뤄지는데, 대부분 급성 외상으로 인한 경우보다 마모나 째짐, 노화로 인한 퇴행성이 있는 어깨에 더 많이 시행된다.[41] 이런 수술이 운동이나 휴식보다 더 효과적일까? 허리나 무릎의 경우보다 근거가 덜 분명하지만, 어깨를 역학적으로 바꾸는 시술이 좋은 결과를 만드는가에 대한 의구심은 점점 커지고 있다. 특정 환자들의 경우에는 수술이 운동보다 더 효과적일 수 있다는 가능성이 있지만,[42] 몇몇 연구들은 어깨뼈봉우리성형술 같은 유행 어깨 수술이 운동보다 더 좋은 것은 아니라고 한다.[43] 또한 관절테두리 복원술과 위팔두갈래근 힘줄고정술은 가짜 수술보다 결과가 더 좋은 것은 아니라고 밝혀졌다.[44]

또 수술이 통증을 줄이는데 효과적인 경우라도 구조가 복원되어서 그런 것은 아니라는 것을 보여주는 근거가 있다.[45] 수술로 복원한 돌림근띠를 1년 후에 촬영한 MRI 자료를 보면, 환자는 회복했더라도 돌림근띠가 다시 떨어져 있는 것을 자주 볼 수 있다.[46] 2017년 진행된 한 연구는 어깨관절 감압 목적의 관절경 수술과 감압을 목적으로 하지 않은 관절경 수술을 비교하였다. 연구 결과, 치료를 하지 않은 경우의 결과를 넘어서는 임상적으로 의미 있는 이득은 없었다.[47] 한 학술지 사설에서는 이런 결과들이 "이제 효과 입증의 책임이 비외과적 중재에 있다기보다는 관절경 수술이 더 효과적이라는 관점을 옹호하는 사람들에게 있다"는 강한 메시지를 주는 것이라고 논평하였다.[48]

위의 내용이 정형외과 의사들을 신뢰해서는 안 된다거나 수술은 만성 통증을 치료하는데 쓰면 안 된다는 것을 의미하는 것은 아니다. 많은 수술이 효과가 있다고 입증되었으며 특정 상황에서는 당연히 좋은 방법이 될 수 있다. 나는 담당 외과 의사들에게 윤리적인 충고를 받고 수술을 통해 극적인 이득을 보았던 사람들을 여럿 알고 있다. 또한, 효과가 없다고 입증된, 관련 연구에서 권고하지 않는 수술을 받고 결국 좋은 결과를 얻지 못한 사람들도 알고 있다.

여기서 요점은 의료계가 만성 통증을 치료하는 방법 면에서 다소 편향되어 있다는 점이다. 의료계는 통증을 몸의 구조와 관련된 단순한 설명에 기반한 치료를 선호하며, 더 중요할 수도 있는 복잡한 신경생리학적 과정은 무시하는 경향이 있다. 통증을 개선하려면 이러한 편향을 인지해야 하며, 통증의 복잡성을 가능한 한 많이 배워야 한다. 그리고 만성 통증 환자들은 수술하기 전에 담당 외과 의사에게 몇 가지 중요한 질문을 해야 한다.

구조와 도수치료

물리치료사, 마사지 치료사, 지압요법사들은 일반적으로 자신들이 인체를 바라보는 관점이 외과 의사보다는 훨씬 덜 환원주의적이라고 생각한다. 하지만, 그들이 사용하는 많은 통증치료 방법 역시 구조에 집중된 것이 많다. 척추 교정이나 근막이완 같은 유행 치료법은 단지 두 손만 사용하여 몇 분 안에 뼈나 근육, 근막 같은 비교적 단단한 구조를 상당하고 의미 있게 변화시키는 치료사의 능력을 전제로 한다. 물론 이런 치료들이 때로는 통증에 도움이 되기도 하지만, 그것이 목표한 구조물이 의미 있게 변화되어서 그런 것 같지는 않다.

근막은 '녹지' 않는다.

'근막이완술'은 치료사 손, 금속 도구, 폼롤러로 역학적 힘을 가하여 근막의 길이와 긴장력을 수정하는 방법으로 광고하는 도수치료법이다. 근막 협착이나 반흔조직이 떨어지거나 '녹으면' 가동성이 향상될거라는 전제에서 시행한다.

이 이야기로는 상식적인 의문을 해결하지 못할 듯하다. 몸의 중요한 부분을 녹이는 것이 심각한 부상을 만들지는 않을까? 만약 치료사 손이 몸의 중요한 부분을 깰 수 있다면 우리는 치료사들을 두려워해야 하지 않을까? 매우 고도화된 적응 방식으로 구성되어 있을 것 같은 결합조직이 왜 지속적 압박을 받을 때마다 떨어지는 걸까? 만약 그렇다면 이는 매우 놀라운 일이다. 사실 연구에 따르면, 성숙한 근막을 변형하는데 필요한 압력은 손이나 폼롤러 또는 금속 도구로 가하는 수준을 훨씬 넘어선다.[49] 우리는 찰흙으로 만들어진 것이 아니다. 만약 그렇다면 공원 의자에 몇 분 앉은 후에 우리 엉덩이가 기형적인 모양으로 변할 것이다. 근막이완술이 유연성을 향상하고 통증을 경감한다고 밝혀지기는 했지만, 그 기전에는 구조가 아니라 지각이나 협응과 관련된 신경생리학적 과정의 변화가 포함된다.[50]

뼈는 뚝 '들어'가고, 뚝 '빠지지' 않는다.

어떤 지압요법사chiropractor들은 뼈 정렬, 특히 척추정렬을 바꾸는 능력을 광고한다. 지압요법사들은 '빠진' 관절을 소위 척추교정이라고 하는 교정술로 다시 '집어넣을 수' 있다고 주장한다. 분명 뼈는 관절에서 움직이지만, 아이들의 플라스틱 장난감 조각을 툭 집어넣고 빼는 것과는 아주 다르다. 관절이 정상가동범위에서 부드럽게 움직이는 것과 다르게, 관절이 한 위치에서 다른 위치로 과격하게 '뚝 하고' 움직이면 재정렬이 아니라 부상이나 탈골을 의미한다.

지압요법사의 교정으로 생기는 '뚝' 소리는 공동화cavitation라고 하는데, 서로 멀어졌다가 다시 가까워지는 척추뼈들의 작은 움직임으로 인해 생긴다.[51] 공동화가 척추를 의미 있는 위치로 장기간 재위치시킨다는 근거는 없으며, 연구들은 척추 교정으로는 엉치

엉덩관절이나 목 척추의 위치를 바꿀 수 없다는 것을 보여준다.[52] 더 중요한 점은 지압요법사들이 교정술로 어떤 척추가 공동화되는지를 가늠할 수 없다는 점이다.[53] 교정술을 적용할 때 생기는 힘은 넓은 부위에 분산되기 때문에 특정 부위를 목표로 할 수 없다.[54] 또한 어떤 경우에는 관절 교정의 효과가 공동화(뚝 소리)가 일어났느냐의 여부와 관련이 없다.[55] 게다가 단순히 관절을 움직이는 것도 뚝 소리를 내는 것과 동일한 이점을 제공한다. 다시 말해, 무작위로 관절을 움직이는 것도 위치를 벗어났다고 생각되는 특정 척추를 선택적으로 교정하는 것과 동일한 이점을 준다.[56] 즉, 척추 교정이 통증을 감소시키고 가동범위를 향상할 수 있지만, 그 기전은 단순히 구조적인 요인보다는 복잡한 신경생리학적 요인과 관련이 있는 것으로 보인다.[57]

근육은 뭉치지 않는다

'근육 뭉침'이 통증이나 뻣뻣함의 흔한 원인이라는 것은 또 다른 흔한 오해이다.[58] 엄밀히 말해서, 근육이 문자 그대로 서로 묶여서 뭉칠 수 있다고 믿는 사람은 아무도 없다. 하지만, 사람들은 공 모양으로 근육들이 수축할 수 있으며, 그것을 만질 수 있고, 그 공이 통증 원인이며, 위치를 확인하고 긴장을 이완하려면 특정 형태의 압박이 필요하다고 생각한다.

사람들이 뭉쳤다고 호소하는 흔한 부위는 위쪽 등세모근이나 어깨뼈 사이 부분이다. 컴퓨터 작업처럼 오랫동안 어떤 근육을 사용하는 활동을 한 후에는 그 부위의 근육들에서 뻣뻣함과 아픔이 느껴진다. 그리고 통증은 연관된 근육 피로와 관련이 있을 수도 있다. 하지만, 주관적으로 뻣뻣하다고 느끼는 느낌은 실제 역학적 뻣뻣함과는 다르다. 사실 스트레스를 받은 근육이 만져질 정도로 뻣뻣해질 것 같지는 않다. 아픈 근육이 이완 상태에 있을 때 비정상적인 근전도 활동을 살펴본 연구 결과는 의견이 분분하다. 연구에 따르면, 능숙한 마사지 치료사들이 고객의 허리에서 뻣뻣한 부위를 만질 수 없었으며 고객이 뻣뻣하다고 느끼는 부위를 예측하지도 못했다.[59] 또 다른 연구에서는 위쪽 등세모근의 통증 부위가, 통각계로 측정해보면, 주변 부위보다 실제로 덜 뻣뻣하다고 나왔다.[60] 나중에 어떤 근육에서 단단한 부위를 느낀다면 그 근육이 척추나 갈비뼈 바로 위에 있는 근육은 아닌지 확인해보자. 경험상 대부분의 '뭉침'은 근육 얇은 부분 아래에 있는 뾰족한 뼈였다.

구조 가지고 놀기

우리가 어떻게 느끼는가에 대한 제약요인으로써 구조는 일반적으로 과평가되어 있고, 우리가 어떻게 움직이는가에 대한 제약요인으로써 구조는 저평가되어 있다는 말로 지금까지의 내용을 요약할 수 있다. 그렇다 하더라도 우리는 늘 질문해야 한다. 움직임 건강을 향상하기 위해 수정했으면 하는 구조적 제약요인은 무엇인가? 대부분 중요한 요인들은 우리의 통제 밖에 있다. 드라마 브래디 번치Brady Bunch에 나오는 바비처럼 철봉에 매달려서 키를 더 키우려는 사람은 없다. 그래도 오랜 기간이 지나면 몸은 놀라울 정도로 적응력을 가진다.

관련된 놀라운 예가 있다. 어떤 희귀한 상태로 인해, 어떤 아이들은 아래다리에서 가장 큰 뼈인 정강뼈 없이 태어난다.[61]

이 상태를 치료하는 방법 중 하나는 수술로 정강뼈가 있어야 할 자리에 종아리뼈를 무릎 바로 아래에 재배치하는 것이다. 이제 종아리뼈는 체중부하로 인한 역학적 스트레

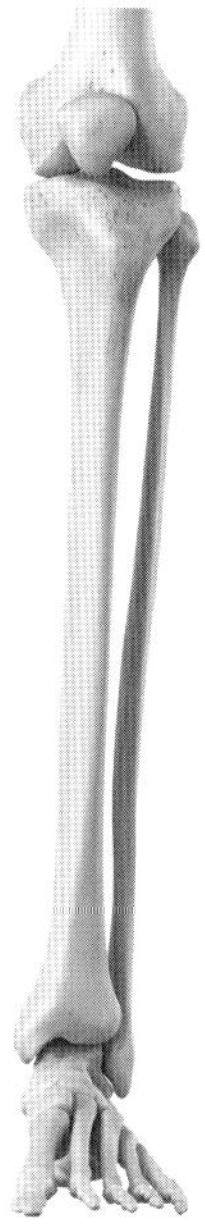

그림 7.4 정강뼈와 종아리뼈가 모두 있는 정상적인 아래다리

스를 처리해야 한다. 몇 년이 지나면, 이 상황으로 인해 종아리뼈 생김새는 정말 정강뼈와 똑같이 바뀐다. 구글에서 '종아리뼈 정강뼈가 되다fibula becomes tibia'라고 검색하여 전후 사진을 확인해보자. 이는 적응과 자기조직화에 대한 놀라운 예이다. 흔히 뼈 모양은 유전자 코드에 의해 결정되어 있다고 생각하지만, 이 경우에 더 중요한 제약요인은 바로 환경적 요인이다. 물론 이러한 극적인 적응은 아주 어리고 몸이 매우 가역적일 때만 가능하다. 구조적 기초가 만들어지는 시간 동안에는 기본 틀이 바뀔 수많은 기회가 있다. 하지만, 구조적 틀을 갖추고 나면 다시 찢고 뜯어내어 바꿀 수 있는 가능성이 훨씬 줄어든다.

성인은 골격의 모양을 크게 바꿀 수 없지만, 근육을 추가하거나 지방을 빼서 몸을 극적으로 바꿀 수 있다. 이러한 변화가 기능을 얼마나 향상할 수 있을까? 물론 무엇을 하느냐에 달려 있다. 지방 9kg을 빼면 달리기를 더 잘할 수 있고, 지방이 늘어나면 스모 씨름을 할 때 유리할 것이다.

근력 트레이닝을 통해 근육 크기가 더 커지면 부상을 방지할 수 있으며 야구나 축구처럼 파워가 필요한 스포츠에서는 파워 생산에 도움이 될 것이다.[62] 하지만, 예상과는 다르게 근육이 크면 파워도 커진다는 생각은 그다지 확실하지 않다. 예를 들어, 단거리 달리기 선수는 근력과 근육이 크면 도움이 되지만, 이런 요인들은 엘리트 수행력과 명백한 상관관계가 있다. 더욱이 저항 트레이닝이 단거리 달리기 시간을 향상할 수 있다는 것을 보여주는 중요한 연구가 있다. 하지만, 전력 질주는 그 자체를 통해서도 향상되며, 만약 고중량 스쿼트를 하지 않는다면 전력 질주를 위한 에너지와 시간을 더 많이 가질 수 있다. 스포츠 역사상 가장 위대한 단거리 선수 중 한 명인 칼 루이스Carl Lewis는 웨이트 트레이닝을 하기 전에 이미 8개 금메달을 땄으며, 체육관에서 운동을 많이 하는 남자라면 쳐다보지도 않을 적은 운동량으로 운동을 시작하였다.[63]

장거리 달리기 선수들은 근력 트레이닝에서 어느 정도는 이점을 얻는 것으로 보이나, 그 효과는 작으며 근육 크기 증가와 수행력은 관련이 없다.[64] 달리기 선수들은 가능한 가벼운 몸을 원한다. 그래서 근육의 크기는, 특히 아래다리의 운동 수행력과 관련성이 있다.[65] 중거리 달리기 선수 모 패라Mo Farah는 2012년 올림픽에서 딴 두 개의 금메달이 트레이닝 프로그램에 몇 가지 근력 운동을 추가한 덕분이라고 했다. 하지만, 이는 일반적인 웨이트 리프팅을 말하는 것이 아니다. 트레이닝 전에 패라는 푸시업을 거의 하지 못했지만, 그때도 그는 자기 분야에서 세계 최고였다.[66]

대부분의 경우, 특정 활동 시의 수행력에 도움이 될 구조적 적응을 발달시키는 가장 좋은 방법은 그 활동 자체를 하는 것이다. 견디기 쉬운 단계에서 시작하여 시간이 지나면 천천히 단계를 높인다. 이것이 바로 SAID 원리*이다. 몸은 부과된 요구에 특이적으로 적응한다. 특수한 트레이닝 노하우를 많이 가지고 있더라도, 특정 목적을 위해 몸 구조 상태를 최적화해야 할 때는 그런 트레이닝 계획이 효과적이지 않다. 경기장 밖에서의 트레이닝은 수행과 부상 방지 면에서 중요한 이점을 제공하지만, 경기장 밖에서의 트레이닝은 주운동이라기보다는 보충제에 가깝다.

* [역자주] Specific Adaptations to Imposed Demands. 부과된 요구에 걸맞는 적응이 특이적으로 발생한다는 원리이다.

CHAPTER

8

가동성

MOBILITY

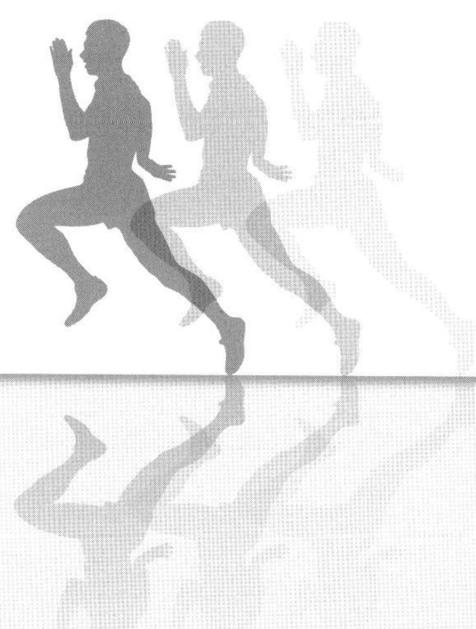

자유에는 책임이 따른다.

엘리너 루즈벨트 ELEANOR ROOSEVELT

가동성은 기능적 가동범위 끝 지점 부근에서 질적으로 얼마나 잘 움직이는지를 의미한다. 유연성 개념과는 약간 다른데, 유연성은 움직임의 질보다는 양에 관한 것이다. 예를 들어, 두 사람이 같은 깊이로 스쿼트를 한다면, 발목, 무릎, 엉덩이에 같은 유연성이 있는 셈이다. 그러나 각기 다른 가동성을 가질 수 있는데, 한 명은 스피드, 근력, 균형, 조절 능력을 가지고 끝 지점까지 움직였지만, 다른 사람은 느리고, 뻣뻣하고, 약하며, 불편함을 보이며 같은 범위로 움직였을 수도 있다. 그래서 유연성은 도로의 길이에 관한 것으로, 막다른 곳까지 가려면 얼마나 더 가야 하는가에 대한 것이다. 가동성은 의도한 목적지의 도로 상태, 즉 질에 관한 것이다. 길이 얼마나 넓은가, 속도 제한은 얼마인가, 움푹 팬 곳이나 교통 체증이 있는가, 주차하기 좋은가에 대한 것이다.

대부분 스포츠에서는 아마도 가동성이 수행력과 손상 예방에 더 중요한 제약요인일 것이다. 운동선수들은 극한의 운동범위를 필요로 하지 않으며, 그보다 오히려 정상가동범위에서 극한의 조절 능력이 필요하다. 예를 들어, 미식축구 러닝백의 엉덩근육은 그렇게 많이 스트레칭할 필요가 없다. 그들이 태클을 피하려고 다리 찢기하는 모습을 볼 일은 없을 것이다. 그들은 신장된 위치에서 감속하기, 균형 잡기, 안정성 유지하기, 부하 조절하기, 반대 방향으로 폭발적으로 달릴 준비하기 같은 매우 어려운 과제들을 수행한다.

기능적 가동성 모형

전력으로 달리는 치타는 기능적 가동성의 좋은 모형이다. 치타가 빠른 속력으로 저녁 먹잇감을 추격할 때, 척추가 크게 움직이지만 조절된 가동범위 내에서 움직인다. 앞다리와 뒷다리가 서로 맞닿을 때는 허리가 둥글게 굽혀지고, 다리가 앞뒤로 펼쳐지면 등이 아치 모양으로 펴진다. 중간 척추는 매우 많이 움직이지만, 등 상부와 목은 마치 이동식 카메라 장치처럼 머리 위치를 일정하게 유지하여 눈을 목표물에 고정시켜 준다.

이런 협응적 움직임에는 적정 수준의 가동성이 필요하다. 관절은 필요한 가동범위에 도달할 만큼 느슨해져야 하지만, 헐렁거릴 정도로 느슨하면 안 된다. 근골격 시스템이 너무 느슨하면 연결성도 떨어지고, 반응도 느리며, 조절하기도 어려워진다. 관절은 제위치를 벗어나고 손상을 일으킨다. 그래서 움직임의 자유가 필요하지만, 혼돈을 일으키

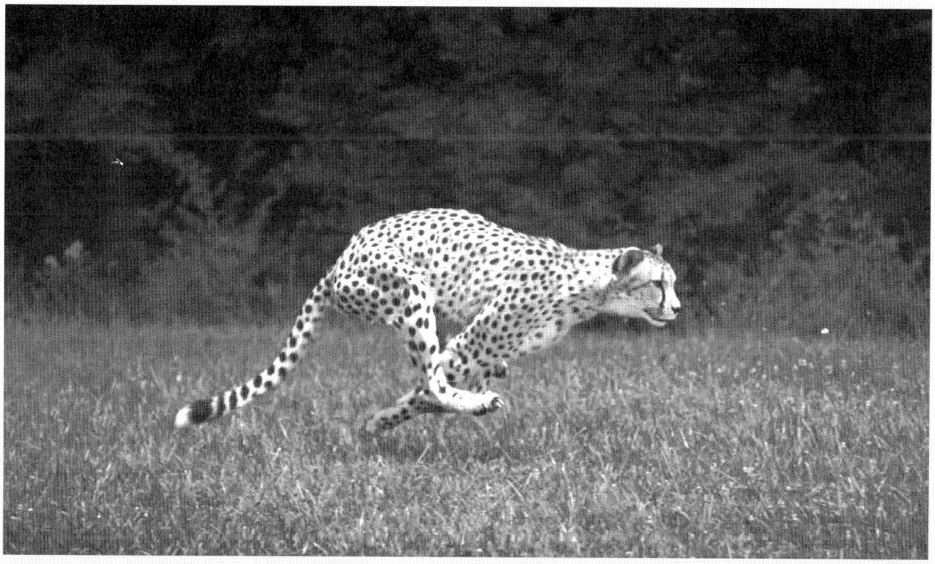

그림 8.1 흐르는 물처럼 조화로운 움직임

는 정도여서는 안 된다.

몸은 유연성과 견고함이 적절히 균형을 유지하며 움직여야 하는데, 여기에는 여러 제약요인이 영향을 준다. 뼈는 원하지 않는 움직임을 제한하기 위해 단단한 장벽을 만든다. 반면에 디스크, 관절주머니, 인대는 관절 안에서 작은 양의 '놀이play'가 가능하도록 약간의 '느슨함give'을 제공한다. 힘줄과 결합조직은 가동범위를 제한하지만, 약간 신장된 이후에만 제한에 관여한다. 이때의 신장은 반대 방향으로 강력한 움직임을 만들 때 사용되는 탄성 반동을 일으킨다. 근육은 신경 시스템의 명령에 따라 수축하고 이완할 수 있으며, 매우 다양한 방식으로 동작을 조절한다. 그리고 신경 시스템은 어떻게 기능적 목표들을 달성하고, 그 과정에서 지각에 기초하여 어떻게 하면 몸을 보호할 수 있을까에 중점을 두고 움직임을 결정한다.

이렇게 가동성에 관한 여러 요인의 작용은 구분이 가능하고, 미세하게 조정되며, 상황에 맞추어 적응되기도 한다. 예를 들어, 한 무리의 결합조직이 어떤 각도에서는 쉽게 신장하지만 각도가 약간만 달라져도 움직임에 뻣뻣한 저항을 제공할 수도 있다. 시간이 지나면 결합조직은 천천히 구조를 적응시켜 움직임이 가능하게 만드는데, 결합조직 섬유들이 습관적 당김선line of pull에 맞추어 배열된다. 힘줄은 더욱더 견고하고 강하게 재

구성되며, 이런 구조적 변화는 몇 달이 걸릴 수도 있다. 신경 시스템은 짧은 시간에 변화가 가능하다. 안전과 기능에 대한 요구를 어떻게 인지하느냐에 따라 근육의 길이와 뻣뻣함 정도를 지속해서 수정한다.

치타들은 어떻게 이러한 모든 제약요인을 훈련하여 적절한 수행력을 갖추는 걸까? 낮잠 후에 짧게 스트레칭하는 것을 제외하고, 치타들이 유연함을 유지하기 위해 의도적으로 노력하는 것은 볼 수 없을 것이다. 당연히 폼롤러를 쓰거나 심부 조직 마사지도 받지 않는다. 치타들의 생활방식이 시스템의 적응 방식으로 자기조직화하는데 필요한 모든 입력을 제공하며, 기능적 움직임을 만드는 여러 다른 변수들이 전체적으로 조화를 이루도록 균형을 유지한다.

현대의 인간 대부분은 적어도 일정 기간 동안은 가동성 발달을 위해 치타와 유사한 '계획'을 세운다. 신생아 때부터 6~7세까지, 어린이의 가동성은 대부분 구조화되지 않은 놀이를 통해 만들어지며, 그 결과도 꽤 좋은 편이다. 초등학생 아이가 움직이는 것을 보면, 다음 움직임을 쉽게 수행하는 가동범위를 가지고 있다는 것을 알 수 있다. 대부분의 중년 어른에게는 어려운 동작들이다.

- 다리 꼬고 앉기, 다리 쭉 뻗고 앉기, 무릎 꿇기, 딥스쿼트 하기를 포함하여, 여러 가지 자세로 오랜시간 동안 바닥에 편안하게 앉아 있는다.
- 발을 붙인 상태, 발을 벌린 상태, 발을 교차한 상태, 발가락으로 서거나 발바닥 전체로 선 상태를 포함하여, 발 위치를 다양하게 만든 상태에서 여러 형태의 스쿼트나 런지 자세로 바닥에서 일어나고 다시 바닥으로 앉는다.
- 다양한 각도로 발을 허리 높이로 올려 높은 지면에 발을 딛고 올라서거나 발차기를 한다.
- 머리 위로 팔을 쭉 올려 다양한 각도로 사물을 잡거나 철봉이나 나뭇가지를 잡는다.
- 기기, 오르기, 점프하기, 달리기, 넘어지기, 재주넘기, 구르기를 포함하는, 위에서 언급한 모든 움직임을 하기 위해 필요에 따라 척추를 굽히거나 회전한다.

이런 모든 움직임은 빠른 속도와 중간 정도의 부하 수준에서 일어날 수 있다. 아이들은 이런 흔한 움직임을 할 때 유연하지만, 곡예사 수준은 아니다. 많은 아이가 몸을 앞으로 구부려 손끝을 발끝에 닿게 하는 것, 혹은 단순한 요가 동작을 따라 하는 것을 어려워한다. 그러나 아이들은 건강한 아이들이 하기 원하는 달리기나 오르기, 앉기, 던지기, 발차기, 뛰어내리기, 춤추기, 시끄럽게 뛰어놀기, 놀이 스포츠를 할 수 있는 가동성이 있다.

사용하지 않으면 잃는다

아이들이 나이가 들면, 천천히 움직임 자유를 잃게 된다. 대학생이 되면 대부분 딥스쿼트 자세로 오래 앉아 있는 것이 편하지 않다. 어쩌면 이 자세를 아예 못 할 수도 있다. 방바닥에 앉거나 일어서는 움직임에서는 아마도 다양성과 부드러움이 사라질 것이다. 30대가 되면 넙다리뒤근이나 사타구니 부상에 대한 걱정으로 과격한 댄스 움직임이나 기리데 발차기기 제한된다. 40대가 되면 팔을 머리 위로 완전히 뻗는 것이 어려운 사람들이 있는데, 특히 빠르게 움직이거나 등을 활 모양으로 만들거나 회전하는 움직임과 결합할 때 더 제한된다.

나이가 가동성에 도움이 되지 않는다는 것은 사실이지만, 가동성을 잃는 것이 주로 나이 때문이라고 생각하는 것도 잘못이다. 움직임 건강에 관한 여러 질적 요소들처럼, 가동성도 최소한의 빈도로 사용되기만 하면 비교적 보존하기 쉽다. 예를 들어, 아시아의 몇몇 나라와 수렵채집 문화에서 흔히 볼 수 있는 것처럼, 습관적으로 딥스쿼트 자세로 앉는 사람들은 그 능력을 노년까지 유지한다. 나는 베트남 거리를 걷다가 보았던, 80세 정도 되는 남녀 노인들이 쪼그려 앉아 수프를 먹거나 버스를 기다리던 모습이 기억난다. 더 인상 깊었던 것은 섰다가 쪼그려 앉고 다시 서는 동작을 자유롭게 하는 능력이었다.

서양 문화에서는 많은 시간을 의자나 소파에서 보내며 바닥에서 보내는 시간이 거의 없다. 발목, 무릎, 엉덩이 가동범위를 끝까지 사용하지 않아서, 시간이 지나면 가동범위를 잃는다. 비슷한 패턴이 상체에서도 일어나지만, 더 느리게 진행된다. 나이가 들어감에 따라 우리는 나뭇가지나 구름사다리보다는 컴퓨터 마우스나 리모컨에 손을 더 자주 뻗는다.

그러므로 가동성 시스템은 "사용하라. 그렇지 않으면 잃는다"라는 원칙에 따라 조직화하는 것으로 보인다. 아기들은 필요한 모든 가동성과 훨씬 큰 여유범위를 가지고 태어난다. 아기들 관절의 뼈는 자리를 잘 잡고 있으며, 뼈를 잡고 있는 조직은 부드럽다. 시

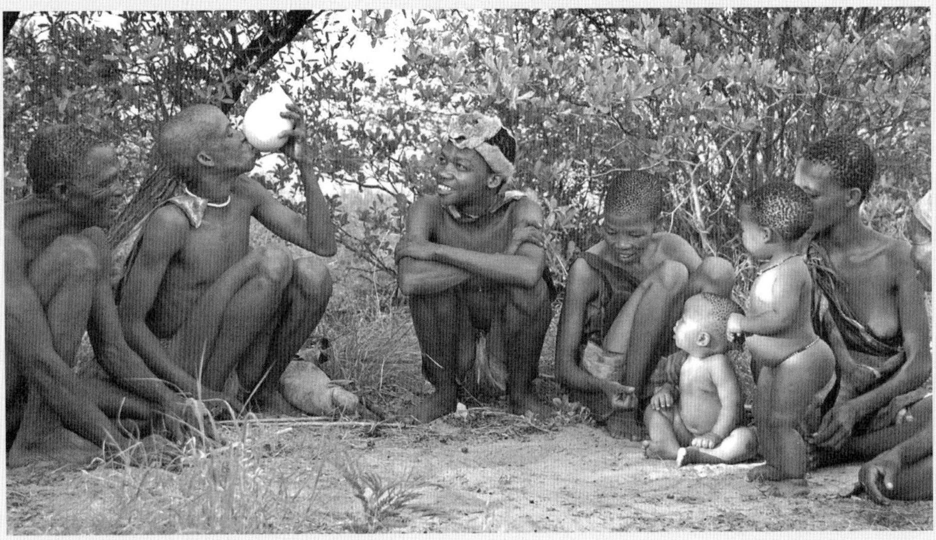

그림 8.2 거실에 모여 있는 수렵채집인들

간이 흐르면, 사용하지 않는 유연성은 점차 제거된다. 이것은 좋은 일이다. 유연성에도 대가가 따르기 때문이다. 마판 증후군Marfan's syndrome이나 엘러스-단로스 증후군Ehlers Danlos syndrome과 같은 유전성 결합조직 질환이 있는 사람은 조직이 매우 유연해서 과운동성 관절을 보인다. 팔꿉관절과 무릎관절이 과도하게 펴지고, 선 자세에서 몸을 구부려 손바닥을 바닥에 쉽게 댈 수 있으며, 피부가 눈에 띄게 늘어난다.[1] 댄스나 서커스 공연장에서는 놀라운 곡예가 가능하겠지만, 관절 손상과 만성 통증 위험도 함께 증가한다. 게다가 과가동성이 있으면 협응 부담이 더 커진다. 움직임이 구조에 의해 제한을 받지 않으면, 움직임 조절을 위해 신경 시스템이 더 많이 일해야 한다. 몇몇 극단적 사례에서, 과가동성 관절을 가진 사람들은 일상 움직임 시에 관절 탈구를 막기 위해 더 높은 수준의 인식과 운동 기술을 갖추어야 한다.

느슨한 관절이 치뤄야 할 다른 비용은 효율성과 파워의 상실이다. 골프공이 바람 빠진 테니스공보다 더 높이 튀어 오르는 것처럼, 팽팽한 근육이나 힘줄은 더 탄력적이다. 엘리트 달리기 선수들이 넙다리뒤근과 발목이 뻣뻣하며, 몸을 앞으로 굽히는 동작의 가동범위가 비교적 좋지 않은 이유이기도 하다.[2] 그들은 뻣뻣함을 바닥을 튕겨내는 데 사용한다. 그래서 가동성과의 교환이 이루어진다. 어떤 면에서는 좋고 다른 면에서 보면 좋지 않다. 그래서 몸은 필요 없는 움직임의 느슨함을 없애려는 경향이 있다.

가동성과 손상

흔히 스포츠 분야에서는 손상 방지를 위해 유연성 향상 운동을 하는 것이 좋다고 알고 있다. 많은 손상, 특히 근육이 늘어나는 손상은 안정된 가동범위를 넘어서서 발생하므로 완충지대 역할을 해줄 범위를 늘려야 한다는 논리이다. 운동선수들이 넙다리뒤근과 모음근을 스트레칭하는 이유이기도 하다. 하지만, 각 근육군의 유연성이 손상 위험과 상관관계가 있는가에 대한 연구들의 의견은 엇갈린다.[3] 더 중요한 것은 스트레칭 프로그램이 근육 당김 손상을 방지하는 데 제한적 효과를 보인다는 점이다.[4] 이 점은 스트레칭에 대한 많은 연구 결과와 일치하며, 이 연구들에서도 스트레칭이 스포츠 손상을 감소한다는 것을 보여주는 근거를 발견하지는 못하였다.[5]

넙다리뒤근과 사타구니 부상을 예방하는 데 더 효과가 있다고 생각되는 것은 근력강화이다. 특히 근육이 더 늘어나는 것을 방지하려고 작용할 때 발생하는 원심성 운동이다. 예를 들어, 노르딕 햄스트링 운동[6]과 코펜하겐 모음근 운동[7]은 모두 목표 근육의 원심성 근력을 향상하는 운동으로, 운동선수의 넙다리뒤근 부상이나 사타구니 부상을 줄이는 데 효과적이다.[8] 앞에서 언급했던 논리에 비추어보면 이러한 연구 결과는 쉽게 납득이 간다. 관절을 끝 범위까지 움직이는 것은 위험하기도 하고, 같은 방향으로 계속되는 움직임을 조절하지도 못한다. 근력강화운동, 특히 관절 가동범위 끝 지점 부근에서 하는 근력 운동은 근육이 계속 늘어나는 것을 늦추고, 과한 부하에 대처하고, 방향을 바꾸는 능력을 향상시킨다. 따라서 손상을 방지하는 가장 좋은 방법은 도로를 늘리는 것이 아니라, 차 브레이크를 꽉 밟으면서 방향을 바꾸는 능력을 향상하는 것이다. 가동범위 끝 지점에서 협응과 균형을 어렵게 하면서 운전대를 조작하는 법을 배우는 것이 쓸모없는 생각은 아니다.

가동성 가지고 놀기

기능적 가동범위는 비교적 유지하기 쉽다. 동물을 대상으로 한 연구에 따르면, 단축 범위에서 관절을 고정해도 하루 15분 정도만 연장범위에 위치시킨다면 가동범위가 소실되지 않는다.[9] 그렇기 때문에 계속 움직이고 스트레칭하지 않는다고 해서 관절이 천천히 서로 붙어버릴 걱정은 할 필요가 없다. 고양이는 20시간을 자고 일어나서 짧게 스트레칭한 후 고양이 다운 움직임으로 돌아다닌다. 고양이는 최소한의 빈도로 기본적인 기능적 움직임을 하는 것만으로도 가동성을 유지한다.

사람의 경우, 전반적인 가동성을 건강한 수준으로 유지할 수 있는 기본적인 기능적 활동에는 뭐가 있을까? 이 질문에 답을 하기 위한 한 가지 방법은 놀이터에서 모든 건강한 아이들이 자발적으로 하는 움직임을 관찰해보는 것이다. 오르기, 매달리기, 구름사다리 건너기 활동은 모든 가능한 각도에서 어깨를 밀고 당기게 하는 도전적 상황을 제공한다. 다양한 형태의 스쿼트나 런지를 하면서 바닥에 앉고 일어서는 활동을 하는 것으로 다리의 모든 관절은 다차원적 가동성 검사를 받는 셈이다. 이런 특이적 활동이 가동성을 유지하는 데 꼭 필요한 것은 아니지만, 그 활동만으로도 충분하다. 실제로 오르기 활동만 해도 몸을 많이 움직여야 한다. 손과 발을 놓을 수 있는 홀드가 많은 클라이밍 벽에 있다고 상상해보자. 여기서 모든 방향의 지점으로 손이나 발을 뻗는 것만으로도 우리가 가진 모든 기능적 가동범위를 쉽게 검사할 수 있다. 10분 동안 해보고, 어떤 부분의 가동성이 부족한지 느껴보자.

이런 방식으로 가동성을 가지고 놀아보려고 한다. 클라이밍 벽이 있어야 하는 것도 아니다. 다양한 활동에 기능적으로 쓰이는 어떤 동작을 한번 취해보자. 예를 들어, 서기나 스쿼트, 네발기기, 런지, 여러 가지 자세로 바닥에 앉을 때 쓰는 동작을 취해보자. 이제 한 손이나 한 발을 바닥 아무 데나 또는 공중으로 뻗어보자. 이때 다른 부분들은 바닥에 접촉을 유지한다. 맞다. 바로 트위스터twister 게임이다. 예를 들어, 곰이 기어가는 자세를 취해 보자. 스쿼트 자세에서 두 발을 바닥에 붙이고, 두 손바닥을 두 발 앞에 놓는다. 이제 오른손을 들고 마치 손으로 큰 원을 그리는 것처럼 가능한 한 바닥 여러 다른 지점에 손을 뻗어라. 난이도를 높이기 위해, 손을 허공의 가상 목표물에 뻗어 원을 그려보자. 이때 어떤 근육들이 스트레칭 되는가? 엉덩이, 몸통, 어깨 부위 어딘가! 맞다.

좀 더 쉬운 움직임을 위해, 같은 동작을 의자에 앉아서 해보자. 오른손을 가능한 한 멀리 위, 아래, 앞, 뒤, 오른쪽, 왼쪽으로 뻗는다. 마치 모든 것을 정밀하게 측정하는 것처럼 실제로 가상의 목표물을 향해 손을 뻗어라. 이때 적어도 골반의 한 부분이 의자에 닿아 있게 하고 아니면 발이 바닥에 닿아 있도록 한다. 이러면 몸의 먼 부위들이 움직임에 참여하고 갈비뼈와 골반이 어깨와 함께 일을 한다. 어디로 팔을 뻗느냐에 따라, 골반과 척추가 굽혀지고, 펴지고, 옆으로 굽히고, 돌아간다. 다른 모든 움직임 가능성을 탐구하고 그 움직임이 어떻게 느껴지는지를 알아보자. 많은 움직임이 기능적이며 실제로 쓰이는 움직임처럼 느껴질 것이다. 좋다고 혹은 유용하다고 느낀 움직임은 반복하고, 각도, 자세, 속도에 미세한 변화를 주어보자.

왜 어떤 지점에 무작위로 손을 뻗는 것이 협응적이고 친밀한 움직임을 끌어내는 걸까? 원시 조상들은 숲속에 살았고 무작위로 어떤 지점에서 나뭇가지로 손을 뻗으며 많은 시간을 보냈다. 아기들은 멀리 있는 물건을 잡기 위한 손의 요구에 맞추어 잘 조직화되어 있다. 그래서 팔을 뻗으면 몸이 협응적으로 반응하며, 특히 연장된 위치에서 더 협응적으로 움직인다. 우리가 손을 뻗으면 몸도 영리한 방식으로 길어진다.

발도 뻗기를 위해, 특히 오르기를 할 때 사용할 수 있다. 선 자세에서 발 뻗기 놀이를 할 수 있다. 이 놀이를 하면서 엉덩관절의 잠재적 가동범위를 쉽게 검사할 수 있다. 발을 뻗어 벽의 여러 지점에 가져다 대보자. 목표 지점을 바라보고 해보고, 멀리 떨어져서, 옆으로 서서 해보자. 균형 잡기가 어려우면 손을 써도 좋다. 만약 바닥을 따라 한 발을 멀리 뻗으면 여러 가지 런지 자세가 될 것이다. 이 상황에서는 지지하는 다리의 근력운동이 되는데, 어떤 유형의 가동성은 실제로는 안정성의 문제이기도 하다는 것을 보여준다. 같은 효과를 푸시업 자세에서도 경험해 볼 수 있는데, 한쪽 팔로는 푸시업 자세를 유지하면서 다른 팔로는 바닥을 따라 앞으로 밀어 보자.

양쪽 궁둥뼈(좌골)도 '뻗기'가 가능하다. 궁둥뼈의 기능은 앉을 수 있도록 표면과 접촉하는 일이어서 궁둥뼈를 의자 쪽으로 뻗으면 자연스러운 움직임이 만들어진다. 높낮이가 조절되는 의자에서 엉덩이를 천천히 내려보자. 쉬울 것이다. 의자 위치를 더 낮추고, 더 멀리 두고, 오른쪽 또는 왼쪽으로 두고 앉아 본다. 그리고 발을 다른 위치에 두고도 해본다. 발을 모은 상태로 또는 벌린 상태로, 뒤꿈치를 올리거나 내린 상태로, 비대칭하게 두고 앉아보자. 한쪽 엉덩이만 의자에 닿게 해보자. 이런 간단한 활동으로 스쿼트의 전체 가능성 영역을 탐구해 볼 수 있다. 다리를 엇갈리게 서서 뒷다리 무릎을 바닥에 대는 식으로 또는 앞쪽 다리와 같은 쪽 손을 앞쪽 지점에 뻗는 식으로 런지 동작을 탐구해 볼 수 있다.

10장에서도 살펴보겠지만, 몸은 환경 안에서 외적 목표에 주의를 집중할 때 협응을 가장 잘 만들어낸다. 내적 집중은 움직임을 뻣뻣하고 어색하게 만드는 경향이 있다. 그래서 가동성 가지고 놀기를 효율적으로 하려면, 개별 근육을 늘리거나 관절을 움직이는 것이 아닌, 목표물에 손이나 다리를 뻗는 것에 대해 생각해야 한다. 여러 자세에서 다양한 목표물에 뻗기를 하는 방법을 선택한다면, 좋은 전반적 가동성을 발달하기 위한 긴 여정에 들어서는 셈이다. 해부학 도해를 보지 않아도, 늘려야 할 근육이나 관절 목록을 작성하지 않아도, 또한 허벅지 안쪽을 늘리려고 발을 붙이고 앉아서 다른 쪽 무릎을 바깥으로 미는 것처럼 목적도 불분명하고 기능적이지 않은 움직임을 하지 않아도 가동성은 발달할 수 있다.

만약 뻗기를 했는데 목표치에 미치지 못한 경우라면 어떻게 해야 할까? 어쩌면 여러분이 사용하지 않거나 부상으로 특정 관절의 가동범위가 현저하게 줄었을지도 모른다. 가동성을 포함한 대부분의 경우에서 예방은 치료보다 더 쉽다. 그래서 어떠한 이유로 유연성이 감소했다면 회복을 위해 트위스터 같은 게임보다는 더 운동 같아 보이는 체계적인 접근이 필요할 것이다. 첫 번째 할 일은 무엇이 가동범위를 제한하는지 찾는 일이다.

만약 유연성이 골격에 의해 제한되었다면 이를 향상하기 위해 우리가 할 수 있는 일은 많지 않다. 팔꿉관절 폄 동작은 위팔두갈래근의 유연성이 아니라, 팔꿉관절 내 뼈에 의해 제한된다. 뼈가 움직임을 제한하는 다른 예는 엄지발가락 굽힘, 발목관절 발등굽힘, 무릎관절을 굽힌 상태에서 하는 엉덩관절 굽힘, 어깨관절 굽힘 동작이다. 이 관절 동작 중 여러 동작이 스쿼트에 관여한다. 어떤 사람들은 자연스러운 허리 곡선을 유지한 채로 바닥에 닿을 때까지 스쿼트를 할 수 있다. 혹은 허벅지가 바닥과 평행을 이루는 지점에 도달하기 전에 골반이 돌아가는 것을 관찰할 수도 있다. 이러한 차이는 엉덩관절 모양에서 비롯된 것일 수도 있다. 엉덩관절 오목이 얕으면 안정성은 떨어지지만 가동범위가 넓고, 깊으면 안정성은 커지나 가동범위는 작아진다. 댄서들은 모든 방향으로 큰 가동범위에 적합한 엉덩관절을 가진다. 약 50명의 남녀 발레댄서를 대상으로 한 연구에 따르면 일반인들에서는 약 1~5%에서 보이는 엉덩관절 경계부분 형성 이상이 댄서들에

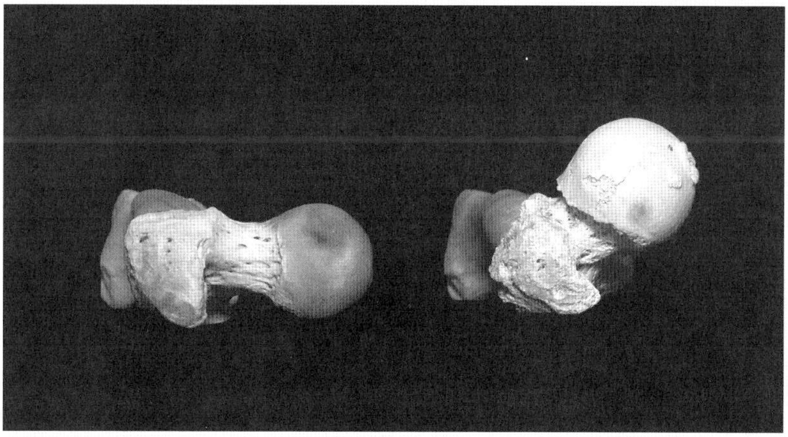

그림 8.3 넙다리뼈를 위에서 본 모양. 무릎 쪽 위치는 같지만, 엉덩관절 돌림 각도에서 큰 차이를 보인다.

게서는 약 90% 정도 발견된다고 한다.[10]

엉덩관절의 다른 특징들도 가동성에 영향을 끼친다. 그림 8.3은 두 뼈의 무릎관절 부분이 앞을 향해 있는 상황에서 넙다리뼈 머리의 회전 가도가 다른 것을 보여준다. 이 중 한 사람은 엉덩관절을 바깥으로 회전하는 것을 매우 잘할 것이고, 다른 사람은 안쪽으로 회전하는 것을 잘할 것이다. 나의 경우 엉덩관절 안쪽 돌림이 전혀 나오지 않는데, 이 제한은 아마도 근육이 아니라 뼈 때문일 것이다. 움직임의 '끝느낌'을 토대로 이처럼 말을 할 수 있다. 주변 근육이 늘어나는 느낌이 없이 동작이 바로 멈추기 때문에 장벽은 아마도 근육이 아니라 관절 안에 있을 것이다. 팔꿉관절을 완전히 폈을 때와 같은 느낌이다. 넙다리뒤근과 모음근에서 늘어나는 느낌 또는 허리를 앞으로 숙일 때나 다리 찢기 할 때의 느낌과 비교해보라. 만약 가동범위를 더 크게 하려고 시도할 때 스트레스를 받는 곳이 근육이 아니라 관절이라면 문제를 더 만들고 있는 셈이다.

신경 시스템도 가동범위를 제한한다. 신경 시스템이 근육이 늘어나는 것에 대한 위협을 감지하면 몸을 보호하기 위해 근육을 뻣뻣하게 만든다. 얼음판에 서 있는데, 발이 미끄러지면서 양다리가 벌어지는 상황이라고 상상해보자. 사타구니가 찢어지는 것을 방지하기 위해 모음근이 반사적으로 뻣뻣하게 수축할 것이다. 위협에 관한 지각이 몸을 뻣뻣하게 만든다. 좀 더 이완된 환경에서, 예를 들어 몸을 완전히 통제한 상태에서 바닥에 앉아 요가 수업을 듣고 있거나 아니면 완전히 이완하는 상황이라면, 신경 시스템이 모음근이 더 길게 이완되도록 허락할 것이다. 극심한 불편감 없이 스트레칭을 시도할 때마다 신경 시스템이 스트레칭은 안전한 것이라고 '확신'할 수 있도록 도움을 주는 셈이다. 실제로 이 '스트레치 내성'은 유연성을 향상하기 위한 대다수의 스트레칭 프로그램이 제공하는 기전이다.[11]

만약 위협 감소가 정말로 더 좋은 가동성을 얻는 경로라면, 통증은 반대 효과를 낼 것이라고 예상할 수 있다. 실제 실험에서도 유도된 통증이 유연성을 감소시키는 것으로 나왔다.[12] 그리고 통증을 완전히 없애면 극적으로 유연성이 향상할 수 있다. '동결견 frozen shoulder'이 있는 사람들을 대상으로 한 연구에서는 마취 처치를 받은 즉시 거의 완전한 가동범위를 확보했다고 하였다.[13]

이를 토대로 특정 가동범위에 도달하는게 안전하다는 것을 신경 시스템이 확신할 수 있게 해주는 좋은 방법들을 생각해 볼 수 있다. 극한의 가동범위는 마음이 이완된 상태로 움직임을 통제하면서 천천히 움직이는 방법으로 도달할 수 있다고 예측할 수 있다. 말하자면 요가 수업 같은 것이다. 만약 속도, 파워, 균형, 부하가 있는 상태로 가동범위 끝 지점으로 움직일 필요가 있을 때는 어떻게 해야 할까? 가장 쉽고 덜 위협적인 움직임, 이를테면 정적이고 안정되며 느리고 적은 힘이 드는 움직임으로 시작하고, 그 다음에는 동적이고 불안정하고 빠르고 큰 힘이 드는 움직임으로 진행하면서 몸이 점차 도전적인 상황에 부딪히도록 해야 한다. 나는 움직임을 향상하는 일이 잃어버린 영토를 천천히 되찾는 것이라고 생각한다. 안전한 상황에서 할 수 있는 한 멀리 가고, 그 범위에서 어느 정도 자신감과 기능성을 갖춘 다음, 더 가도록 노력한다. 앞서 말한 것처럼, 한계 지점에서 근력을 키우는 방법이 특히 유용할 수도 있다. 기전은 분명하지 않지만, 유연성이나 가동성을 더 얻기 위한 해결책은 비교적 간단하다. 가동범위 끝 지점에서 몸이 부하를 조절하고 기능적 활동을 수행하도록 도전적인 상황을 제공하면, 몸이 구조적·신경학적 방식으로 적응하여 그런 활동을 더 잘할 수 있게 된다.

CHAPTER

9

자세

POSTURE

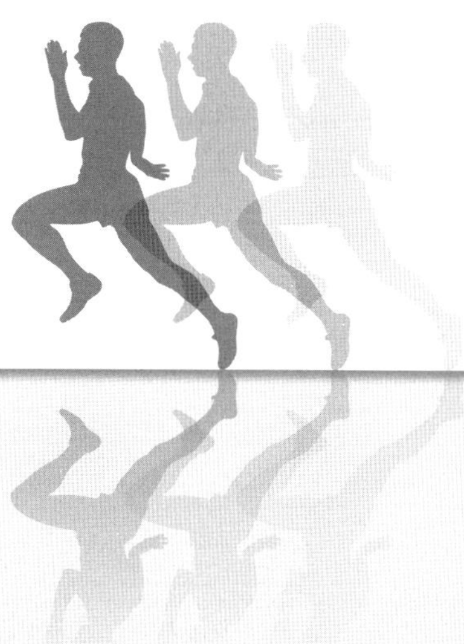

좋은 자세를 갖추지 않고 움직이려고 하는 것은 촉 늘어진 연필로 글을 쓰는 것과 같다.

니콜라이 번스타인 NICOLAI BERNSTEIN

똑바로 앉으세요.

자세경찰 POSTURE POLICE*

* [역자주] 알렉산더 기법에 기초한 움직임과 자세 조절 접근법

좋은 자세란 무엇인가? 이 질문에 답하려면 자세가 무엇을 위한 것인가에 대해 알아야 한다. 몸통과 목을 바르게 정렬하려는 목적은 비판적 관찰자에게 수직성과 직립성을 보여주려는 것이 아니다.[1] 서기, 앉기, 걷기, 뛰기, 뻗기와 같은 어떤 신체적 과제를 효율적이고 안전하게 성취하도록 도움을 주기 위함이다. 그래서 자세는 어떻게 보이느냐가 아니라 어떻게 자세를 갖추고 느끼느냐로 판단해야 한다.

자세의 본질적 기능은 머리를 몸의 균형이 유지되는 위치에 두고 주변 세상을 볼 수 있도록 하는 것이다. 머리 조절은 아기가 배우는 첫 기술 중 하나이다. 몸 크기에 비해 상대적으로 큰 머리라면 쉽지 않은 일이다. 이 과정에서 아기들은 쓰러지지 않은 채 관심 있는 것에 시야를 유지하려고 애쓰면서 움직임에 관한 많은 것들을 배운다.

몸통 정렬의 다른 기본 기능은 팔과 다리 움직임을 촉진하는 것이다. 효율적인 걷기와 뻗기, 스쿼트는 모두 몸통과의 협응이 필요하다. 예를 들어, 스쿼트를 하면 허리는 굽힘 위치로 약간 움직여서 머리를 지지면 앞쪽으로 움직이게 한다. 척추 전체가 펴져서 두 팔을 위쪽으로 뻗는 동작을 돕는다. 한 손을 뻗으면 몸통이 옆으로 굽혀지거나 돌아가야 하는데, 이때 몸통 움직임 방향은 팔을 위로 뻗느냐 앞쪽으로 뻗느냐에 달려 있다. 걷기 시에는 위 몸통과 아래 몸통이 반대로 회전된다. 아이들은 대개 어린 시절에 이런 협응 패턴의 기본을 익히는데, 그 무렵에 기본적 자세 조절도 발달한다.

또한, 자세 시스템은 우리가 다치지 않도록 보호한다. 몸통은 척수, 많은 관절, 모든 내장 기관들을 위한 집이다. 만약 충돌하기 직전이라면 몸통과 목 근육이 즉시 수축하여 몸을 견고하게 하려 할 것이다. 보도 블럭에서 내려오는 간단한 과제에서조차 척추의 견고함이 어느 정도 필요하다. 충격에 대비하지 않으면 다칠 수 있다. 하지만, 모든 것이 그렇듯, 그 견고함의 적정량은 너무 많지도 너무 적지도 않은 정도여야 한다. 이후에도 언급하겠지만, 그 적정량은 일반적으로 생각하는 것보다 훨씬 적다.

좋은 자세는 반복적인 역학적 스트레스의 영향을 최소화한다. 많은 과제 시에 눈은 긴 시간 동안 한 방향에 집중해야 하는데, 그러려면 같은 기본자세를 유지하고 있어야 한다. 스트레스를 줄이기 위해, 부담을 이쪽저쪽으로 옮기는 섬세한 방식으로 자세가 계속 변한다. 우리가 몇 분 이상 같은 자세로 있어야 할 때마다 앉는 자세를 다양하게 바꾸고, 일어서면 체중을 이 다리에서 저 다리로 옮기는 식으로 가만히 있지 못하고 움직이는 이유이다.

자세 관련 기술은 역동적 맥락에서는 더욱더 어려운 시험을 치른다. 체조, 서핑, 스케이트보드에서는 그냥 똑바로 서 있는 것 자체로 큰 도전이다. 좋은 자세는 어떤 순간에 어느 방향으로도 움직일 수 있는 능력에 필수인데, 상대 선수가 있는 스포츠에서 이 능력은 매우 유용하다. 자세의 이러한 '가역성'은 균형을 잃는 순간 없어진다. 균형을 잃으면 몸이 한 방향으로 기울어지며 어쩔 수 없이 다른 방향을 선택하게 된다.

이런 이유로, 적절한 자세는 단순히 해부학적 정렬이 아닌 그 이상이다. 자세는 안전, 기능, 편안함과 관련된 그 순간의 필요성에 따라 지속적으로 바뀌어야 한다. 그러므로 앉기를 위한 최고의 자세는 서기, 뛰기, 골프 경기를 위한 자세와 같지 않다. 각 자세는 몇 가지 공통된 역학적 요소가 있는데, 수직성과 척추의 '중립 위치' 정렬은 일반적으로 아주 유용한 요소이다. 그러나 상황에 따라 미세한 차이는 있다.

게다가 어떤 사람에게 가장 좋은 자세가 반드시 다른 사람에게도 가장 좋은 것은 아니다. 왜냐하면 모든 사람은 각기 다른 구조를 가지기 때문이다. 실제로 지금 이 순간 앉아 있을 때의 최선의 자세는 몇 분 후 최선의 자세와는 다를 것이다. 몇 분 후에는 특정 부위의 근육 피로 수준도, 기능적 목표도, 관절에 축적된 스트레스 수준도 다른 사람이 되어 있을 것이다. 다행히 자세 시스템은 매우 민감하고 즉각 반응하므로 어떤 변화가 필요하다는 것을 알고, 더 기능적이고 편안한 상태가 되도록 다른 위치로 움직이게 할 것이다.

자세의 역동성

몸통은 여러 다른 부위의 수많은 작은 움직임에 맞게 설계되었다. 척주는 굽힘, 폄, 돌림, 가쪽굽힘, 미끄러짐이 가능한 24개의 척추뼈로 되어있다. 12개의 척추는 척추와 관절을 이루는 갈비뼈와 부착한다. 여러 방향으로 끌어당기는 수많은 근육이 몸통 움직임을 조절한다. 어떤 근육은 척추뼈를 인접한 척추뼈들과 연결하며, 어떤 근육은 거의 등길이 전체에 걸쳐 이어진다. 다른 근육들은 척추뼈와 갈비뼈, 골반, 머리, 어깨뼈, 팔과 다리를 연결한다.

이런 해부학의 복잡성은 사실상 몸통과 목을 움직이고 유지하기 위한 선택 사항이 무한하다는 것을 의미한다. 또한 척주를 항상 완벽하게 똑바른 선으로 유지하기 위해 노력해야 한다는 흔한 주장을 회의적으로 여겨야 할 이유이기도 하다. 사용할 의도가 없다면 왜 우리는 그렇게 많은 움직임을 위한 선택을 가지는 걸까? 우리는 팔다리가 있는 뱀과 같다. 가만히 서 있을 때는 알아차리기 어렵지만, 몸통 움직임이 늘 사용된다. 예를 들어, 앉아서 골반을 좌우로 약간만 움직여보면 가장 아래에 있는 척추뼈가 기울며 같은 방향으로 돌아갈 것이다. 이때 머리를 그대로 유지하기 위해서는 위쪽에 있는 척추뼈 중 하나가 반대 방향으로 움직여 이를 보상해야 한다. 이를 위해 행해질 수 있는 선택지는 23개이다. 이러한 비슷한 몸통 움직임은 컴퓨터 마우스에 손을 뻗을 때마다, 숨을 쉴 때마다, 가려운 곳을 긁을 때마다 일어난다.

심지어 자세 정렬이 그대로 유지될 때조차 몸은 절대 굳어 있지 않다. 머리가 지지면상에서 앞뒤로 흔들리며 계속 미세 조정이 이루어진다.[2] 그러므로 균형은 정적이지 않고 역동적이다. 여러분의 몸은 늘 약간 넘어졌다가 다시 회복되는 과정에 있다. 왼쪽으로 약간 기울이면 몸통 오른쪽 근육들이 늘어나서 근육 속 고유감각 감지기들이 감지한다. 이 정보는 척수로 보내져 다시 몸을 중간지점으로 기울일 근육 활동을 유발한다. 안뜰 시스템도 균형을 유지하는 데 관여한다. 귓속에 있는 감지기들은 아주 작은 머리 움직임을 감지하여 눈을 수평 상태로 유지하고 미리기 균형을 유지하도록 하는 반사 움직임을 일으킨다.

만약 눈이 눈확에서 왼쪽으로 움직이면, 이 움직임이 머리를 왼쪽으로 돌리는 근육을 즉시 활성화한다. 이 근육 활동은 눈이 목표점을 찾는 데 도움을 준다. 손가락을 머리뼈 아래쪽에 대보면, 눈을 양옆으로 돌리자마자 근육 반응을 느낄 수 있을 것이다. 척추도 눈을 따라 위로, 아래로, 앞으로 움직이는 경향이 있다. 올림픽 역도 선수들은 중량을 들어 올릴 때 천장을 쳐다보는데, 척추를 폄 위치로 움직이는 데 도움이 되기 때문이다. 아래를 보면 반대 효과가 나온다. 이런 반사들은 자세와 눈 움직임이 협응해야 하는 요가에서 자주 사용된다. 컴퓨터 작업을 하는 동안에는 앞에 놓인 모니터에 주의를 두게 된다. 이때 목은 머리를 앞으로 이동시켜 눈을 돕는데 이 동작이 가슴을 축 처지게 한다. 시각적 주의를 주변으로 확장하면, 머리를 척추 위로 세우려고 목 근육의 긴장도가 재조정된다. 최근 과학자들은 침팬지의 고막이 눈을 따라 귀 안에서 움직일 수 있다는 것을 발견하였다.[3] 귀가 눈이 찾고 있는 것을 들으려고 노력하는 것이다. 요점은 신체 여러 부분이 눈을 통해 방향을 잡는다는 것이다. 사물에 시각을 잘 유지하는 것은 기본 과제이다. 그래서 자세 근육들은 시각적 제약요인에 맞추어 자기조직화 한다. 자세 근육의 활동은 상향식으로 의식하 수준에서 일어나므로 의식적 지시에 따라 하향식으로 조절하기가 매우 어렵다.

다음은 자세 시스템의 미묘함의 진가를 설명하는 특수한 예이다. 사람처럼 개구리 속귀도 머리 기울기를 감지한다. 귀에는 공기 방울이 들어 있는 반고리뼈관이 있다. 머리가 기울어지면 공기 방울이 움직여 털세포 주변에 있는 작은 감지기들을 작동시킨다. 털세포는 이러한 정보를 척수로 보내는데, 척수가 머리 균형을 유지하는 근육들을 수축하려면 머리 움직임에 대해 알고 있어야 한다. 그래서 귀는 척수에게 말을 한다. 이것도 흥미로운데, 더욱더 흥미로운 것은 척수가 다시 귀에게 말을 한다는 것이다. 척수가 앞으로 움직이는 활동을 실행할 때마다 속귀로 신호를 보내는데, 이 신호가 털세포를 둔감하게 만들어 발화가 잘 일어나지 않게 한다. 왜 그럴까? 걸으라는 명령이 있었기 때문에 척수는 이미 머리가 움직일 것을 안다. 그래서 귀에게 방해하지 말라고 말하는 것이다.[4] 이 사실에서 중요한 점은 몸 안에서는 많은 일이 일어나고 있으며, 우리는 지극히 작은 부분만 알고 있다는 점이다. 몸 시스템은 우리가 조절하려고 노력하지 않아도 매우 잘 작동한다. 운동조절 과학의 선구자인 니콜라이 번스타인Nicolai Bernstein에 따르면 우리는 자세 시스템을 내장 기관처럼 생각해야 한다. '내장 기관의 일에 참견'해서 득 될 것이 없다.[5]

자세와 통증

번스타인의 조언은 유명한 자세 구루들과 미디어 정보를 통해 들은 것과 매우 다르다. 그들은 우리가 자세에 많은 관심을 가져야 하며, 모든 종류의 문제를 예방하려면 지속적으로 자세를 감시해야 한다고 경고한다. 만약 자세 결함들을 알지 못하고 적절한 교정을 하지 않으면 허리 통증, 문자목text neck, 얕은 호흡 그리고 여러 가지 질병을 얻게 된다. 잠깐 구글 검색을 해보면, 주류 미디어에서 여러 무서운 제목들을 볼 수 있다. '자세는 당신을 죽이는가?', '좋은 자세: 삶과 죽음의 문제인가?', '스마트폰이 당신의 건강을 망가뜨릴까?' 이런 질문에 대한 답은 '절대 아니다'이다.

자세를 관찰하는 법과 자세를 교정하기 위해 해야 할 것에 대한 여러 의견이 있다. 한 가지 흔한 주제가 바로 슬럼프 자세는 나쁘고, 목과 등 또는 어깨에 통증을 유발할 가능성이 있다는 주장이다. 슬럼프 자세는 거북목 자세, 상위 교차 증후군, 최근에는 문자목으로 다양하게 불린다. 이런 결점들을 위한 공통된 교정법은 가슴 근육의 스트레칭, 어깨뼈 사이 근육 강화, '턱을 당기세요' 또는 '어깨 뒤쪽을 조이세요' 같은 다양한 구두 지시로 키 큰 자세 취하기 등이다. 이런 교정법들은 모두 '똑바로 서세요!' 식의 반복 버전일 뿐이다.

자세 구루들의 다른 걱정거리는 골반과 허리의 정렬이다. 가장 흔한 '기능부전'은 허리 곡선이 너무 안으로 들어간 척추전만증 또는 골반이 앞으로 너무 많이 나온 자세이다. 이러한 패턴을 골반 전방 경사, 하부 교차 증후군 또는 뒤로 기운 등sway back이라고도 한다. 허리 통증, 엉덩이 통증, 뻣뻣한 넙다리뒤근, 좋지 않은 운동 수행력, 도저히 용납되지 않는 똥배 외형이 이 패턴으로 인해 생긴다고 여긴다. 이러한 결함을 고치기 위한 일반적인 처방은 복부나 엉덩근육 강화, 엉덩관절 굽힘근 스트레칭, 거의 온종일 코어에 힘주기 등이다.

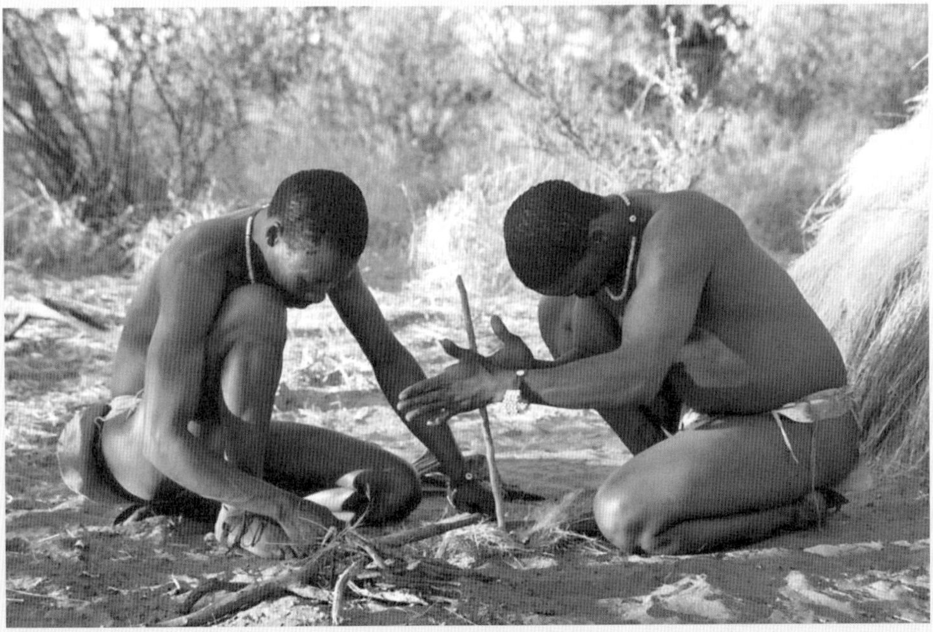

그림 9.1 문자목 이전에는 점화목fire-starting neck이 있었다.

널리 알려진 또 다른 생각은 자세 비대칭이 몸 한쪽에 스트레스를 주어 통증을 일으킨다는 생각이다. 골반이 척추를 위한 지지 기반을 제공하기 때문에 골반 대칭은 중요하다. 다리 길이 차이는 흔하게 주목을 받는데, 이 차이로 골반이 기운다고 여기기 때문이다. 발 위치 또한 기능적 다리 길이에 영향을 주므로 중요하다고 여긴다. 어떤 치료사들은 모든 것이 연결되어 있기 때문에 발 위치를 수정하여 허리 통증을 치료하거나 발 위치를 바로잡기 위해 허리 통증을 해결하려고 할 것이다.

이러한 생각들은 직관적으로 끌리는 면이 있으며, 수많은 전문가가 추종하는 것들이다. 하지만, 이러한 견해는 근거로 지지되지 않았으며 많은 경우 근거에 의해 가차 없는 반박을 받았다. 자세와 통증에 대한 무수한 연구는 어떤 인과관계도 지지하지 않는다. 다음은 지난 30년간 발표된 대표적인 연구 결과들이다.

- 다리 길이 차이와 허리 통증 사이에는 연관성이 없다.[6]
- 321명의 대상자를 허리 통증이 심한 사람, 중간 정도 되는 사람, 통증이 없는 사람으로 나누어 허리뼈전만증과 다리 길이 차이를 비교한 연구에서는 세 그룹 간에 차이가 없었다.[7]
- 45세 이상 107명에서 목 통증과 목뼈 곡선 간에는 연관성이 없었다.[8]
- 허리 통증이 있는 사람과 없는 사람 600명에서 척추뼈 곡선, 골반 경사, 다리 길이 차이, 복근, 넙다리뒤근, 엉덩허리근 길이에 유의한 차이가 없었다.[9]
- 자세 비대칭, 과도한 가슴척추 곡선 혹은 허리척추 곡선이 있는 청소년이 '좋은' 자세를 가진 청소년에 비해, 성인이 되어 허리 통증이 생길 가능성이 더 크지 않았다.[10]
- 허리 곡선이 많이 증가한 임산부 여성들의 허리 통증 발생 가능성이 더 크지 않았다.[11]
- 관련 연구 10개를 검토한 결과, 가슴척추굽음증이 있는 경우에 어깨가동범위가 적기는 했지만, 어깨 통증과는 어떤 상관관계도 없었다.[12]
- 슬럼프 자세와 머리가 앞으로 나온 자세인 청소년들은 조금 활기가 없어 보이기는 했지만, 목 통증을 더 많이 호소하지는 않았다.[13]
- 허리 통증과 척추전방전위증 사이에 연관성이 없다.[14]

- 척추굽음증이 심한 65~91세 여성 집단은 키가 현저히 줄었지만, 허리 통증이나 장애가 더 심하지는 않았다.[15]
- 물리치료사가 평가한 문자목과 통증 사이에는 연관성이 없다.[16]
- 인체 공학적 프로그램이 미래의 목통증 발생 위험을 줄이지 못하지만, 운동은 위험을 반으로 줄인다.[17]

몇몇 연구에서는 척추 정렬 측정 결과와 통증 사이에 양적 상관관계가 있다고 했지만, 이 연구들과는 별개로, 둘 사이 상관관계는 약하다.[18] 근거 강도가 가장 높은 연구는 2008년에 시행된 체계적 고찰 연구로, 통증과 자세 사이의 관계에 관한 연구 54편을 분석하였다. 이 연구에서도 허리 정렬을 앞뒤에서 측정한 것과 통증 사이의 관계를 입증하는 근거를 발견하지 못했다.[19] 허리 통증은 척추옆굽음증과 관련성이 있지만, 척추옆굽음증은 비교적 좌우 비대칭 상태가 심화된 경우로, 98%의 사람에게서는 나타나지 않는다.[20]

다른 연구에서는 불편하거나 스트레스를 준다고 여겨지는 자세를 반복적으로 취하는 직업의 영향을 조사하였다. 연구 결과는 다음과 같다.

- 일할 때 앉아있는 것과 허리 통증과는 관련성이 없다.[21]
- 35편의 연구를 검토한 체계적 고찰 연구에서는 무거운 물건을 들어야 하는 직업이 허리 통증을 유발하지 않는다고 나왔다.[22]
- 99편의 연구를 검토한 체계적 고찰 연구에서는 허리 통증과 불편한 자세, 들기, 구부리기, 비틀기 동작이 요구되는 직업 사이에 인과관계가 있다는 것을 입증할 근거가 부족하다고 하였다.[23]
- 일상적으로 무거운 것을 드는 활동을 해야 하는 직업은 허리 통증 발생 위험을 증가시키는 것과 관련성이 있었지만, 효과 크기는 중등도였다.[24]

위 연구들은 자세와 통증 사이에 어떠한 연관성이 있다 하더라도, 그 정도가 약하다는 것을 말해준다. 많은 연구에서 허리 통증과 운동, 업무 만족도, 교육 수준, 스트레스, 흡연 같은 요인들 간의 상관관계가 쉽게 발견된다는 점을 고려하면, 위 연구 결과들은 좀 당황스럽다.[25] 통증과 자세 사이에 상관관계가 있다 하더라도, 그 인과관계가 입증되는 것은 아니다. 통증이 나쁜 자세를 만들 수도 있고, 또는 밝혀지지 않은 요인이 통증과 나쁜 자세를 만들었는지도 모른다. 매우 가능성 있는 추론이다. 허리 통증을 유발하는 용액을 사람들에게 주사하면 불편함을 줄이기 위해 자동으로 다른 자세 전략을 사용한다.[26]

이러한 연구들이 놀랍게 느껴질 수도 있겠지만, 사실 우리가 기계가 아니라 살아 있는 생명체라는 것을 떠올린다면 그렇게 놀랄 일도 아니다. 자동차 바퀴와는 다르게, 인간은 수평이 맞지 않는 정렬로 인한 스트레스에 적응한다. 우리가 습관적으로 사용하는 자세는 아마도 수년 동안, 어쩌면 평생 사용한 자세일 것이다. 그래서 현재 그 자세가 어떤 스트레스를 만들고 있든지 간에, 몸은 이미 그 스트레스에 대한 준비를 위해 수년 간 운동을 해왔다. 나쁜 자세 올림픽 출전을 위한 훈련을 하고 준비를 갖추었다.

겉보기에 '나쁜' 자세가 통증과 관련성이 없는 두 번째 이유는 모든 사람이 각자 독특한 구조를 가지므로 어떤 사람에게 좋은 자세가 다른 사람에게는 나쁠 수도 있다는 사실이다. 7장에서 구조에 대해 말한 것처럼, 골격 모양과 크기는 사람마다 상당히 다르다. 이 사실로 보면, 객관적인 기준에 따라 자세를 평가하는 것은 근본적으로 문제가 있다.

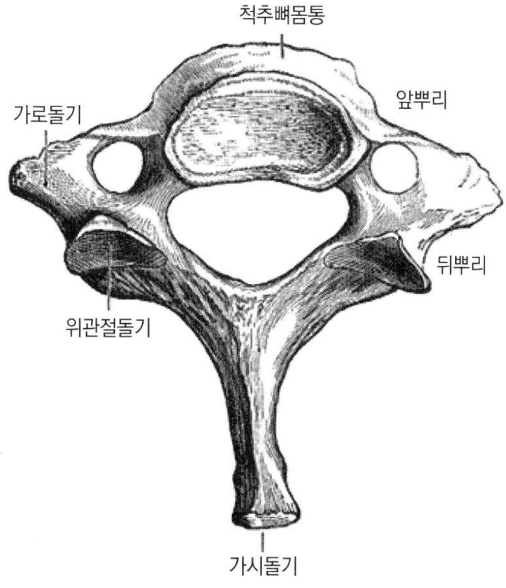

그림 9.2 전형적인 비대칭 척추. 출처: Gray's Anatomy

또 다른 혼란은 대칭성을 적절한 기능의 지표로 과대평가하는 경우이다. 불규칙성은 어떠한 생물체에서든 볼 수 있다. 각 신체 부분은 교체할 수 있는 레고 부품, 혹은 공장에서 틀로 만든 이케아 가구 부품이 아니다. 틀어짐과 비대칭성은 계획된 것이다. 확신이 들지 않는다면, 핸드폰 애플리케이션을 이용하여 얼굴 오른쪽 사진 두 개, 혹은 왼쪽 사진 두 개를 대칭적으로 만들어서 얼굴을 살펴보자. 대부분 얼굴이 아주 다르게 보인다.

대칭에서 심하게 벗어나 있다는 것은 어떤 문제가 있다는 징후이지만, 꼭 그런 것만은 아니다. 인터넷 검색으로 엘리트 파워리프터 라마르 간트Lamar Gant의 심하게 구부러진 척추사진을 찾아보라. 만약 그가 전문가에게서 구부러진 척추에 부하가 실렸을 때의 위험에 대해서 들었다면 결코 세계 신기록을 갱신하지 못했을 것이다.

위의 고려 사항에 근거하여, 세계적으로 유명한 근골격 시스템 통증 치료 전문가인 로이머 모슬리Loimer Moseley, 데이빗 버틀러David Butler, 피터 오설리반Peter O'Sullivan, 막스 주스만Max Zusman은 치료사들에게 자세를 걱정하며 보내는 시간을 줄이라고 권고한다. 하지만 안타깝게도 임상 현장의 변화 속도는 매우 느리다.

자세와 코어 근력

허리 정렬에 대한 집착은 다른 걱정거리와도 관련이 있다. 바로 허리를 보호하기 위해서는 코어 근력이 필요하다는 생각이다. 코어 근육들이 원하지 않는 움직임을 방지하는 데 중요한 역할을 하는 것은 사실이다. 무거운 웨이트 리프트나 빠르게 굽히거나 돌리는 활동처럼 허리에서 많은 힘을 만드는 활동을 할 때는 안정성이 특히 중요하다.

그러나 대부분의 삶에는 최소한의 코어 근육 활동만 필요하다. 걸을 때 복부근육은 평균적으로 최대 수의적 수축의 2~5% 정도만 활동한다. 서 있을 때는 1% 미만의 활동만 필요하다. 몸통에 22kg 정도의 무게를 가하면 약 3% 수준으로 동원된다.[27] 앉아 있을 때와 몸을 굽힐 때의 근육 활성도는 비슷하게 낮은 수준이다. 이러한 활동은 흔히 허리가 민감한 사람들을 악화시키는 자세이기는 하다. 이런 활동을 할 때 코어 근력이 아주 조금만 필요하다는 점을 감안하면, 왜 코어 근육 약화가 통증을 일으킬까? 또 어째서 코어 근력 향상이 도움이 되는 걸까?

코어 운동이 허리 통증을 감소시키기는 하지만, 그 효과가 빨리 걷기나 일반적인 운동보다 더 나은 것은 아니며, 심지어 코어 근육 긴장법bracing과는 반대로 코어 근육을 이완하는 운동보다 더 나은 것도 아니다.[28] 허리 통증이 있는 사람들은 일반적인 움직임을 할 때 코어를 더 많이 활성화하는 것으로 나타났다. 이 사람들도 코어 근력을 동원하지만, 구부리거나 회전할 때 '더 뻣뻣하고, 더 느리고, 다양하지 않은 방식으로, 더 조심스럽게' 움직인다.[29] 코어 근육 긴장 전략은 통증에 대한 본능적 반응, 즉 아픈 부위를 악화시킬 수도 있는 움직임을 제한하기 위한 자세 시스템의 확고한 결정이다. 단기 전략으로는 좋지만, 장기화되면 치러야 할 비용이 생길 것이다.[30] 코어 근육 긴장법은 추가적인 근육 작용이 필요하기 때문에 에너지 측면에서 비효율적이다. 그리고 어떤 맥락에서는 가동성과 기능을 제한한다. 또한 코어 근육 긴장법은 관절을 압박하므로, 시간이 지나면 과도한 스트레스의 원인이 될 수도 있다. 물리치료사이자 허리 통증 연구가인 피터 오설리반Peter O'Sullivan은 일상적인 활동을 하는 동안 코어를 긴장시키라는 일반적 권고가 역효과를 낼 수도 있다고 주장한다. 그는 복근을 많이 사용하지 말고 되려 적게 사용하는 것이 더 낫다고 주장한다.

다른 학파에서는 코어 근력보다 코어 조절이 더 중요하다고 말한다. 이 관점에서는 코어 근육들의 타이밍과 협응에 미세한 오류가 생기면 몸통 불안정성이 일어날 수 있다고 본다. 이 논리를 자동차에 빗대어 설명하기도 한다. 운전할 때 우리를 안전하게 지켜주는 것은 강력한 브레이크가 아니라, 브레이크를 정확한 순간에 사용하는 것이다. 척추를 위한 운동조절은 폴 하지스Paul Hodges가 몇 가지 흥미로운 연구를 발표한 이후에 유명해졌다. 연구에서 그는 만성 허리 통증을 가진 사람들이 자세 동요에 대한 반응, 특히 뭇갈래근과 배가로근 같은 깊은 코어 근육의 동원 반응이 다르다는 것을 발견하였다. 이 연구에 기초하여 치료사들은 배꼽을 끌어당기는drawing in 식으로, 이 근육들을 정확한 순간에 활성화하는 운동을 만들었다. 이런 방법을 이용하는 필라테스 강좌도 매우 성행 중이다. 그러나 코어 근력 강화에서처럼, 허리 통증을 위한 운동조절 연구들은 이 방법이 효과가 있다는 것을 보여주지만, 다른 방법들보다 더 나은 것은 아니다. 더군다나 코어 조절 프로그램으로 좋아진 사람들이 움직이는 방식을 바꾼 것도 아니었다.[31] 그들은 좋아졌지만 움직임 기전은 이전과 동일했다.

자세 가지고 놀기

자세와 코어 근력에 관한 연구 결과를 자세와 코어 근력이 통증이나 수행력에 문제가 되지 않는다는 의미로 해석하면 안 된다. 오히려 자세는 운동조절의 기본이며, 아기들이 배우는 첫 번째 기술 중 하나이다. 몸통과 목이 잘 조직화되지 않으면 우리는 아무것도 할 수 없으며, 높은 수준의 선수 수행력에는 높은 수준의 자세 기술들이 꼭 필요하다. 특정 자세를 유지하는 것과 명확한 관련성이 있는 통증이 있다면 자세 조절을 위한 다른 방법을 찾는 것이 타당한 생각이다. 따라서 기능적이지 않은 정적인 상황에서 단순한 객관적 측정을 한 것으로 자세 구성을 평가할 수는 없다는 것이 연구 결과를 바르게 해석하는 것이다. 좋은 자세는 복잡하고, 개별적이고, 역동적이고, 맥락적이다. 다림줄 하나로 측정하려거나, 한 가지 방법을 모든 상황에 적용하려는 식으로 자세를 향상하려는 것은 말이 안 된다.

더 좋은 방법은 다른 여러 자세 선택지를 탐구하고 나에게 잘 맞는 것을 찾는 것이다. 예를 들어, 나는 칵테일 파티나 박물관에서처럼 같은 곳에 오랫동안 서 있으면 허리가 뻣뻣해진다는 것을 알았다. 이후 몇 분 앉아 있으면 바로 좋아졌다. 그것도 슬럼프 자세로! 나의 경우와 정확하게 반대인 방법을 선호하는 고객들이 있다. 그래서 그 사람들은 직장에서 서서 일하는 책상을 사용한다. 다행히, 우리는 대부분 감각 되먹임을 통해 좋은 자세 해결책으로 끌린다. 의식적으로 노력하지 않아도 그런 해결책을 찾을 수 있다. 그러나 어떤 자세가 좋고 나쁜지에 대한 '규칙'을 의식적으로 적용하게 되면 이런 자연스러운 학습 과정이 억제된다. 그래서 배에 힘을 주거나, 똑바로 서라는 지시는 역효과가 날 수 있으며, 효율적으로 몸을 쓸 때 필요한 이완, 즉흥성, 다양성을 헤칠 수 있다. 연구에 따르면, 몸을 구부리거나 비틀기와 관련된 움직임에 두려움을 가지고 있으면, 코어 근육이 과도하게 긴장되고, 자세 다양성이 감소하고, 만성 통증 관련 결과가 좋지 않다는 예측이 가능하다.[32] 생태학자 크로포드 스탠리 홀링C.S. Holling은 "어떤 시스템을 불변의 구속복 안에 두면 진화 능력을 취약하게 만들 수 있다"고 하였다. 흔한 자세 관련 충고가 가지는 문제점은 사람들을 불변의 구속복 안에 가두어 더 취약하게 만들고 회복력이 더 떨어지게 만든다는 점이다.

그렇다면 자세 조절 시스템의 조직화를 향상하기 위해 어떤 전략이 좋을까? 우선 복잡계를 하향식으로 직접 통제하는 것은 어렵다는 점을 기억한다. 복잡계의 자기조직화가 일어나는 제약요인을 바꾸는 식으로 생각하는 것이 좋다. 자세에 영향을 주는 몇 가지 가능성 있는 제약요인을 살펴보자.

협응은 자세, 특히 숙련된 활동을 수행할 때 영향을 미친다. 몸통은 팔과 다리를 도와야 한다. 협조가 잘되지 않으면 자세 보상이 일어난다. 그래서 모든 이동 움직임, 기기나 걷기, 달리기, 수영 같은 몸통과 팔다리의 통합이 잘 이루어져야 하는 움직임은 몸통의 조직화를 증진하는 경향이 있다. 또한, 자세는 균형과도 관련되어 있어서 체조나 댄스, 스케이트보드 타기와 같은 균형에 도전적인 활동을 통해 향상될 수 있다. 다양성은 협응에 핵심 요소이다. 이 주제는 10장에서 더 자세히 다룬다. 요가, 필라테스, 태극권 같은 활동은 다양한 상황에서 특정한 신체 정렬을 유지하는 기술을 발달시킨다. 나는 이전 책『움직임을 위한 가이드』에 휄든크라이스Feldenkrais 방법에 기초한 20개의 움직임 레슨을 실었는데, 척주와 갈비 부위에서 여러분이 잊고 있었던 모든 종류의 미세한 움직임을 '기억'하는 것을 돕도록 만들어진 움직임들이다. 이런 움직임을 통해 여러분은 선 지세를 유지하기 위한 수많은 선택지를 탐구할 수 있다.

피트니스가 중요한 상황에서는 근력과 지구력이 자세 선택지들을 제한할 수 있다. 무거운 무게를 들어 올릴 때, 빠른 속도로 뛸 때, 강하게 던지기를 할 때 안전하고 기능적인 자세를 유지하는 것은 어려운 일이다. 몸이 정렬 상태에서 벗어나게 끌어당기는 힘에 대항할 힘이 필요하다. 하지만, 코어 근력이 아주 조금만 필요한 일상생활 활동 중에는 피트니스가 자세에 영향을 많이 줄 것 같지는 않다.

자세에 영향을 주는 다른 가능성 있는 제약요인은 가동성이다. 예를 들어, 다리를 뻗고 바닥에 똑바로 앉으려면 엉덩관절 움직임 범위가 아주 좋아야 한다. 움직임 범위가 좋지 않으면 넙다리뒤근이 골반을 뒤로 당기고, 머리를 수평으로 유지하기 위해 허리를 둥그렇게 굽혀야 한다. 반면 엉덩관절 가동성이 좋아지면, 앉은 자세가 바로 재조지화하여 몸통은 수직 자세로 유지되며, 편안함과 효율성도 좋아질 것이다. 그러나 이러한 변화는 다리를 뻗고 앉은 자세에서만 해당하는 것이고 다른 자세에는 영향을 주지 않을 것이다.

자세는 심리사회적 측면이 있다. 신체 언어는 기분과 자신감에 대한 사회적 신호를 보낸다. 십 대들은 멋있어 보이려고 일부러 구부정한 자세를 취하기도 한다. 어떤 사람들은 배를 평평하게 만들려고 홀쭉하게 끌어당기고, 우세함을 드러내려고 가슴을 들어 올리며, 복종을 나타내기 위해 가슴을 내리기도 한다. 휴가 중에는 더 편안하고 이완된 마음이 표현되어 신체 언어가 바뀔 수도 있다. 나의 경우 코트를 입고 넥타이를 매야 하는 격식 있는 사회적 활동을 한 후에 허리가 뻐근해진다는 것을 알았다. 그 상황의 무언가가 자연스러운 움직임을 억제하고 말 그대로 뻣뻣하게 느끼도록 만드는 것이다.

주의집중과 환경도 자세를 조절한다. 이전에 언급한 것과 같이, 컴퓨터 화면을 볼 때 구부정한 자세를 취하는 이유 중 하나는 그렇게 하는 것이 우리가 집중하는 대상에 더 가까이 가는 데 도움이 되기 때문이다. 만약 주의를 주변으로 확장하면, 멀리 또는 가깝게 있는 물체에, 또는 위, 아래, 오른쪽, 왼쪽, 심지어 뒤에 있는 물체로 주의를 옮기면 머리는 자연스럽게 더 똑바른 자세를 취한다. 다음에 산책할 때, 여러분이 사람들의 손이 닿지 않는 자연에 있다고 상상해보자. 그러면 사방에서 다가오는 잠재적 위협을 인지해야 할 것이다. 그러면 몸통과 목의 구성이 자동으로 바뀌는 것을 알게 될 것이다.

통증도 자세에 영향을 주는 주요 제약요인이다. 우리는 우리를 아프게 하는 자세에서 본능적으로 멀어지려 한다. 소위 허리를 '삔' 많은 사람이 자동으로 심하게 구부정한 자세로 적응되는 것을 알면 놀랄 것이다. 아픈 부위를 보호하려고 자세 시스템이 즉시 재조직화한다.

지금까지 언급한 모든 것이 의미하는 것은 우리가 전반적 신체 기능을 향상하기 위해 할 수 있는 어떤 것이든 자세 조직화를 향상할 수 있다는 사실이다. 몸을 수직적으로 보는 관점이 아니라, 몸을 더 기능적이고 편안하게 만든다는 관점이어야 한다.

CHAPTER

10

움직임 기술

SKILL

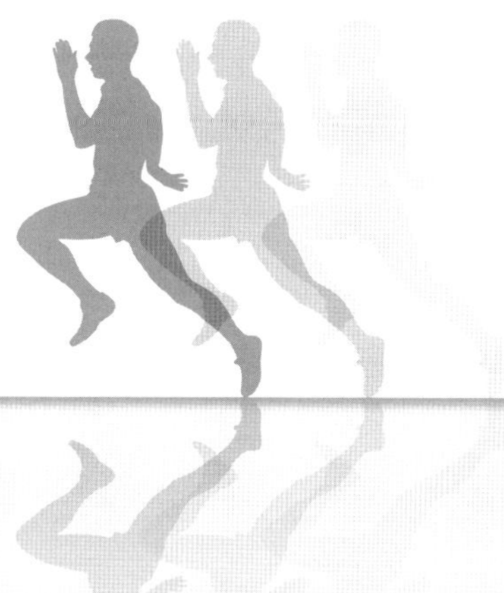

사실 정확한 운동은 반복 없는 반복이다.

니콜라이 번스타인 NIKOLAI BERNSTEIN

네, 우린 연습에 관한 이야기를 하고 있죠.

앨런 아이버슨 ALLEN IVERSON

우리는 온종일 걷고, 숨 쉬고, 상큼한 음료에 손을 뻗는 효율적이면서 편안한 방법을 찾는 등의 움직임 문제를 위한 해결책을 탐구한다. 큰 노력이나 의식적 생각 없이 실행하기 때문에 이런 기술을 당연시한다. 하지만, 이 움직임 기술들을 수행하는데 필요한 정보처리 과정은 경이롭다. 아주 정교한 로봇도 식기세척기에 식기를 쌓고 빼기와 같은 간단한 작업을 어려워한다. 공평하게도 나의 8살 딸도 아직 이 작업을 잘하지는 못한다.

러시아 생리학자 니콜라이 번스타인은 신체 협응을 복잡계의 산물로 본 초기 과학자 중 한 사람이다. 그는 20세기 중반에 자기 이론을 만들었지만, 오늘날에도 많은 영향이 이어지고 있으며, 비선형 교육학nonlinear pedagogy, 다이내믹 시스템 이론, 생태학적 심리학을 포함하여, 시스템 이론에 기반한 많은 모형에 영향을 주었다.[1] 이 장에서는 이러한 이론들의 관점으로 움직임 기술을 논의할 것이다. 숙련된 움직임의 특성은 무엇이고, 어떻게 놀이나 다른 수단을 통해 움직임 기술을 촉진할 것인지, 그리고 왜 움직임 기술이 움직임 건강에 중요한지를 알아보도록 한다.

협응과 기민성

움직임 문제를 해결하려면 협응적으로 움직여야 한다. 즉 각기 다른 몸 부분들이 조화로운 방식으로 함께 협력해야 한다는 것을 의미한다. 예를 들어, 협응적인 달리기시에는 몸을 앞으로 움직이기 위해 모든 주요 관절과 근육군이 동시에 작용한다. 하지만, 실제 세상에서는 협응 하나로는 충분하지 않다. 항상 변하는 특정 상황에 맞게 협응 패턴을 조정해야 한다. 예를 들어, 고르지 않은 표면을 달릴 때 발을 헛디디거나 구멍에 빠지지 않도록 계속 걸음 폭을 조정해야 한다. 번스타인은 이 즉흥적 기술을 '기민성dexterity'이라고 불렀으며, 단순한 협응보다 더 높은 수준의 기술로 여겼다.[2] 자동차 엔진은 협응적이다. 모든 부품이 동기화된 구성으로 움직인다. 그러나 자동차가 기민성 있게 움직이면서 지능적으로 다양한 상황에 반응하려면 운전사가 필요하다. 특히 기민성은 포식자를 피하거나 먹이를 잡으려 할 때 중요하다.

몸은 어떻게 기민성 있게 움직일까? 어떻게 움직이는가에 관한 답을 모두 알고 있는 뇌가 '하향식'으로 몸을 조절한다는 것이 이 질문에 대한 전통적인 답이다. 특정 과제를 성취하는데 필요한 모든 근육과 관절이 해야 할 것이 '운동 프로그램'에 상세하게 부호화되어 있다는 것이다. 번스타인은 이런 하향식 모형으로는 기민성 있는 움직임을 완전하게 설명할 수 없으며, 기능적 움직임에는 뇌가 사전에 프로그램으로 가지고 있지 않은 어떤 새로운 요소가 필요하다는 것을 보여주었다. 여러 가지 방법으로 서명을 하는 단순한 동작을 생각해보자. 수표 위에, 칠판 위에, 겨드랑이에 수건을 끼고 칠판에 서명하는 과제라고 생각하자. 필요한 근육 수축이나 관절 움직임이 상황마다 완전히 다르고, 어떤 과제는 전에 한 번도 해본 적이 없는데도, 서명 글씨체가 비슷하다.[3] 첫 번째 서명은 주로 손목과 손가락을 이용해 작성되고, 두 번째는 어깨로 그리고 세 번째는 몸통과 다리로 작성된다. 유일한 공통 요소는 결과를 만들기 위한 의도이다. 그 의도는 뇌의 상위 수준에서 나오지만, 그 의도를 실행하는 지능은 몸 전체에 분산되어 있다. 지능은 근육, 관절, 감각, 반사, 환경에서 나오는 되먹임 간의 상호작용에서 비롯된다. 이러한 자기조직화의 상향식 처리과정을 통해 최종 운동 패턴이 실행 순간에 '부드럽게 조립된다'. 따라서 능숙한 움직임은 일종의 '운동 지능' 또는 즉석에서 새로운 해결책을 만들어내는 능력이다. 사람은 생각보다 훨씬 더 창의적이다.

어떤 움직임을 반복할 때마다, 환경 조건이 정확히 같은 상황이라도, 그 순간에 요

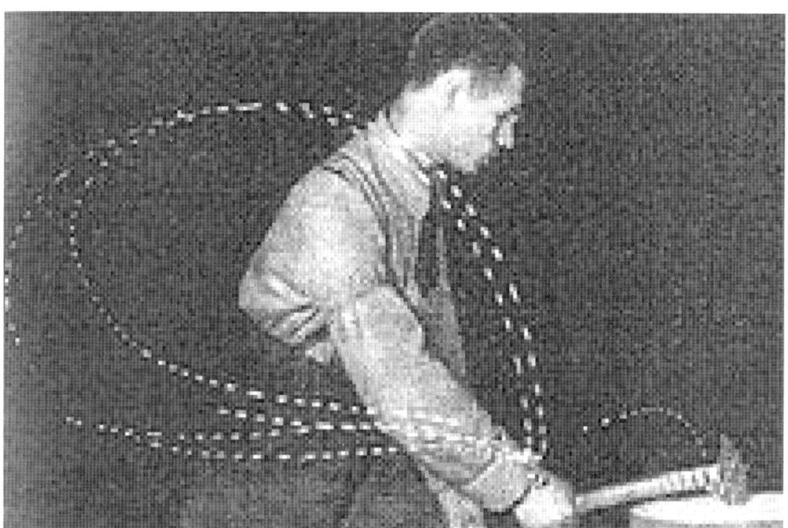

그림 10.1 전문 대장장이의 담금질에서 반복없는 반복을 볼 수 있다.

구되는 변이성은 중요하다. 예를 들어, 전문 대장장이가 반복하여 목표물을 때릴 때, 시도마다 약간씩 다른 경로를 사용한다. 번스타인은 이것을 '반복없는 반복repetition without repetition'이라고 하였다.[4]

담금질 기술의 변이는 담금질이 시작될 때 필연적으로 발생하는 움직임 경로 상의 작은 편차를 보상하는 데 필수이다. 매 담금질 스윙은 이전 스윙과 조금씩 다르므로, 이런 기술의 변이도 추가 조정이 필요하다. 담금질 기술의 본질은 동일한 결과를 위해 여러 협응 패턴을 사용하고, 즉석에서 그 패턴을 수정하는 능력이다. 이런 측면에서 초보 대장장이는 기술이 부족하며 목표물을 때리는 방식에서 변이성이 부족하다.[5]

자유도 문제

움직임에서 변이성은 기술과 적응성의 근원이면서 해결해야 할 난제이기도 하다. 인간 몸은 움직이는 분절이 매우 많아서 그 모든 것을 협력하게 만든다는 것은 상상할 수 없을 정도로 어려운 일이다. 번스타인은 이를 자유도 문제degrees of freedom problem라고 불렀다.[6]

몇 개의 자유도만 있는 역학 시스템에서 움직임을 조절하는 일은 비교적 간단하다. 문은 경첩에 제한을 받으므로 앞뒤로만 움직일 수 있다. 그래서 밀 것인지, 당길 것인지만 기억하면 쉽게 조절할 수 있다. 자동차 운전은 바퀴 네 개가 따로 움직이지 않기 때문에 조종이 가능하다. 바퀴 사이에 지지대를 넣어 자유도를 줄인 것인데, 그렇게 하면 동시에 같은 방향으로 움직이게 할 수 있다.

그러나 인간 몸은 각기 따로, 여러 방향으로 움직이는 360개의 관절이 있다. 그리고 각기 다른 각도로 관절을 가로지르는 640개의 근육이 있다. 수백 개의 움직이는 관절과 조정 줄이 달린 꼭두각시 인형을 조종할 때의 어려움을 상상해보라. 또는 농구공을 드리블하기 위해 시도할 수 있는 모든 방법을 생각해보라. 여러분은 손가락 굽힘, 손목 굽힘, 팔꿈치 폄, 어깨 폄, 척추 굽힘, 엉덩관절 굽힘, 무릎 굽힘, 발목 굽힘 중 하나나 그 이상의 움직임을 사용할 것이다. 각각의 움직임이 공을 바닥으로 미는 것을 도울 것이다. 각 움직임은 여러 크기의 근육 힘과 다른 협력 움직임을 또는 길항 움직임을 결합하여 만들 수 있다. 선택 가능한 모든 움직임 중 극소수만 좋은 결과를 만든다. 움직임 시스템은 어떻게 좋은 해결책을 알아내는 걸까?

운동학습 초기에, 초보자들은 특정 관절을 고정하여 자유도 문제를 단순화한다.[7] 예를 들어, 농구를 막 시작한 초보 선수는 팔꿈치를 고정하고, 대부분 손목과 어깨를 움직여서 드리블할 것이다.[8] 움직이는 부분이 더 적기 때문에 각 부분의 활동을 협응하기가 쉽다. 단점은 이 과제를 도울 수 있는 다른 관절들의 도움을 잃는다는 점이다. 관절을 동결freezing하는 것은 팀워크를 더 쉽게 한다는 이유로 경기에서 선수 한 명을 빼는 것과 같다. 더 나쁜 상황은, 그렇게 벤치에 앉게 된 선수를 동결할 때 근육 안정화 작업이 추가로 필요하다는 점이다. 그 결과 움직임은 에너지 측면에서 비효율적으로 되고 겉보기에 로봇처럼 된다. 이러한 방식을 춤이나 골프 스윙, 스키를 배우는 초보자들에게서 볼 수 있다. 그들은 뻣뻣하고 어색해 보인다.

우리가 기술을 습득하면 자유도가 '풀리기release' 시작하여 더 많은 관절이 움직임에 참여한다. 그러면 움직임이 더 부드럽게, 흐르듯이, 우아하게 보인다.[9] 초보 라켓볼 선수들은 손목을 동결했다가 그 후 점차 자유도를 풀어서 파워와 다재다능함을 얻는다.[10] 신생아들이 움직이는 법을 배울 때, 바닥에 누운 자세처럼 움직임 선택지가 매우 한정된 자세에서 시작한다. 아기들이 앉고 길 수 있게 되면 여러 개의 자유도를 활용하며, 서거나 걷게 되면 더 많은 자유도를 활용한다. 서기를 처음 시도할 때는 무릎과 발목 움직임을 동결하여 균형을 유지하며, 주로 엉덩관절 움직임으로 자세를 조절한다. 운동발달이 더 진행되면 점차 전체 다리를 협응하는 법을 배운다.[11]

이런 사례를 보면, 움직임 기술이 매우 자유롭게 움직임과 동시에 고도로 조직화한 것임을 알 수 있다. 훌륭한 선수들은 유연성과 안정성을 결합하여 다양한 상황에서 동일한 기본 움직임 패턴을 만든다. 예를 들어, 타이거 우즈Tiger Woods는 스윙 시마다 자신만의 스타일을 구사한다. 하지만, 자신만의 기술 내에서, 그는 여러 형태의 슬로프, 잔디, 바람, 거리, 스핀, 높이, 스윙 도중의 실수 등에 맞춰 미세한 조정을 해야 하는 상황에서는 스윙을 수만 가지 형태로 바꾼다.

번스타인은 시너지synergy 사용을 통해 안정성과 변이성을 결합할 수 있다고 생각했다. 시너지란 여러 방식으로 결합해서 변이성을 만들 수 있는 관절과 근육의 안정된 협응 패턴을 말한다. 예를 들어, 오른쪽 팔을 앞으로 뻗으면 항상 몸통 왼쪽 돌림이 동반되어 일어난다. 이 시너지는 기기, 걷기, 오르기, 던지기 등과 같은 복잡한 움직임을 위한 기초로 쓰인다. 여러 가지 움직임이 어떻게 결합하는가에 대한 번스타인의 생각은 그가 제안한 운동조절에 대한 네 단계 이론에서 자세히 다뤄보자.

운동조절 단계

번스타인은 운동조절 단계를 마치 수십억 년 동안 건축해온 건물 일부로 설명한다.[12] 더 '낮은' 단계는 자세 조절과 보행 같은 기본 기능을 관리하며, 더 높은 단계는 돌 던지기나 도구 사용 같은 특수화된 기능을 맡는다. 낮은 단계를 관리하는 신경 시스템 부분은 원시신경 구조들이다. 이 부분들은 더 일찍 진화했으며 환경 인식, 의식적 주의집중, 의사결정 같은 높은 수준의 신경 시스템 기능과 많이 연결되어 있지 않다. 낮은 수준의 기술은 신생아나 어린 시절에 의도적 연습 없이 놀이를 통해 자연적으로 생긴다. 이런 기술들은 기본 기술들이며, 늘 사용되고, 더 특수화된 기능을 위한 '배경' 역할 또는 지지 역할을 제공한다. 높은 수준의 기술은 더 특이적이며 특정 상황에서만 쓰인다. 기술을 높은 수준으로 발달하려면 의식적 주의집중, 연습, 지도가 필요하므로 '일'이 훨씬 더 많아진다. 각 운동조절 단계를 자세히, 하지만 너무 깊지 않은 수준에서 살펴보도록 하자.[13]

첫 번째 단계: 몸통과 목 조절

운동 기술의 가장 기본적인 형태는 자세 조직화이다. 이전 장에서 논의한 것처럼, 이는 신생아가 익히기 시작하는 첫 번째 기술 중 하나이다. 이 기술을 조절하는 신경 시스템은 원시적 신경 구조로, 진화 과정에서 영장류가 바다물고기였을 때 진화하기 시작했다. 그래서 더 높은 수준의 신경 구조에서 오는 도움이 필요하지 않다. 이 단계의 일은 '거의 완전히 불수의적이고 의식으로부터 완전히 벗어나 있다.'[14]

두 번째 단계: 큰 다관절 팔다리 움직임

두 번째 운동조절 단계는 협응적 다관절 패턴으로 팔다리에서 일어나는 큰 움직임을 조절한다. 이 움직임은 주로 걷기, 달리기, 오르기, 수영과 같은 이동 활동의 목적을 돕기 위해 진화했다.[15] 이 단계의 움직임은 주기적이며, 율동적이고, 반복적이다. 또한, 전체적이어서 몸에 있는 거의 모든 근육과 관절 활동이 필요하다. 특정 신체 부분을 제한하여 다른 부분들과 협응을 이루어 활동하기 위해 시너지가 가장 중요한 단계이기도 하다. 예를 들어, 엉덩관절이 굽혀지면 다른 몸 부분, 무릎과 발목, 허리에서도 굽힘이 일어난다. 이러한 전체 굽힘 시너지의 완전한 모습이 바로 태아 자세이다. 양쪽 엉덩관절이 펴지면서 똑바로 서게 되면 이 패턴이 역전된다. 한 부분의 폄이 다른 부분의 폄을 끌어낸다. 몸 전체 굽힘이 폄으로 바뀌는 상황은 바로, 스쿼트를 했다가 일어설 때이다. 동일한 움직임에 힘을 줘서 시행하면 점프가 일어난다. 기본적으로 달리기는 한 다리에서 다른 다리로 교대로 바뀌는 점프 활동이다. 움직임 기술은 더 단순한 기술들이 결합하여 만들어지는데, 이런 시너지들이 새로운 기술을 학습하는 과정을 단순하게 만들어 준다.

두 번째 단계 움직임을 위한 어포던스들은 광범위하다. 광범위하다라는 말은 발견하기 쉬우며 어떤 지시 없이 자기조직화를 통해 일어난다는 의미이다. 실제로 척수에 있는 중추유형발생기central pattern generators는 포유류나 파충류에서 뇌의 어떤 영향 없이도 이동 움직임을 만들어 낸다.[16] 인간이 이동 기술에 대한 많은 코칭이 필요하지 않은 것도 이러한 기전 덕분이다. 가장 유명한 달리기 코치 중 한 사람인 아서 리디아드Arthur Lydiard는 달리기 기술에 대한 자기 생각을 이렇게 요약했다. "달리는 폼은 신경 쓰지 마라."

두 번째 단계 움직임을 조절하는 시스템은 이동 움직임을 위해 진화했지만, 이 시너지들은 몸 전체의 협응이 필요한 다른 많은 활동에도 쓰인다. 사이클, 노젓기, 톱질 같은 주기적 움직임과 반복적인 스쿼트, 케틀벨 스윙, 점핑 잭, 푸시업, 턱걸이, 줄넘기 같은 반복적인 움직임에 쓰인다. 이런 활동은 모든 주요 근육과 관절이 율동적이고 동기화된 패턴으로 움직이는 특징이 있다. 이런 활동은 미적으로 즐거움을 주며, 우아하고, 경외심마저 일으킨다. 번스타인은 이 수준의 협응을 훌륭하게 연주된 오케스트라 교향곡에 비유하였다.

세 번째 단계: 목표 움직임

이 운동조절 단계는 몸이나 물체를 정확한 위치로 움직이는 것처럼, 환경에서 특정 효과를 만들려는 목적을 가진 움직임과 관련 있다. 두 번째 단계의 주기적이고 반복적인 움직임과는 다르게, 세 번째 단계 움직임은 들기, 점프하기, 던지기, 잡기처럼 시작과 끝이 분명한 단일 사건이다. 부드럽고 흐르는듯한 우아함이 특징이었던 두 번째 수준의 움

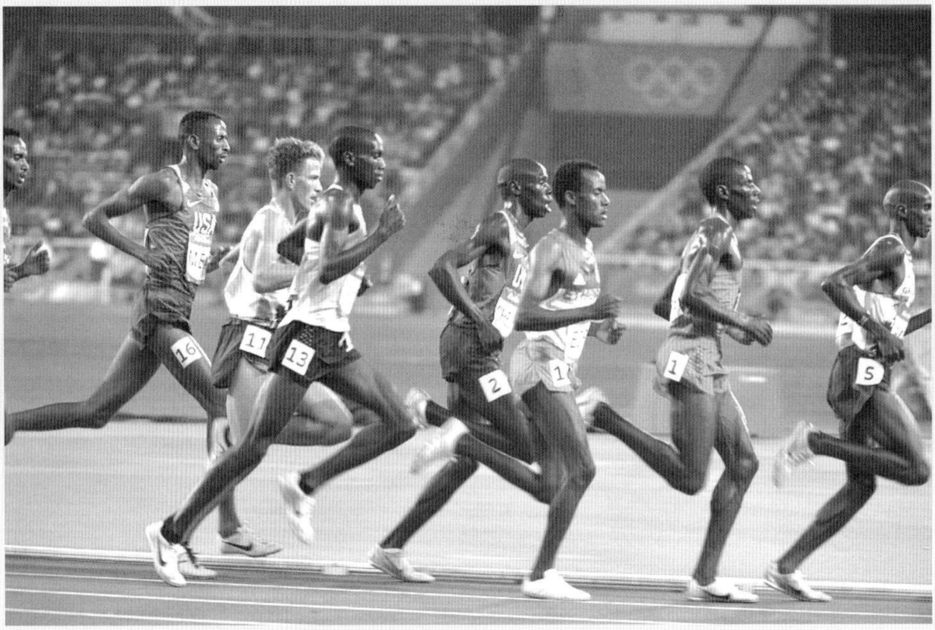

그림 10.2 오케스트라 연주 같은 움직임 조절(두 번째 단계)

직임과는 반대로, 세 번째 단계의 움직임은 딱딱하며 비즈니스 분야처럼 정확함과 정밀함이 특징이다. 목표 지점에 공을 던지는 것이 세 번째 단계 기술의 예이다.

세 번째 단계는 외부 환경을 인식한다는 면에서 이전 단계보다 진보된 단계이다. 이전 단계들이 주로 신체 한 부분에 대한 또 다른 부분의 움직임에 관한 것이었다면, 세 번째 단계는 바깥세상에 대한 움직임에 관한 것이다. 따라서 세 번째 단계는 진정으로 협응 동작이 기민성을 갖추는 단계이다.[17] 이 단계에서는 움직임이 의도한 목표를 성취했는가에 대한 실시간 감각 되먹임, 특히 시각 되먹임이 필요하다. 게다가 시각정보의 처리과정은 의식적 주의집중에 달려 있기 때문에 목표 활동이 적절하게 일어나도록 하는 데는 정신 집중이 중요한 역할을 한다. 세 번째 단계의 활동인 야구공 치기를 하려면, 공에 고도로 집중해야 한다. 하지만, 몸에 집중하면 실제로 두 번째 단계 움직임인 달리기가 비효율적으로 일어난다.[18]

네 번째 단계: 복잡한 동작

복잡한 동작complex action은 운동 문제를 해결하기 위해 연결된 일련의 움직임들을 말한다. 만약 그 사슬에서 고리가 하나 빠지면 목표가 달성되지 않는다. 복잡한 동작을 실행하는 능력은 최근 들어 진화하였다. 이 능력은 고등 포유류에서만 발견되며, 심지어 어린이들도 복잡한 동작을 어려워한다.

복잡한 동작은 주로 인간 몸에서 가장 기민한 부분인 손으로 물건을 조작하여 수행된다. 앞의 세 개의 단계에서 조절되는 움직임과는 다르게, 대개 복잡한 동작은 몸 한쪽이 다른 쪽보다 더 잘 수행한다. 번스타인은 복잡한 동작의 예로, 주머니에서 담배와 라이터를 꺼내어 바람을 차단한 채 불을 붙이는 일을 든다. 이 복잡한 동작은 약 30~40개의 분리된 움직임으로 구성되며, 니코틴 배달을 위해 각 움직임이 적절하게 수행되어야 한다. 8살 이하 아이 대부분은 이 과제에 실패할 것이다—아이들은 흡연하면 안되니 나쁜 것만은 아니다. 아이들은 사회적으로 요구되는 복잡한 활동, 글씨 쓰기, 신발끈 묶기, 악기 연주와 같은 활동을 할 때 빨리 피로해지고 지루해한다.

스포츠 상황에서는, 공이나 라켓을 능숙하게 조절하는 것이 복잡한 동작의 가장 좋은 예이다. 이런 분야에서 엘리트 수준의 수행은 더 낮은 단계에서 조절되는 움직임처럼 '저절로' 나오지 않는다. 수천 시간의 의도적인 연습이 필요하며 전문 코칭이 필요할 수도 있다. 움직임 문제를 찾기 어렵기 때문에 다른 훌륭한 선수들을 관찰도 해야 하고, 흉내도 내봐야 한다. 영재가 아닌 이상, 움직임 들판에서 뒷걸음 치다가 개구리 잡는 식으로 해결책을 찾을 수는 없다.

복잡한 동작은 매우 맥락 특이적이어서 어떤 움직임 문제를 해결하는 데 도움이 되었다고 해서 다른 움직임 문제까지 해결할 수 있는 것은 아니다. 테니스 서브가 좋아졌다고 다른 활동을 위한 수행력이 좋아질 가능성은 없다. 하지만, 달리기 자세가 좋아지면 달리기가 포함된 다른 스포츠에는 도움이 될 수도 있다. 이 점이 복잡한 기술을 습득하기 어려운 이유 중 하나이다. 인간의 운동학습 시스템은 두루 적용할 수 없는 기술을 학습하는 것에 별로 관심이 없다.

네 단계는 어떻게 협력할까?

네 단계는 따로 작동하는 것이 아니다. 우리가 하는 대부분의 활동은 어느 정도 각 단계의 협력이 필요하다. 하지만, 한 단계가 우세한 역할이나 '리더' 역할을 하면 다른 단계들은 '배경' 역할을 한다. 예를 들어, 달리기는 대부분 첫 번째나 두 번째 단계에 의한 자세 조절과 큰 사지 협응에 의해 조절된다. 목표 움직임을 담당하는 세 번째 단계는 구멍에 빠지지 않게 또는 움직임을 잃지 않도록 도움을 준다. 전형적인 예는 스쿼트, 런지, 풀업, 푸시업 등이며, 큰 근육들을 동시에 동원하여 복잡한 다관절 움직임을 만드는 일이 세 번째 단계에서 처리해야 할 일이다. 세 번째 단계는 정확한 위치에서 움직임을 시작하고 끝내는 일을 담당한다. 정확한 깊이로 스쿼트를 하는 것이 그 예이다. 이런 목표를 성취하려면 일반적으로 적당한 의식적 주의집중이 필요하다. 뒤에서도 언급하겠지만, 몸 내부에 주의집중하면 첫 번째 단계와 두 번째 단계 움직임 조직화가 방해되는 경향이 있다.

골프 퍼팅이나 사격 같은 활동에서는 높은 수준 단계들이 활발히 작동하며, 낮은 수준 단계들은 그냥 안정된 자세를 유지하는 역할을 수행한다. 허공을 날면서 총 두 개를 쏠 때나 날아오는 총알을 피하려고 다리 찢기를 하는 상황에서는 네 단계 모두가 많은 일을 한다. 우리가 이러한 동작을 느린 화면으로 보는 것을 좋아하는 이유이기도 하다. 어떤 단계의 움직임이 매우 숙련되면 다른 단계의 움직임은 비교적 능숙하지 않을 수도 있다. 그래서 자세가 좋지 않은 뛰어난 음악가 또는 공을 잘 못 잡는 뛰어난 달리기 선수가 있기도 한다. 샤킬 오닐Shaquille O'Neal이 자유투 시합에서 길거리 농구 출신 청년을 꺾을 수 없는 이유이기도 하다. 지금까지 우리는 움직임 기술의 본질에 대해 이야기하였다. 이제 놀이와 작업을 통해 움직임 기술을 습득하는 법에 관한 이야기로 주의를 돌려보자.

게임이 선생님이다

움직임 기술 학습을 위한 시스템 기반 접근법에서 얻을 수 있는 요점은 '게임이 선생님이다'는 점이다. 움직이는 법에 대해 전문가에게서 얻은 충고를 의식적으로 적용하는 것에서 배우는 것이 아니라, 직접 해보면서 배운다는 의미이다. 운동학습을 위한 바른 환경은 교실이 아니라 운동장이다. 사실 우리는 움직이는 법에 대한 의식적 지식이 그렇게 많지 않다. 와인잔을 들 때 위팔두갈래근과 위팔세갈래근을 얼마나 수축해야 할까? 걸음을 걸을 때 긴종아리근이 수축해야 할 적정 시점은 언제일까? 생체역학자들도 자세히 잘 모르며, 그들이 다른 사람들보다 와인잔을 더 잘 들거나 더 잘 걷는 것도 아니다.

차를 운전하여 고속도로를 달리고 있는데 오른쪽으로 차선 변경을 해야 하는 상황을 상상해보자. 여러분은 차선 변경을 위해 운전대를 어떻게 조작해야 하는지 정확하게 알고 있는가? 잠시 읽기를 멈추고 생각해보자. 대부분의 사람들은 운전대를 오른쪽으로 돌렸다가 다시 중립 위치로 되돌린다고 말한다. 하지만, 실제로는 그렇게 조작하면 차가 오른쪽 대각선으로 진행하여 가드레일과 충돌하고 만다. 적절한 조작법은 이렇다. 운전대를 오른쪽으로 돌렸다가 다시 중립 위치로 되돌리고, 그다음 왼쪽으로 돌렸다가 다시 중립 위치로 되돌린다. 나중에 차를 운전할 때 여러분 손이 하는 일을 잘 살펴보자. 물론 도로도 잘 살펴야 한다.

덜 직관적인 상황, 자전거를 오른쪽으로 방향을 바꾸는 일은 어떨까? 이때는 자전거 핸들을 어떻게 조작할까? 오른쪽으로 방향을 트는 일은 핸들을 약간 왼쪽으로 돌리는 것으로 시작된다. 이렇게 하면 자전거가 오른쪽으로 기우는데, 이것이 실제로 오른쪽으로 방향을 바꾸는 방식이다. 아이들에게 이러한 반대 방향 기울기 방법이 자전거 조작의 비밀이라고 말해주면 아이들이 자전거를 더 빨리 배우게 될까? 되려 혼란스럽게 만들 것이다. 대부분 가장 좋은 선생님은 활동 그 자체이다.

단순해 보이는 과제의 복잡성을 보여주는 다른 유명한 예는 '외야수 문제'이다. 이 문제에 관한 질문은 다음과 같다. 야구 외야수는 자신이 서 있는 곳에서 멀리 떨어진 지점으로 날아오는 공을 잡는 문제를 어떻게 해결할까? 우리가 생각할 수 있는 첫 번째 가정은 이렇다. 공이 배트에 맞으면 외야수는 공의 속도와 궤적을 계산하고 공이 떨어질 곳을 예상한다. 그런 다음 그 지점으로 가능한 한 빨리 직선 거리로 달려가면서 조정한다. 그런데 실제로는 이런 식으로 일어나지 않는다. 더 단순하고 효과적인 방법은 눈을 공에 고정하고 계속 달리는 것이다. 그러면 공이 시야에서 유지되면서 마치 공이 같은 속도로 움직이는 것처럼 보인다.[19] 선수들은 이 기술을 찾기 위해 어떤 지시도 필요치 않다. 개들 또한 원반을 잡기 위해 이 기술을 사용한다.[20] 야구 코치들은 어떻게 날아오는 공을 잡는 법을 가르칠까? 공의 높이와 속도를 다양하게 조절하여, 난이도를 중간 정도로 설정하고, 가끔 학생들에게 눈을 공에서 떼지 말라고 주의를 주면서, 학생들이 날아오는 공을 잡을 수 있도록 한다. 이것이 코칭의 95%이다.

따라서 좋은 코칭은 선수에게 '해결책이 아닌 문제'를 제공하는 것이다. 게임이 선생님이다. 코치가 좋은 제약요인을 마련해주면, 즉 좋은 게임을, 좋은 환경에서, 좋은 동기를 가지고, 좋은 상대나 동료들과 함께하도록 해주면, 움직임을 조절하는 학습 시스템이 자기조직화하여 좋은 기술을 배운다. 코치의 일은 이러한 적절한 학습 조건을 마련해주는 것이다.

움직임 지형 탐험하기

운동학습에 대한 또 다른 간단한 비유는 해결방안 검색을 위한 '지형' 탐험이다. 아기들이 움직이는 법을 어떻게 배우는지에 대해 발달 심리학자 에스더 텔렌은 이렇게 말했다.

> *개별 아이들의 학습 경과는* ***탐험 공간에 있는 해결방안을 각성, 탐험, 선택****하는 것 중 하나인 것으로 보인다. 기본 형태의 발달 패턴은 이렇다. 유혹적인 장난감의 출현은 각성을 일으키며 모든 종류의 비생산적 동작을 이끌어 내는데, 이때의 동작은 아이마다 매우 다른 형태로 나타난다. 처음에 이런 동작들은 말 그대로, 자세와 방향면에서 명확한 일관성 없이 어느 위치에서나 나타난다. 하지만,* ***움직임 공간 전체 범위를 탐험하는 움직임으로*** *그렇게 시도해봄으로써 아이들은 자신만의 독특한 움직임 양식으로, 머지않아 또는 이후, 장난감에 접촉하게 된다. 부딪히기도 하고, 스치기도 하고, 휘두르기도 한다.* ***이런 접촉의 순간들이 이 공간에서 어떤 움직임을 선택하고, 접촉 빈도가 증가함에 따라 반복되는 패턴을 다듬는다.*** *몇 주 동안 이런 과정, 즉 장난감의 출현으로 각성이 일어나고, 동작하고, 우발적 접촉이 일어나는 과정이 반복된다.*[21]

그래서 아기들은 반-무작위적 탐험으로 배우게 되고 효율적 움직임이 습관이 될 때까지 그 움직임을 반복한다. 3장에서 살펴본 것처럼, 움직임 습관은 움직임 지형에서의 어트랙터 웅덩이로 표현할 수 있다.[22] 뻗기, 기기, 걷기 같은 기본적 움직임을 위한 어트랙터 웅덩이는 범위가 아주 넓다. 얼마간의 탐험으로 아이들은 이러한 움직임을 쉽게 발견한다.

일부러 '틀린' 방식으로 걸어보면, 대측성 걷기 같은 기본 움직임 패턴의 끌림(매력)을 느낄 수 있을 것이다. 동측성으로, 오른발이 앞으로 나갈 때 오른쪽 손을 앞으로 움직여서 걸어보라. 부자연스럽게 느껴지지만, 의식적 노력으로 할 수는 있다. 하지만, 속도를 내면 대측성 패턴이 나올 수밖에 없다. 근육과 뼈, 결합조직의 구조도 신경 시스템의 원시 반사와 협력하여, 대측성 걷기 패턴을 발견하기 쉽고 피하기도 어려운 움직임으로 만든다.

다른 움직임 해결방안들, 특히 연속적 하위 움직임들로 만들어지는 복잡한 동작은 그렇게 분명하게 나타나지 않으며, 수천 시간의 탐색과 공인된 전문가를 통해서만 얻을 수 있다. 피아노 연주나 더블백플립 체조 동작 수행은 얼마간의 놀이식 경험 후에 스스로 해결책을 찾을 수 있는 것이 아니다. 이러한 복잡한 동작은 움직임 순서를 더 작은 부분으로 쪼개어 다른 전문가를 모방하는 연습과 적절한 코칭이 필요하다.

기능적 변이성과 비기능적 변이성

변이성variability은 기민성의 근원이지만, 움직임의 모든 변이가 다 좋은 것은 아니다. 로저 페더러Roger Federer는 포핸드 스트로크를 할 때마다 조금씩 다르게 치지만 변이가 무작위적인 것은 아니다. 여러분은 페더러가 왼손으로 치거나 라켓의 측면으로 치는 것을 한 번도 본 적이 없을 것이다. 대신 페더러는 '기능적 변이성functional variability'을 보이는데, 이는 스트로크 시마다 보이는 차이점이 오류를 만드는 것이 아니라 좋은 결과에 기여한다는 의미이다.[23] 페더러의 스트로크 학습 과정의 목표 중 하나는 시도마다 동일한 결과를 만들려면, 포핸드 기법 중 어떤 특성이 필요하며, 어떤 특성을 수정해야 하는지를 알아내는 것이었다.[24]

프랜스 보쉬Frans Bosch는 좋은 기법의 안정적 특성을 '어트랙터'라고 부르고, 가변적 특성을 '프럭츄에이터fluctuators'라고 불렀다. 어트랙터가 매우 기능적이면 소위 좋은 '기본'이 만들어진다. 기본은 어떤 수행이 성공할 때마다, 다른 조건에서 동일한 선수가 또는 동일한 조건에서 다른 선수가 성공적으로 수행할 때마다 보이는 움직임 기법의 한 요소이다. 예를 들어, 보쉬는 던지기를 위한 어깨의 기본 위치는 90° 벌림 각도라고 주장한다. 선수들은 모두 다른 방식으로, 예를 들면 다른 몸통 각도, 다른 발 벌림 정도, 다른 와인드업과 팔로우 스루, 다른 물체로 던지지만, 움직임의 가장 강한 구간에서 팔은 몸통과 거의 직각 위치를 유지한다.

이 기본 던지기 자세는 어트랙터 성향이 강하기 때문에 쉽게 학습된다. 큰 힘으로 팔

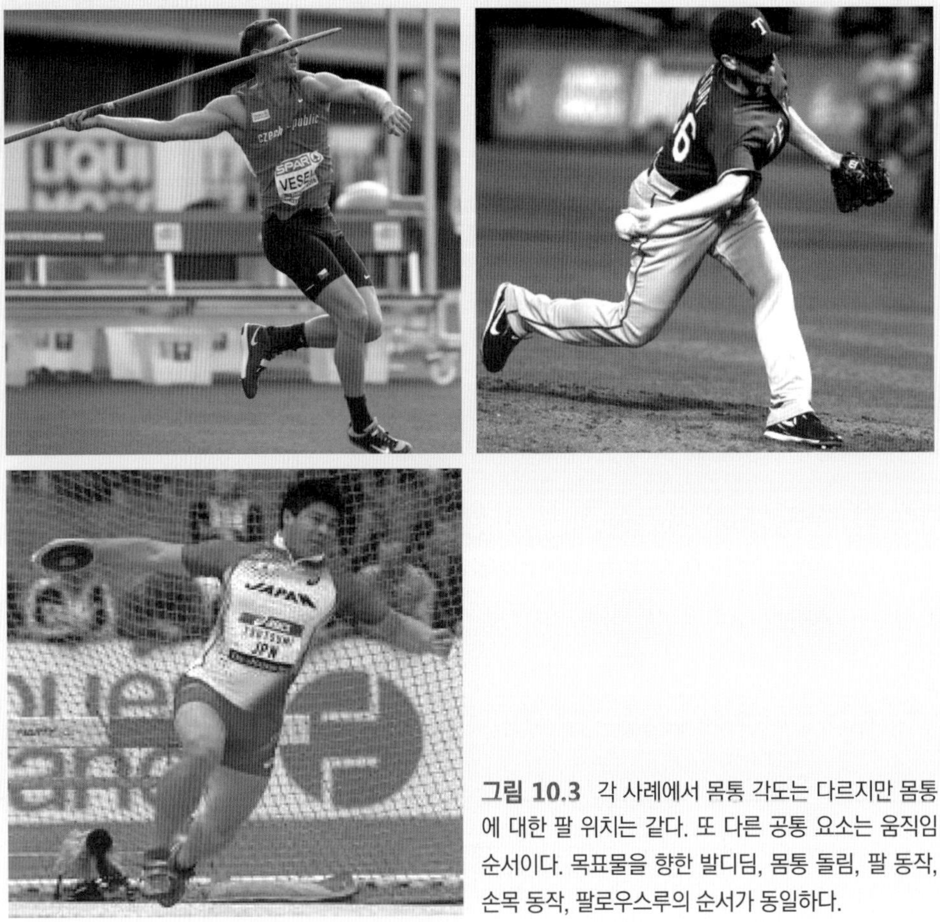

그림 10.3 각 사례에서 몸통 각도는 다르지만 몸통에 대한 팔 위치는 같다. 또 다른 공통 요소는 움직임 순서이다. 목표물을 향한 발디딤, 몸통 돌림, 팔 동작, 손목 동작, 팔로우스루의 순서가 동일하다.

을 움직일 때마다 우리는 이 어깨 벌림 위치로 끌린다. 왜냐하면 이 어깨 위치가 가장 안전하고 강력하기 때문이다. 다시 말해, 인간에게는 좋은 자세로 던지는 것이 비교적 '자연스러운' 동작이다. 야구공이나 테니스공을 치는 것은 자연스러운 동작이 아니다. 그래서 좋은 기본을 발견하기가 쉽지 않다. 배트나 라켓의 안정된 스윙 특성은 특정 궤도를 따라 움직이는 손과 어깨의 움직임이다. 이때의 변이는 하체와 몸통의 위치 변화에서 나와야 한다. 하체와 몸통의 위치 변화로 우리 몸이 공을 때리기 위한 위치로 배치되는 것이다.[25] 초보자는 반대 전략을 사용하는 경향이 있는데, 하체를 고정하고 팔을 움직여 공에 접근한다. 그렇게 하면 몸통으로 가는 강력한 연결이 깨져서 힘이 비효율적으로 공에 전달된다. 시간이 지나면 초보자들은 가변적 조건에서 스윙을 반복하여 스윙 시 어

떤 부분을 안정적으로 유지해야 하는지, 어떤 부분을 가변적으로 움직여야 하는지를 배우게 된다.[26]

시스템적 사고에 영향을 받은 코치들은 학습 과정을 촉진하기 위해 종종 변이성을 연습에 통합한다. 예를 들어, 달리기 선수들은 저항 방향으로, 때로는 저항에 반대되는 방향으로 거리, 속도, 경사, 지면을 다양하게 바꾸면서 트레이닝을 한다. 역도 선수들도 다양한 발 위치, 저항 종류, 속도, 지면, 선 자세, 가동범위를 사용하여 훈련한다. 축구 선수들은 다양한 운동장, 선수 숫자, 규칙을 이용하여 연습 경기를 한다. 각 사례에서 기본 전략은 '같지만 다른' 방법으로 혹은 '반복 없는 반복'을 통해 연습하는 것이다. 선수들은 필수적인 것과 선택적인 것을 천천히 배운다. 이를 통해 기법은 강건해지고 여러 상황에 적용이 가능해진다. 가변 연습variable practice은 좋은 기법을 발견하는 일을 더 많이 탐험해야 하는 초보자에게 좋다.[27] 예를 들어, 한 연구에서는 초보자들이 실수를 많이 할수록 더 빨리 배운다고 하였다.[28] 실수가 학습 방앗간에서는 알곡인 셈이다.

이 복잡한 정보를 요약하기 위해, 단순한 원칙으로 돌아가자. 게임이 선생님이다. 학습을 다차원적이고 종합적으로 만들기 위해 때로는 게임의 규칙을 바꾸어야 함을 기억하자. 규칙을 너무 많이 바꾸어서 완전히 다른 스포츠를 하는 것을 바라지는 않지만, 약간은 다른 방식으로, 능력을 끌어올릴 정도로, 새로운 적응을 촉진할 정도로, 강건한 해결책을 찾을 수 있을 정도로 변화가 충분해야 한다.

지각과 동작

움직임 문제를 해결하려면 정보가 필요하다. 체조 선수가 평균대에서 백플립을 시도할 때, 평균대에 대한 자기 몸 위치를 정확하게 지각해야 한다. 심지어 지각 기술은 걷기처럼 단순한 과제를 할 때도 필요하다. 만약 우리가 구멍이나 돌출된 바닥을 보지 못한 상황처럼 지면에 대한 발 위치를 잘못 지각하면, 다리 근육이 정확한 시점에 활성화되지 않아 충격을 흡수하지 못하고 넘어질 것이다. 그래서 잘 움직이려면 잘 지각해야 한다.

조금 혼란스럽지만, 그 반대도 마찬가지이다. 잘 지각하려면 잘 움직여야 한다. 이런 관점은 지각이 매우 능동적인 과정이라고 주장했던 제임스 깁슨James Gibson의 생각에서 나온 것이다. 주변을 보려고 오른쪽 왼쪽으로 움직이는 눈 또는 잃어버린 물건을 찾으려고 어둠 속에서 더듬거리는 손을 떠올려 보자. 이러한 움직임은 '인식론적' 움직임이다. 어떤 문제를 해결하는 데 도움이 되는 정보를 수집하는 것이 목적이다.[29] 우리는 지각하기 위해 움직인다.

모든 움직임은 적어도 조금은 인식론적 목적에 기여한다. 걸음을 걸으려고 발을 뻗어 내디딜 때마다 우리는 지면을 통해, 지금 걷고 있는 지면에 대한 정보와 발목과 무릎, 엉덩이에 대한 발의 정확한 위치와 관련된 감각 되먹임을 받는다. 골프 선수들은 공 칠 준비를 할 때, 조금은 특이한 방식으로 골프채를 흔든다. 스윙을 리허설하는 것이 아니라 손, 어깨, 엉덩이, 클럽의 관계에 대한 느낌을 얻으려고 하는 것이다. 당구 선수들이 공을 때리려고 당구 큐를 뒤로 뺄 때 그들은 손안에서 좋은 큐 감각을 느낄 수 있는 위치를 찾는다. 농구나 테니스에서는 좋은 사이드셔플링side shuffling 기법을 통해 머리를 수평으로 유지한다. 그래야 눈이 상대 선수나 공을 정확하게 추적할 수 있다. 앞에서 언급했던 야구 외야수들도 정확한 몸 움직임을 통해 공의 비행 궤도를 정확하게 지각한다.[30] 정확한 움직임이 정확한 정보를 전달한다.

이러한 내용이 중요한 이유는 다음과 같다. 지각과 동작은 함께 일하기 때문에 관련된 지각 기술을 동시에 연습하지 않고서는 움직임 기술을 효과적으로 연습할 수 없다. 예를 들어, 하루는 달리기 연습을 하면서 날아오는 공을 잡는 것을 훈련하고 다른 날에는 정지한 공을 시각으로 추적하는 연습을 하는 식의 훈련은 하지 않을 것이다. 하지만, 비슷한 실수가 선수 트레이닝에서 발생하기도 한다. 예행연습으로 선수들이 콘 주변을 달리는 식의 민첩성 드릴agility drills이 좋은 예이다. 스포츠에서 민첩성은 어떤 시각적 신호, 상대 선수의 움직임이나 공에 반응하여 달리는 방향을 빠르게 바꾸는 것이다. 안무 짜는 식으로 콘 주변을 달리면 지각을 촉진할만한 상황이 사라진다. 그 훈련이 다리에서 어떤 종류의 피트니스를 발달하는 데는 효과적일 수 있지만, 실제 민첩성에 중요한 지각과 동작 사이의 연결은 만들어지지 않을 것이다. 미식축구 러닝백 선수가 태클하는 상대 선수들을 피하려고 할 때는 지속해서 환경을 살펴보고 어디로 가야 할 지를 결정해야 한다. 더 중요한 것은, 그 선수가 만약의 상황에 대비하여 방향을 바꾸려면, 균형과 상황에 맞도록 빠르게 바꾸는 '가역성'을 유지하고 있어야 한다. 어떤 움직임을 수행해야 하는지를 미리 알고 있으면 예측능력, 기민성, 균형을 증진할만한 도전적 상황이 만들어지지 않는다.

시스템적 사고에 영향을 받은 코치들은 이런 사항들을 고려하여 연습 세션이 지각과 동작이 결합된 형태가 되도록 노력한다. 다르게 말하면, 연습은 실제 게임에 가까워야하며, 반복적인 드릴 훈련만 해서는 안 된다. 예를 들어, 4:4 미니 축구 게임은 특이한 패스 기술훈련에 유리하다. 피하기 민첩성의 경우, 가장 기본적인 트레이닝은 모든 동물과 아이들이 하는 기본적인 술래잡기 놀이와 유사한 형태이다.

일반적인 운동 프로그램을 더 매력적이고 기능적으로 만드는데 이러한 아이디어를 적용할 수 있다. 트레드밀에서 똑같은 속도로 계속 뛰는 것은 주변 환경을 살피며 속도와 자세, 발 위치 등을 조정해야 하는 산책로 달리기와는 아주 다른 경험이다. 산책로는 자기조직화가 일어나는 방식을 바꾸는 환경적 제약요인이다. 이런 환경적 제약요인을 통해 우리는 기민성 기술을 자동으로 학습한다. 이런 상황에서의 신체 활동에는 시각적 주의집중이 포함되며, 이것이 풍부하고 더 다차원적인 경험을 만든다.

이와 비슷하게, 프리 웨이트나 체중을 이용한 웨이트 트레이닝은 미리 결정된 경로를 따라 움직이는 장치에 힘을 가하는 운동과는 다른 경험이다. 기계장치는 무게의 위치를 감지하는 것과 관련된 모든 감각적 요구를 제거하며, 균형이 유지되도록 몸을 바꾼다. 사람들이 기계장치 트레이닝에 대해서는 열정을 보이지 않지만, 역도나 케틀벨, 체조, 체중 트레이닝, 필라테스, 요가 그리고 지각을 촉진하는 데 도움이 되는 다른 운동에 열렬한 관심을 보이는 이유이기도 하다. 동작과 지각이 결합된 상태를 만들면, 움직임을 더 재미있고, 흥미롭고, 의미 있게 느낄 수 있다.

주의집중의 역할

지각은 감각 정보에 비치는 스포트라이트처럼 작용하는 주의집중에 영향을 받는다. 만약 사람이 많은 칵테일 파티에 있다면 여러분의 귀는 여러 다른 대화에서 정각 정보를 받지만 한 번에 한 대화, 즉 주의를 기울이고 있는 대화만 들을 수 있다. 주의를 옮길 때마다 다른 대화를 이해할 수 있게 되지만, 그외 다른 대화들은 차단된다.

우리 몸에서도 많은 대화가 항상 진행 중이다. 여러분이 이 책을 읽으면서 앉아 있을 때, 기계적 수용기는 대부분 책 읽기와 관련 없는 감각 정보를 뇌에 계속 보고한다. 등에 셔츠가 닿아 있다는 정보, 숨을 쉴 때마다 갈비뼈가 움직인다는 정보, 의자에서 압력이 발생한다는 정보, 넙다리뒤근이 늘어난 위치에 있다는 정보를 전달한다. 여러분의 주의가 다른 곳에 있기 때문에 이러한 정보 대부분은 의식적 지각으로 바뀌지 않는다. 하지만, 주의집중은 감각정보에 비치는 스포트라이트처럼 활동하기 때문에 특정 몸 영역으로 주의를 집중하자마자 거기서 무슨 일이 일어나는지를 느낀다.

주의집중은 운동 수행에도 영향을 미친다. 공에 주의를 집중하지 않으면 공을 때릴 기회가 줄어든다. 특정한 몸 움직임에 주의를 집중하는 것은 어떨까? 예를 들어, 트레이너들은 종종 선수들에게 '엉덩근육을 동원해라', '엉덩관절을 접어라', '등을 똑바로 펴서 유지해라', '무릎을 들어 올려라'라고 말한다. 이러한 주의집중 지시는 수행력에 어떤 영향을 줄까?

가브리엘 울프Gabriel Wulf는 주의집중이 수행과 학습에 미치는 영향에 관한 권위자이다. 그녀는 두 가지 기본적 집중 형태인, 내적 집중과 외적 집중의 차이를 연구하였다. 내적 주의집중은 몸에 주의를 두는 것이다. 예를 들면, 던지는 동안 손목 동작에, 또는 점프를 하는 동안 엉덩관절 폄에 집중하는 것이다. 외적 주의집중은 던지려는 목표물이나 점프하면서 넘어야 할 머리 위 물체에 집중하는 것처럼, 몸 바깥에 주의를 두는 것을 말한다. 울프의 연구는 다양한 상황에서 외적 주의집중이 수행과 학습에 더 좋다는 것을 보여준다.[31]

예를 들어, 한 연구에서는 초보 달리기 선수들이 뒷다리를 펴는 것보다 발로 바닥을 밀어내는데 주의집중했을 때 더 빨리 달린다는 것을 발견하였다.[32] 외적 정보는 점프와 민첩성, 근력 수행을 향상한다고 알려져 있다.[33] 또한 외적 정보는 움직임 효율성과 달리기 경제성 증가와 심박수와 근활성도, 운동자각도 감소와 관련이 있었다.[34] 예를 들어, 달리기 선수들은 보행 기전에 집중했을 때와는 반대로 거리에 집중했을 때 힘들지 않게 운동한다고 느낀다. 외적 정보는 다트 던지기[35], 골프 샷 정확도[36], 균형과 자세[37]를 향상한다고 알려져 있다. 과제 시에는 과제 성취에 사용되는 특정한 몸 기전보다는 과제의 최종 결과에 초점을 두는 것이 더 좋은 것으로 보인다.

외적 집중과 내적 집중을 위한 정보들이 별다르지 않다는 것을 감안하면, 이런 연구 결과들은 놀랍다. 한 연구에서, 울프는 대상자들에게 스키와 비슷한 장치에서 균형을 유지하는 과제를 하도록 요구하였다.[38] 내적 주의집중군에는 '바깥쪽 발에 힘을 쓰라'고 지시했으며, 외적 주의집중군에는 '바깥 바퀴에 힘을 쓰라'는 지시를 주었다. 지시 정보는 아주 비슷했지만, 외적 주의집중군의 수행력이 더 좋았다. 왜 그랬을까? 울프는 내적 집중이 '움직임을 정상적으로 조절해야 하는 자동 운동조절 절차를 방해'한 것이라고 주장하였다. 대조적으로, 외적 주의집중은 몸이 '의식적 조절 시도 시 생기는 방해로 제약받지 않으면서 자연스럽게 자기조직화'를 일으킨다.[39] 다르게 말하면, 움직임을 하향식으로 조절하려 하면 훨씬 더 지능적인 상향식 과정이 방해를 받는다.

우리가 흔히 쓰는 말도 비슷하다. 프로 농구 선수가 경기 종료 신호가 울릴 때 슛을 쏘면 아나운서가 그 선수가 '무심결'에 슛을 쏜 것이라고 말할 것이다. 테니스 선수였던 내 어린 시절을 떠올려 보면, 경기에서 졌을 때 나의 변명은 상대 선수가 '정신줄을 놓고' 경기해서 진 거라고 말하곤 했다. 골프장을 배경으로 한 영화 케디쉑caddyshack에서 체비 체이스Chevy Chase는 골프의 핵심은 바로 '공이 되는 것'이라고 말했다. 그런데 반대 형태의 마음가짐은 머릿속에 너무 많은 정보를 집어넣는다. 연구에 따르면, 심지어 내적 주의집중이 전문가 집단에서도 판단능력을 질식시킨다.[40] 과도한 자기의식화를 하면 분석과 자유도 동결로 판단마비가 일어나는 경향이 있다. 닉 윙클먼Nick Winkleman은 전문가의 판단 질식이 마치 초보자 학습 상황처럼 일어난다고 지적한다. 연습할 때는 자연스럽고 힘이 들지 않는다고 느끼던 활동이 심리적 압박 상황에서는 갑자기 뻣뻣해지고 어색해지는 경험을 해본 적이 있을 것이다. 내적 주의집중으로 어떤 기술을 학습하면, 심리적 압박이 있는 상황에서는 내적 주의집중 전략으로 더 쉽게 바뀔 가능성이 있으며, 그로 인해 판단 질식이 일어날 기회도 증가한다.[41]

따라서 움직임을 수행하는 동안 의식적 마음의 역할은 목표를 성취하는데 필요한 움직임에 대해 생각하는 것이 아니라, 최종 목표에 정신적 집중과 감정적 집중을 유지하는 것이어야 한다. 이는 칙센트미하이가 설명했던, 동작이 노력하지 않아도 일어난다는 느낌에 해당하는 상태, 즉 몰입 상태와 비슷하게 들린다. 압박 상황에 들어서면 몰입 상태에 들어가는 것이 쉽지 않지만, 스트레스가 없는 놀이를 하는 동안에는 몰입으로 가는 접근 경로가 만들어진다.

주의해야 할 점이 하나 있다. 운동 수행이나 연습 도중에 내적 주의집중을 사용하면 안 된다고 말하는 것이 아니다. 내적 주의집중이 가끔 초보자에게, 그리고 몸 여러 부분으로 구성된 복잡한 움직임을 학습할 때는 유용할 수도 있다. 여러분은 대다수 프로 골프 선수가 스윙하는 동안 여러 지점에서 자기 몸이 하는 일을 정확하게 인지한다고 확신할지도 모르겠다. 하지만, 경기를 수행할 때나 수많은 연습을 하는 중에는, 스윙 방법이 아닌 목표에 집중한다.

움직임 '기능부전'과 '교정'의 복잡성

이제 움직임 수행에서 통증 쪽으로 방향을 바꿔보자. 부상 방지와 관련하여 기민성의 역할은 무엇일까? 빠른 속도에서 혹은 무거운 부하가 걸리는 조건에서 좋지 않은 몸 조절로 움직이면 근육 좌상이나 앞십자인대 파열 같은 외상을 입을 수 있다. 강한 힘이 가해질 때는 그 힘을 안전하게 처리할 좋은 기전이 필요하다. 달리기 같이 좀 더 부하가 약한 활동은 어떨까? 만약 보행 패턴이 이상적이지 않으면 반복 스트레스 부상의 위험이 커질까? 일상생활 움직임을 위해 '올바른' 형태의 스쿼트, 굽히기, 뻗기, 호흡하기가 필요할까? 이런 기본 움직임에 '기능부전'이 있으면 무릎이나 허리, 어깨에 통증이 생길까?

대부분 물리치료사는 그렇다고 대답할 것이다. 가장 일반적인 통증치료 모형은 운동병리kinesiopathology 치료를 목표로 하는 모형이다. 운동병리란 의미 그대로 '움직임으로 야기된 질병'을 의미한다. 다음은 지난 수십 년간 가장 영향력 있었던 물리치료사 셜리 샤먼Shirley Sahrmann의 말을 인용한 것이다.

> *특정 분절의 정확한 움직임을 유지하거나 회복하는 것이 근골격 시스템 통증을 교정하고 예방하는 데에 핵심이다. …* ***움직임이 이상적인 형태에서 벗어나면 퇴행성 변화가 일어날 가능성이 있다고 생각하는 것은 합리적 추론이다. 자동차 바퀴 움직임에 비유할 수 있다.*** *잘 회전하려면 바퀴 정렬이 좋아야 하고 균형도 맞아야 한다.*[42]

기계에 비유한 것에 주목하자! 샤먼에 따르면 지속되는 통증은 주로 움직임 손상으로 일어난다. 여기서 손상이란, 객관적 평가로 규명되며 움직임 교육으로 고쳐지는 것을 말한다. 예를 들어, 허리 통증은 잘못된 자세로 허리를 굽힐 때 발생할 수 있으며 치료는 적절한 굽히기 기술에 도움이 되는 운동들이다.

스쿼트나 런지 같은 기본 운동을 할 때 적절한 기술을 사용하여 운동하는 것에 의미를 두는 '교정 운동corrective exercise'에서도 비슷한 생각을 찾아볼 수 있다. 기본 움직임의 기능부전을 고치면 부상당할 기회가 줄고 체육관 밖에서의 수행력도 좋아진다는 가정이다. 가장 유명한 교정 운동 지지자 중 한 사람이며, 물리치료사이자 크로스핏 코치인 켈리 스타렛Kelly Starrett은 자신의 철학이 모든 사람은 각자의 기본 '수리 운동 또는 보수 운동'을 해야 한다는 전제에 기초한다고 하였다. 다시 한번 기계적 문제를 고친다는 전제에 주목하자.

이러한 교정 움직임 지지자들의 의견에는 좋은 점이 있다. 움직임 습관을 보면 어떤 몸 부분이 역학적 스트레스를 받는지를 알 수 있다는 것은 사실이다. 어떤 방식의 움직임은 분명 더 안전하고 더 효율적이며 우리는 가능하면 효율적이고 안전하게 움직이려고 노력해야 한다. 따라서 교정 운동 모형의 이런 기본 전제는 당연하다. 그러나 사실 교정 운동 방법은 움직임의 복잡성과 변이성 그리고 시간이 지남에 따라 스트레스에 적응하는 몸의 능력을 무시한다.[43] 9장에서 논의했던 자세에 관한 연구와 비슷한 많은 연구에서 이를 확인할 수 있다. 다음과 같은 내용이다.

1. 흔히 기능부전이라고 알려진 움직임 패턴들은 통증과 부상 위험 증가와 관련이 없다.
2. 특정 기능부전을 교정하기 위한 치료들이 일반적인 운동들보다 더 낫지 않았다.
3. 교정 운동 방법이 좋은 결과를 만들 수도 있다. 심지어 '교정'이 되지 않아도 말이다.

다르게 말하면, 통증을 줄이기 위해 협응 훈련을 해서 어떤 이득이 생겼다면, 아마도 기능부전을 고쳐서라기보다는 움직임을 가지고 놀아서인 듯하다.[44] 몇 가지 중요 사항을 요약해본다.

허리 통증

허리 통증은 흔히 엉덩이와 몸통의 협응을 개선하여 치료한다. 예를 들어, 치료사는 샤먼의 움직임 시스템 손상 모형에 따라, 몸을 앞으로 숙일 때 환자의 협응을 평가한다. 만약 엉덩관절의 굽힘 정도가 충분치 않으면 허리 척추에서 너무 많은 굽힘이 일어나는데, 이를 '허리척추 굽힘 손상'이라고 진단할 수 있다. 반대 문제는 '허리척추 폄 손상'으로 엉덩관절 폄 움직임이 제한되면 허리에서 폄 움직임이 더 많이 일어나 이를 보상한다. 치료는 통증을 일으킬 것으로 여겨지는 움직임 손상을 교정하는 것이다. 이러한 방식은 합리적인 접근이라고 여겨지며 통증이 있는 경우 도움이 될 수 있다. 하지만, 몇몇 연구는 이런 접근이 특정하게 진단된 협응 문제를 교정하지 않고 통증 부위 주변의 근력을 강화하거나 스트레칭하는 일반적인 운동들보다 더 좋은 것은 아니라고 주장한다.[45] 다르게 말하면, 폄 손상 때와 똑같은 방식으로 굽힘 손상을 치료할 수 있으며, 같은 결과를 만들 수 있다. 다른 연구들에서는 허리 통증 치료를 위한 다른 운동조절 접근법에 대해 같은 연구 결과를 얻었다.[46] 이런 연구 결과를 기반으로 많은 전문가들은 기능부전이라고 이름 붙여진 움직임 패턴이 아마도 건강하고 정상적인 움직임 형태라고 판단했다.

다른 흔한 통증 치료는 '근육 불균형muscle imbalance'의 교정이다. 예를 들어, 엉덩이와 허리 통증은 흔히 약한 엉덩근육과 넙다리뒤근의 과한 활동 탓으로 여긴다. 엉덩근육의 근력을 강화하는 것이 가장 유행하는 치료이다. 허리 통증이 있는 내 고객도 이런 말을 들은 적이 있다고 했다. 하지만, 이런 생각은 생역학적 근거가 약하다. 연구에 따르면 통증은 엉덩근육이 덜 활동하는 것이 아니라 더 많이 활동하는 것과 상관관계가 있다.[47] 따라서 엉덩근육의 근력을 강화하는 것이 통증에 도움이 될 수는 있지만, '불균형'이 교정되어서 좋아진 것은 아닌 듯하다.

허리 통증을 위한 좋은 치료라고 알려진 필라테스나 요가는 부분적으로 이 운동이 엉덩이와 코어 협응을 향상한다는 생각에 기초한다. 하지만, 허리 통증을 위한 이 운동들의 효과에 관한 연구에서도 앞서 보았던 패턴이 반복된다. 필라테스와 요가가 통증에는 도움이 되지만, 일반적인 운동들보다 더 나은 것은 아니다.[48]

무릎 통증

무릎 통증은 주로 안쪽으로 무너지는 무릎이나 바깥 경로로 움직이는 무릎뼈 같은 움직임 기능부전 패턴 때문에 발생한다고 여긴다. 관련 생체역학은 복잡하지만, 무릎 통증은 넙다리네갈래근과 엉덩근육의 약증과 관련이 있다고 밝혀졌다.[49] 이런 근육을 강화하는 운동은 무릎 통증에 효과가 있지만,[50] 이러한 효과가 무릎의 생체역학이 바뀐 것 때문에 나온 것은 아니다.[51] 예를 들어, 흔히 '기능적이지 않다'고 놀림을 받는 운동 장비에서의 단순한 무릎 폄 운동도 무릎 통증에 도움이 된다.[52] 그 기전은 아마도 조직 상태, 부하에 견디는 능력, 감각 인지의 변화인 것으로 생각된다.[53] 아니면 아마도 운동이 통증 부위의 정체된 회복 과정이 재활성화하는 데 도움이 되었거나, 지속적인 통증 민감성 고리에서 탈출하는 데 도움이 되었을 수도 있다. 이러한 관점에 기반하여, 그레그 레만Greg Lehman 같은 물리치료사는 사람들이 미세한 생체역학적 문제를 걱정하며 시간을 보내기보다는 관련 관절의 전반적인 건강과 기능을 향상하는 일에 더 많은 시간을 보내라고 권한다. 이렇게 비교적 간단한 전략은 때로는 이런 말로 표현되기도 한다. "그냥 부하를 가하라!"

어깨 움직임과 통증

치료사들은 종종 팔을 머리 위로 올리는 동안 어깨뼈 움직임을 평가한다. '날개'처럼 돌출된 어깨뼈를 어깨 통증의 잠재적 원인으로, 그리고 보기 흉하다고 여긴다. 하지만, 연구에 따르면 못난 어깨뼈 움직임과 통증 사이에는 상관성이 없다.[54] 다른 연구에서는 어깨 통증을 위한 운동조절 치료가 효과적이지만, 실제로 어깨 움직임이 바뀌어서 그런 것은 아니라고 하였다. 다르게 말하면, 치료 후에 더 좋아졌다고 느낀 사람들은 질적으로 더 잘 움직이지 않았으며 심지어 몇 사람은 움직임이 더 나빠졌다.[55]

최근 한 연구에서는 기능부전이라고 알려진 대부분의 어깨뼈 움직임 패턴이 '정상 움직임의 변이'일 수 있다고 주장하였다.[56] 어깨 움직임은 매우 복잡하기 때문에 간단한 객관적 검사 몇 가지로 움직임의 옳다와 그르다를 구분할 수는 없다. 어깨 복잡성을 인정하면 치료는 실제로 더 간단해진다. 어깨 움직임을 한 가지 이상적인 형태에 맞추려고 애쓰는 대신, 치료사들은 단순하게 어깨의 전반적인 가동성, 근력, 기능성을 향상하고 시스템이 자기조직화하도록 두어야 한다. 그레그 레만은 이러한 접근법이 종합적 움직임 역량을 발달시키는 방법이라고 주장한다.

달리기 교정

달리기 선수들은 보폭을 짧게 하고, 분속수를 올리고, 뒤꿈치 닿기 달리기 패턴을 바꾸라는 이야기를 종종 듣는다. 이런 충고는 유명한 포즈POSE 달리기와 치Chi(기) 달리기 방법, 그리고 베스트셀러 『본투런』에서도 특별히 언급된다. 켈리 스타렛은 이 문제에 대해 특히 강하게 의견을 피력한다. "만약 뒤꿈치 패턴으로 달리고 있다면 즉시 멈추어야 한다. 그런 달리기 패턴이 당신을 잡아 먹고 있다."[57] 뒤꿈치 달리기 패턴이 살을 갉아먹는 박테리아만큼 나쁘다고? 그런 경각심을 입증한 연구는 없다.

뒤꿈치가 먼저 닿는 달리기 패턴은 부상률 증가와 관련이 없으며[58], 대부분 사람이 달릴 때 사용하는, 에너지 측면에서 가장 효율적인 방식이다.[59] 대다수의 달리기 선수들과 엘리트 하프마라톤 선수들의 75% 정도가 뒤꿈치로 달리는 사람들이다.[60] 게다가 정확한 달리기 폼으로 달리는 것이 부상을 막지 못하고, 선수들의 속도를 늦추며, 효율성을 떨어뜨린다.[61] 몇몇 연구에서는 선수들에게 자신들의 습관적 보폭 길이를 바꾸라고 요구하였다. 그 결과 같은 속도로 달렸을 때 더 많은 산소가 필요하다는 것을 알아냈다.[62] 예를 들어, 16명의 철인 3종 경기 선수를 대상으로 뒤꿈치 닿기에서 발 앞부분 닿기로 바꾸라고 권고하는 POSE 달리기 방법에 대한 전문 지도를 시행했다. 12주 후 발 앞부분 닿기는 아주 비효율적인 것으로 나타났다.[63] 실제로 달리기 폼을 바꾸려 노력하지 않고, 단지 달리기 폼에 주의를 주는 것도 효율성 감소와 관련이 있었다.[64]

맨발 달리기 지지자들은 뒤꿈치 달리기가 쿠션 신발을 신었을 때만 효과가 있다고 주장한다. 미니멀리스트 신발은 발 중간 부분이나 앞부분 닿기를 촉진하는 경향이 있는 것은 사실이지만, 부상을 낮춰주거나 수행력을 더 좋게 만드는 것은 아니다. 발 앞부분 닿기는 무릎으로 가는 역학적 스트레스를 줄여줄 수 있지만, 발과 발목 또는 아킬레스 힘줄에 가해지는 스트레스와 부상은 높인다.[65] 이런 정보가 주는 요점은 여러 가지 달리기 방법이 있으며 각 방법마다 득과 실이 있다는 것이다. 여러분에게는 여러 형태의 바닥에서, 여러 속도로, 여러 신발을 신고 달리면서, 가능한 한 많이 달려보고 자기에게 맞는 가장 좋은 방법을 찾을 기회가 있다.

발의 엎침(회내)은 또 다른 논쟁거리이다. 과도한 발 엎침은 좋지 않으며, 발과 무릎, 엉덩이, 심지어 허리에서의 과사용으로 인한 부상을 일으킨다는 의견은 오랜 기간 이야기되는 내용이다. 하지만, 수십 년에 걸친 연구 끝에, 과도한 엎침은 안쪽 정강뼈 스트레스 증후군과 무릎 통증에 대한 강한 위험인자가 아닐 수도 있다는 결과가 나왔다.[66] 설령 과도한 엎침이 부상 위험과 의미 있는 상관관계가 있다 하더라도 보행 패턴 교정이 이 문제를 해결하는가에 대한 의문은 여전히 남아 있다. 만약 엎침되는 경향이 발과 발목의 뼈 구조로 인해 생긴 것이라면, 바꿀 수 있는 것이 아니다. 보조기로 엎침을 바꾸면 되지 않을까? 보조기가 부상 위험을 감소할 수 있다는 것은 사실이지만, 그

보조기가 맞춤형인지 아니면 처방 없이 살 수 있는 기성품인지는 중요한 문제가 아닌 것으로 보인다.[67]

엎침을 줄이기 위해 특별히 설계된 신발을 살 수도 있다. 하지만, 연구는 신발이 항상 설계자가 의도한 대로 생역학적 효과가 있는 것은 아니라고 말한다. 예를 들어, 몸은 어느 정도 지면에서 올라오는 되먹임을 받기를 원하는데, 쿠션을 통해서는 그 되먹임을 받기 어려워서 충격이 줄지 않는다.[68] 달리기 신발, 보행, 부상 사이의 관계에 대한 뛰어난 전문가인 벤노 니그Benno Nigg에 따르면, 발에 '선호하는 움직임 경로'가 있다고 한다.[69] 그래서 달리기 선수들은 다른 신발로 바꿔 신어도 자신들이 선호하는 경로를 계속 추구한다.[70] 이런 논리로 보자면 부상을 방지하는 가장 좋은 신발은 선호하는 경로를 촉진하는 신발이며, 그냥 단순히 가장 편안한 신발을 고르는 것으로 결정하면 된다. 니그의 연구 중 한 연구에서는 경험한 편안함을 근거로 깔창을 선택하게 했던 선수들이 대조군보다 부상이 더 적었다.[71] 이 연구와 이 문제의 복잡성에 대한 40년 이상의 관찰에 근거를 둔, 니그의 실용적 충고는 단순하다. 네다섯 켤레의 신발을 신고 매장을 달려본 다음, 가장 좋다고 느끼는 신발을 선택하라는 것이다.

일반적인 움직임 기술과 기능적 움직임 검진

FMS(Functional Movement Screen, 기능적 움직임 검진)는 물리치료사 그래이 쿡Gray Cook이 운동선수들의 부상을 방지하고 수행력을 향상하기 위해 개발한 검사법으로 7가지 기본 움직임 패턴 평가로 되어 있다. 하체를 평가하는 움직임 패턴 세 가지(스쿼트, 런지, 한발 균형)와 코어 안정성을 평가하는 두 가지(푸시업과 회전 안정성) 그리고 어깨 가동성을 평가하는 한 가지이다. 각 움직임은 간단한 객관적 기준에 따라 0~3점 척도로 점수를 매긴다. 2점 미만인 움직임은 기능부전으로 판단하고, 어떤 방식으로든 부하가 실리기 전에 특별한 운동을 통해 교정해야 한다. 쿡의 기본 원리 중 하나는 기능부전이 부상 위험을 증가시키기 때문에 '기능부전 상태에 피트니스를 집어넣지 말자'는 것이다. 이 생각은 연구로 지지되지 못했다. 낮은 FMS 점수는 부상 위험과 상관관계가 없었으며,[72] 다양한 운동 수행력, 민첩성과 수직점프, 전력 질주 시간, 엘리트 운동 수준을 예측하는 능력도 없었다.[73] 이런 연구 결과가 나오는 이유는 FMS 움직임 기술들이 경기장으로 전이되지 않기 때문으로 판단된다.[74] 다르게 말하면, FMS는 기민성을 검사하지 않고 실제 협응 움직임을 흉내 내는 특정 폼을 평가한다.

움직임 기술 가지고 놀기: 교정이 아닌 선택

그렇다면 이 모든 연구가 기민성은 부상을 예방하거나 통증을 치료하는데 중요하지 않다는 것을 의미하는 걸까? 내 생각에는 다음과 같이 생각하는 것이 더 좋은 해석인듯하다. 기민성은 중요하지만, 몇 가지 객관적 검사로 측정하기가 매우 어려우며 간단한 방법으로 쉽게 '고치기' 어렵다고 보는 것이 좋겠다. 번스타인은 협응 움직임을 조화롭게 연주되는 교향곡에 비유하였다. 몇 가지 측정치로 모차르트 음악의 질을 평가할 수 있을까? 우리는 미적 직관을 통해 베토벤과 비버 음악을 쉽게 구별할 수 있지만, 그런 판단은 정확하지도 않고 보편적이지도 않다. 이와 비슷한 사례가 바로 좋은 움직임에 관한 진실이다. 좋은 움직임을 보면, 우리는 그것이 좋은 움직임인지를 알지만 어떻게 측정하는지는 모른다. 아직까지는 그렇다! 교정 모형에 관한 또 다른 문제는 이 모형이, 뒤꿈치 당기나 몸을 앞으로 숙일 때 허리가 굽혀지는 동작, 즉 건강하고 유용한 정상적인 움직임을 무슨 악마처럼 대할 가능성이 있다는 점이다.[75] 이런 움직임 관련 두려움인 운동

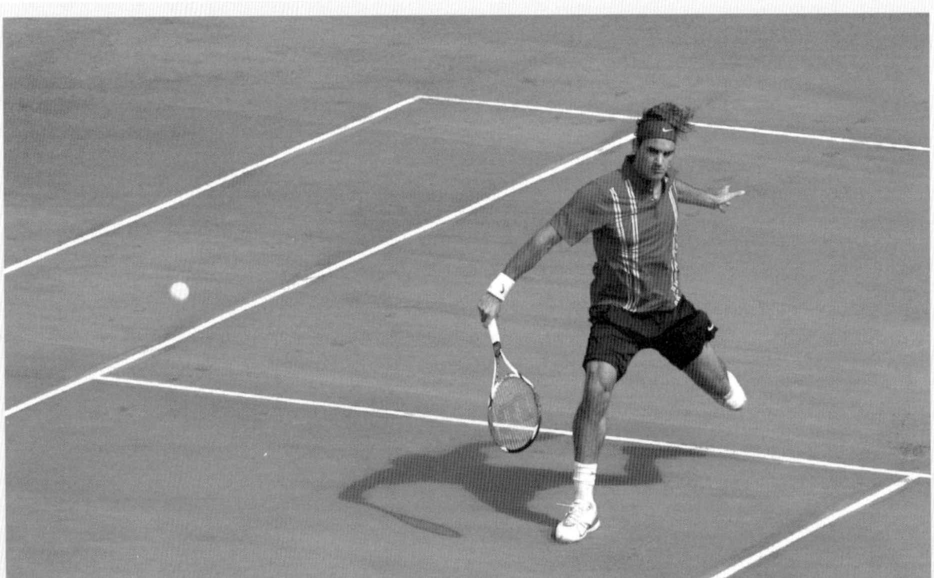

그림 10.4 페더러가 잘 움직인다는 것을 알아 보기 위해 정형화된 평가를 시행할 필요는 없다.

공포증kinesophobia과 플라시보 효과의 반대인 노시보nocebos 효과에 대해서는 통증 관련 장에서 살펴보자.

이러한 약점이 있다고 해서, 교정 방법에서 얻을 것이 없다고 결론내리는 것은 옳지 않다. '바른' 방식으로 움직이는 법에 대한 권고가 일반적으로 강제적인 것은 아니지만, 미지의 선택사항으로 향하는 길을 가르쳐 줄지도 모른다. 예를 들어, 척추를 완벽한 중립 위치에 두고 스쿼트하는 것이 필수적인 것은 아니지만, 스쿼트 시의 몸 인식과 기능적 변이성을 향상하는 데에는 도움이 될 수 있다. 달리기할 때 꼭 발 앞부분으로 달려야 하는 것은 아니지만, 현재의 달리기 기법에 문제가 있다면 시도해볼 만한 일이다. 같은 이유로 양말을 집을 때 허리를 굽히는 것을 걱정할 이유는 없다. 만약 굽히는 것이 아프면 엉덩관절 유연성을 늘리는 것이 도움이 될 것인지 아닌지를 생각하면 된다. 만약 이 방법이 먹히지 않으면 다른 방법으로 해보는 것이다. 만약 팔을 뻗을 때 어깨 통증이 있으면 어깨뼈 조절을 향상하기 위한 운동이 논리적 치료 방법이다. 하지만 여러 선택 사항 중 하나일 뿐이다. 따라서, **목표는 움직임 해결방안에 대한 목록을 줄이는 것이 아니라 확장하는 것**임을 기억하고 움직임 기술을 가지고 놀이를 해본다는 관점으로 교정 운동을 바라봐야 한다. 교정이 아니라 선택의 관점으로 생각해야 한다.

CHAPTER

11

통증

PAIN

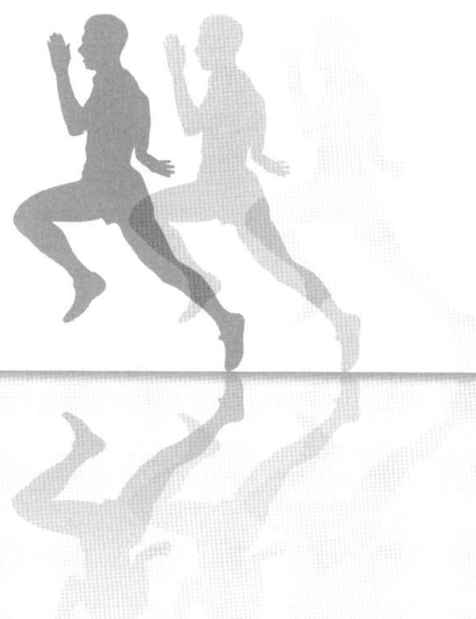

우리는 가늠할 수 없을 만큼 신기하고 오묘하게 만들어졌다.

로이머 모슬리 LORIMER MOSELEY

통증은 선택이다.

라마찬드란 V.S. RAMACHANDRAN

통증은 뇌의 복잡한 활동으로 만들어지는 의식적 경험이다. 뇌는 1,000억 개가 넘는 뉴런으로 되어 있으며, 각 뉴런은 평균적으로 이웃 뉴런 7,000개와 시냅스로 연결되어 있다. 한 뉴런이 발화하면 인접한 뉴런들을 억제하거나 흥분시켜 또 다른 뉴런의 활동 양상을 바꾸며, 이러한 과정이 계속 이어진다. 뉴런들의 이런 복잡한 연결성은 뉴런들이 거의 무한에 가까운 조합으로 발화할 수 있다는 것을 의미하며, 이 규모는 우주의 원자 수보다 더 크다고 추정한다.

지금 여러분의 머리에서 일어나고 있는 뇌 활동 패턴이 어떻게 움직이고, 생각하고, 느끼는가를 결정하는 데 도움을 준다. 또 어떤 것은 파란 하늘을 볼 때의 느낌을 만들며, 다른 것은 약간 어두운 하늘을 볼 때의 느낌을 만든다. 어떤 것은 초콜릿 맛을 경험할 수 있도록 한다. 다른 것은 과거의 기억이나 미래에 대한 두려움을 떠올리게 한다. 그리고 뇌 활동의 어떤 패턴은 통증에 대한 느낌을 만든다. 이 활동은 뇌의 여러 영역에서 기억과 기대, 두려움, 목표, 움직임과 관련된 영역에 넓게 분산되어 있다. 따라서 뇌에는 특정한 '통증 담당 센터'가 없으며 통증을 멈출 수 있는 단순한 스위치도 없다.

대부분 통증은 다음과 같은 방식으로 일어난다. 몸 한 부분이 손상 받는다. 손상 부위에 있는 감각수용기가 그 손상을 감지한다. 위험 신호가 뇌로 전달된다. 뇌는 그 신호를 읽고 보호 반응의 필요성을 인지하여 통증을 만드는 방식으로 반응한다. 그래서 통증은 고도로 정교화된 경고 시스템의 결과로 생각된다.

통증으로 이어지는 생리적 사건들이 복잡하기는 하지만, 모든 통증이 불가사의한 것은 아니다. 바로 아픈 곳에서 가시를 찾으면 통증은 쉽게 설명된다. 어제 넘어졌다면 오늘 무릎이 아픈 이유를 안다. 심지어 통증 원인이 분명하지 않을 때는 부러진 뼈나 찢어진 인대를 찾을 수 있는 세밀한 의학적 검진이나 엑스레이 검사를 통해 원인을 찾을 수도 있다. 따라서 모든 통증이 다 복잡한 것은 아니며, 환원주의적 '생의학' 치료 접근법이 많은 경우에, 특히 특정한 질병이 있는 상황에서는 효율적이다.

하지만, 어떤 통증의 원인은 갈피를 잡기 어렵다. 어떤 통증이 왜 생기고, 왜 사라졌는지를 설명하지 못했던 경험을 떠올려보자. 목에 근육 경련이 생겨 잠에서 깨기도 하고 갑자기 허리를 삐끗하기도 한다. 몇 년 동안 쉽게 달렸던 길을 달리더라도, 갑자기 무릎 통증이 생겨 달리기를 방해하기 시작한다. 또 일하다가 어깨뼈 사이에 심한 통증이 생겼다가 이유 없이 갑자기 사라지기도 한다. 움직이면 엉덩이 쪽이 아프고, 통증이 엉덩이와 다리 뒤쪽으로 내려오거나 또는 엉치엉덩관절 쪽으로 올라가기도 한다. 혹은 매일 매시간 강도와 위치가 바뀌는, 몸 여러 부위에 광범위하게 퍼져 있는 통증이 있을 수도 있다. 이런 예에서 볼 수 있는 모호함은 내 센터에 오는 고객 대다수를 포함하여, 만성 통증을 호소하는 환자들의 상당 비율에서 전형적으로 나타난다. 사실 개인적으로는 최소 몇 주 동안 위의 문제 대부분을 경험한 적이 있다. 20대 때 지속적인 허리 통증이 있었는데, 50세인 지금은 그 문제에서 벗어났다. 나이를 먹어서 그런 것이 아니다. 평균적으로 허리 통증은 60세까지 많이 발생하다가 그 이후로는 감소한다.[1] 이러한 내용이 의미하는 바는 모든 통증의 원인을 국소 조직 손상 탓으로 돌릴 수 없다는 점이다. 그보다, 통증은 더 복잡한 어떤 것, 이를테면 통증 경고 시스템 자체와 관련 있는 다양한 많은 요인 간의 상호작용으로 생길 수 있다.

이후에 살펴보겠지만, 통증 시스템은 적응적이며 잠재적 위협에 대한 민감도 수준은 항상 변한다. 심지어 민감도는 신체 조직이 동일한 상태로 남아 있을 때도, 짧은 기간 동안 극적으로 올라갔다가 내려올 수 있다. 안타깝게도 이런 사실들은 통증 원인이 구조에 있다는 데 초점을 두는 주류 의학 임상에서 자주 무시되기도 한다. 그래서 환자들이 특정한 부상과 연결지어 생각할 수 없는 통증을 보일 때는 납득되지 않는 설명을 듣게 된다. 예를 들면, 나쁜 자세와 좋지 않은 정렬, 약한 코어, 나이, 뻣뻣한 근육, '반흔 조직', 기능부전 움직임 패턴 등이다. 이전 장에서 이러한 진단에 의구심을 갖는 근거들을 살펴보았다. 이번 장에서는 통증의 잠재적 복잡성을 이해하는 데 도움이 되는 몇 가지 대안들을 살펴볼 것이다.

시작 전에 주의할 사항이 있다. **통증이 특정한 국소 질환으로 설명될 수 없다 하더라도 늘 전문가에게 그 병을 알리고 보여주어야 한다. 통증을 치료하기 위해 이 책에서 제안하는 충고들을 적용해보기 전에 꼭 자격을 갖춘 의료 전문가와 먼저 상의해야 한다.**

통증의 기능

통증의 목적은 보호이다. 만약 달리다가 발목을 삐었다면, 통증 때문에 달리기를 멈추고 절뚝거리게 된다. 그러면 발목은 쉴 수 있고 회복할 수 있다. 4장에서 설명했던 스트레스 반응처럼, 통증은 지각한 응급상황에 몸이 반응하도록 돕는 것이다. 실제로 일부 전

문가들은 통증을 스트레스 반응의 한 형태로 본다.[2]

통증의 보호 기능은 통증 없는 삶을 상상해보면 분명히 알 수 있다. 어떤 사람들은 선천성 무통각증을 가지고 태어나는데, 이 말은 통증을 전혀 느낄 수 없다는 것을 뜻한다. 단편적으로 보면 좋은 문제처럼 들리지만, 치러야 할 비용이 이득보다 훨씬 많다. 선천성 무통각증이 있는 사람들은 식사하면서 혀를 깨물기도 하고, 느끼지 못하는 상황에서 3도 화상을 입고, 몸이 무너질 때까지 다리가 골절된 것을 알지 못하기도 한다.[3] 이 사람들은 불편한 것을 전혀 모르기 때문에 앉아 있거나, 일어서 있을 때 꼼지락거리지도 않는다. 결국 관절에 반복적인 스트레스가 축적되고 젊은 나이에 심한 퇴행성 관절 질환으로 진행한다. 안타깝게도 흔히 젊은 나이에 사망한다.

이런 사실을 통해 통증이 건강, 기능, 생존에 필수임을 명확하게 알 수 있다. 유용한 비유는 통증이 신체적 위협을 감지하고 보호 행동을 개시하는 내부 경보 시스템의 일부라는 비유이다. 다음 흥미로운 질문들을 생각해보자. 만약 여러분이 실제로 걱정하는 사람을 위해 경보 시스템을 설정한다면, 민감도를 어느 정도 수준으로 설정할 것인가? 만약 경보 수준을 머리카락 움직임에 맞춰 놓는다면, 신체적 위험에 대해 강한 보호를 받을 것이다. 이것은 좋은 일이다. 하지만, 잘못된 경보를 받고 더 많은 통증에 시달릴 수도 있다. 이것은 좋지 않은 일이다. 만약 민감도를 낮추면 사소한 위협에는 방해를 받지 않겠지만 재앙을 방지하는 것에는 실패할 위험을 감수해야 한다. 그래서 몸의 다른 생리적 상태와 마찬가지로 통증 경보 시스템의 민감도를 설정하는데에도 균형을 이루어야 한다. 많은 다른 인자에서 오는 정보를 기반으로, 고려해야 할 사항들의 균형을 맞추기 위해 시스템 작동 양상을 지속해서 조절해야 한다.

기초 통증 생리학

다음은 기초 통증 생리학에 대한 간단한 설명으로, 위협 자극에 대해 민감도가 어떻게 변화하는지에 중점을 두어 살펴보자. 먼저 신경 시스템의 3가지 수준[4]을 살펴보는 것으로 시작한다. (1) 잠재적 위협을 감지하는 말초신경, (2) 위협에 대한 감각 정보를 증폭하거나 억제하는 척수, (3) 다른 근거에 비추어 감각 정보의 의미를 해석한 다음 보호를 위해 통증이 필요한지를 판단하는 뇌이다. 이러한 여러 신경 시스템들이 단독으로 어떻게 작동하는지를 살펴본 후, 각 부분이 어떻게 의사소통하는지를 살펴보고, 내분비 시스템과 면역 시스템 같은 다른 보호 시스템과 신경 시스템이 어떻게 상호작용하는지를 더 살펴볼 것이다. 세부적인 사항들은 다소 복잡하지만, 정보들을 모두 합치면 아주 간단하고 상식적인, 통증에 관한 큰 그림이 형성된다.

말초신경: 위협 감지

유해자극 수용기라고 불리는 감각수용기들은 몸 전체의 신경종말에 위치한다. 이 수용기는 잠재적 위협을 감지하며 역학적 힘, 온도 변화, 염증 관련 화학적 상태, 부상, 과도한 근육 작용으로 작동된다. 유해자극 수용기가 작동하면 뇌에 도달하는 혹은 도달하지 않는 신호가 전달되며, 그 부위를 보호하는 데 통증이 꼭 필요한가 아닌가를 뇌가 판단한다.[5]

유해자극 수용기는 발화 역치를 가진다. 팔을 가볍게 접촉하면 흥분하지 않지만, 강하게 치면 흥분한다. 역치는 여러 기전에 의해 낮아질 수 있는데 특히 염증이 있는 경우에 그렇다. 이 경우 '통각과민증hyperalgesia'이 유발될 수 있다. 통각과민증은 원래보다 더 아프게 느끼는 상태이다. 햇볕에 탄 어깨나 삔 발목처럼 염증이 있는 부위를 가볍게 만지기만 해도 심각한 통증이 나올 수 있다는 것은 개인적 경험을 통해 알고 있을 것이다. 염증이 진정되면 부상 부위의 민감도가 정상 수준까지 내려간다. 하지만, 유해자극 수용기는 과거 부상에 대한 '기억'을 가지고 있을 수 있다. 민감도가 높아져 있는 기간에 유해자극 수용기들은 추후 비슷한 트라우마가 있을 때 더 강하게 반응하도록 만드는 어떤 변화를 일으킨다.[6] 두 번째로 발목을 삘 경우 손상은 같더라도 유해감각과 통증이 더 심해질 수 있다는 것을 의미한다. 유해감각 신호는 신경 종말이 아닌 신경 중간에서도 생길 수 있다. 이를 딴곳유해감각ectopic nociception이라고 하는데, 통증이 '딴 위치'에서 발생했다는 의미이다.[7] 신호가 발생한 곳을 알 수 없기 때문에 딴곳유해감각이 생기면 신경 시스템 상위 수준에 혼란이 생긴다. 만약 신경이 신경뿌리 가까이에서 자극되었다면 신경종말에 가까운 곳에서 유해감각을 느낄 것이다. 이는 어디가 아픈지를 안다고 해서 꼭 거기에 문제가 있다고 말하면 안 되는 여러 이유 중 하나이다.

척수의 뒤뿔: 위협 신호 심사

유해감각 신호들은 척수로 가서, 척수 뒤뿔에서 만난다. 뒤뿔은 위험 신호를 억제하거나 증폭하는 '관문' 역할을 한다. 나는 척수가 중간관리자라고 생각한다. 척수는 부하직원들의 정보를 모으고, 어떤 문제는 무시하고, 어떤 문제는 즉시 해결할지, 아니면 상사에게 보고해야 할지를 결정한다.[8] 예를 들어, 우리가 딱딱한 면에 앉아 있으면, 유해자극수용기가 엉덩이와 관련된 잠재적 문제를 보고하지만, 통증을 느끼지 못한다. 뒤뿔이 그 신호를 무시하거나, 몸을 꿈틀거려 압력을 다른 부위로 보내는 식으로 문제를 해결하기 때문이다.[9]

뒤뿔 민감도가 증가할 수도 있는데, 그렇게 되면 뇌에 위험 신호를 보고할 가능성이 높아진다. 이를 중추민감화central sensitization라고 하며, 많은 만성 통증 사례에서 핵심 기전으로 작동한다.[10] 중추민감화는 통증이 퍼지게 만들기도 하는데, 뒤뿔이 말초신경에서 신호를 받아 위험 신호를 증폭하기 때문에 발생한다.

중추민감화는 손상에 대한 정상적이고 건강한 반응이다.[11] 뒤뿔이 어떤 문제에 대해 알게 되면 관련된 뉴스 채널의 볼륨을 높이는 셈이다. 손상이 치유되고 유해감각 수준이 감소하면 뒤뿔은 민감도 수준을 기초선으로 되돌려야 한다.[12] 그런데 말초신경과 마찬가지로 뒤뿔도 경험을 통해 배울 수 있으므로 과거 트라우마 '기억'을 간직하고 비슷한 자극에 대한 민감도를 올린다.[13]

하행 조절

하행 조절descending modulation은 뇌가 척수 뒤뿔의 민감도를 바꾸려고 활동할 때 일어나며, 그로 인해 유해감각이 억제되거나 증폭된다.[14] 중간관리자 비유를 다시 떠올리자. 하행 조절은 중간관리자에게 중요한 것이 무엇인지를 알려주는 어떤 조직의 대표이다. 로이머 모슬리는 하행 조절이 특정 자극으로 생긴 위협과 관련하여 뇌가 말초에서 일어난 일에 대해 '이차-추측'하는 방식이라고 하였다. 뇌는 실제 위협인지 아닌지에 대한 정보를 더 많이 가지고 있기 때문에 뇌가 이차-추측하는 것은 이해가 된다. 뇌가 가지고 있는 정보는 기억, 일반적 지식, 다른 감각 정보 등이다. 고중량 데드리프트를 할 때 허리가 뒤틀리는 듯한 느낌을 받았다고 가정해보자. 또 작년에 2주 정도 허리 통증으로 고생한 적이 있는데, 허리 통증이 생기기 직전에도 비슷한 느낌이 있었다는 것을 떠올렸다고 가정해보자. 다음 운동 세트를 할 때, 뇌는 잠재적 위험 신호를 주의 깊게 듣고 있을 수도 있다. 이것을 하행 촉진이라고 한다.

이와 반대되는 과정을 하행 억제라고 하며, 뇌가 그런 신호에 관심이 없고 들으려고도 하지 않는 것을 말한다. 뇌는 격렬한 운동, 심부조직마사지, 포식자에게서 전력 질주로 도망가는 것처럼, 의미 있는 유해감각을 만드는 많은 활동이 사실은 건강한 것이라는 점을 안다. 각각의 경우에 뇌는 유해감각을 만드는 그 활동을 촉진하기를 원하며, 위험 신호를 차단한다. 이 과정은, 통증 교육자 데이빗 버틀러David Butler가 '뇌 안의 약품상자'라고 부르는, 카나비노이드 물질과 오피오이드 물질에 의해 일어난다. 이 두 물질은 척수로 내려가 위로 올라오는 유해감각의 흐름을 차단한다. 이 약물들은 사람들이 응급 상황에서 느끼고 싶어 하지 않는 치명적 손상 시에 통증을 완전히 떨어뜨려 줄 정도로 강력하다. 철인 3종 경기를 하는 사람들은 특히 강력한 통증 억제 시스템이 있다고 알려져 있다.[15] 이 시스템 덕분에 보통 사람들이 최악의 벌이라고 생각하는 일을 견디고 심지어 즐기기까지 한다. 그들은 뛰어난 내부 약품 상자를 가지고 있다. 여러 만성 통증 상태에서는 하행 억제 시스템이 잘 작동하지 않는다. 그래서 섬유근육통, 과민성대장증후군, 턱관절 장애가 있는 사람들은 전형적으로 격렬한 운동이나 심부조직마사지에 잘 반응하지 않으며 오히려 더 아프게 만든다.[16] 이 불행한 상황 때문에 움직임으로 놀이하는 것이 더 어려워진다. 왜냐하면, 너무 많은 신체 스트레스와 너무 적은 신체 스트레스 사이의 최적구간이 극도로 좁아지기 때문이다.

통증과 뇌

유해감각 신호가 뇌에 도달하면 신경 활동 경로들은 더 다양해지고 복잡해진다. 여러 뇌 영역, 예컨대 감각식별, 감정, 두려움, 기억, 인지, 움직임에 관여하는 영역들이 수평적으로 활동한다. 이 영역들을 한데 모아 통증 매트릭스 또는 뉴로매트릭스neuromatrix라고 부른다.[17] 이 매트릭스가 어떤 식으로 작동하면 우리가 통증을 느끼는데, 불가사의한 방식으로 작동한다. 뇌 신경활동이 어떻게 그리고 왜 의식 경험으로 바뀌는지는 아무도 모른다.[18] 하지만, 통증과 관련된 신경 활동의 목적에 대해서는 좀 더 알고 있다. 로이머 모슬리에 따르면, 뇌는 위협과 관련 있는 정보를 처리하면서 근본적으로 이렇게 묻는다고 한다. "이 정보가 실제로 얼마나 위험한거지?" 그리고는 보호를 위해 통증이 필요한가를 결정한다고 한다.[19] 이를 위해 뇌는 환경적, 사회적, 기능적 맥락은 물론, 위협과 관련된 모든 근거를 고려한다. 이것이 왜 뇌의 수많은 부분이 통증을 만드는 일에 관여하는지에 대한 설명이기도 하다. 또한, 왜 유해감각을 제외한 다른 감각과 감정, 인지, 기대 같은 수많은 요인이 통증 지각에 영향을 주는가를 설명해준다. 다음은 이 요인들이 통증에 미치는 영향을 자세히 다룬 연구를 요약한 내용이다.

감각 정보

눈은 몸에 위협을 주는 정보에 대한 좋은 정보원이다. 본 대로 믿는다. 공포 영화를 볼 때 우리가 칼에 찔린 것이 아닌데도 몸이 반응한다. 못이 작업화를 관통한 뒤에 발에 끔찍한 통증이 있어 응급실에 방문한 건설노동자에 대한 흥미로운 사례 보고가 있다. 작업화를 벗겼더니 실제로는 발을 관통한 것이 아니라 못이 발가락 사이를 지나간 것으로 확인되었다.[20] 통증과 시각입력 사이의 연결은 통제된 실험 연구에서도 확인되었다. 피부에 달린 파란 막대를 누르면 같은 온도를 느끼는데 빨간 막대를 누르면 더 뜨겁다고 느낀다.[21] 주사를 맞을 때 팔을 쳐다보는 것보다 주삿바늘을 쳐다보면 더 아프다고 느낀다.[22] 허리 통증이 있을 때 거울을 보면서 허리를 숙이면 덜 아프다.[23] 관절 생김새에 관한 시각 환영illusions은 여러 다양한 상황에서 통증을 조절하는 것으로 나타났다.[24]

만지는 느낌, 즉 기계적 감각도 통증에 큰 영향을 미치며, 대개 통증을 감소시킨다. 여러 가지 접촉 치료, 마사지나 초음파, 키네지오테이프, 폼롤링, 그냥 아픈 곳 문지르기가 효과적인 단기간 통증 치료인 이유이다. 기전은 주의돌리기이다. 위협적이지 않은 감각이 입력되면 신경 시스템은 주의를 그 감각으로 돌린다. 만약 그 감각이 새롭거나 흥미로우면, 주의를 유해감각에서 다른 곳으로 돌리게 하여 유해감각을 무시하도록 만든다.[25]

감정

통증은 감정적 측면과 감각적 측면을 모두 가진다. 감정적 측면은 고통을 일으키며 그 고통에서 벗어나고 싶은 마음을 일으키는 통증의 '나쁜 측면'이다. 감각적 측면은 이 나쁨이 어떤 위치와 강도를 가진다는 느낌이다. 어떤 사람들은 감정적 측면 없이 감각적 측면을 경험하기도 하고, 그 반대로 느끼기도 하므로, 우리는 이 두 측면이 구별된다는 것을 알 수 있다. 통증 상징언어상실증pain asymbolia은 통증을 나쁘다고 느끼지 않는 상태이다.[26] 이 상태에 있는 사람들은 어떤 손상에 노출되었을 때, 관련된 느낌을 통증이라고 설명할 것이다. 하지만, 그 통증은 불쾌한 것이 아니라고 느끼며, 피하려고도 하지 않는다. 다르게 말하면, 이 사람들은 아프지 않은 통증을 앓고 있다. 어떻게 가능할까? 감정과 관련된 뇌의 특정 영역이 손상되어서 그렇다는 것이 부분적인 답변이 될 듯하다.

설령 통증을 아프지 않은 것으로 느끼게 만드는 뇌손상이 없다하더라도 고통과 통증을 어느 정도는 분리하는 것이 가능하다. 강도가 같아도, 어떤 통증은 다른 통증보다 더 불쾌하다고 느낀 적이 있는가? 개인적으로는 경미한 목 통증은 나를 미치게 하지만, 심한 발 통증은 그다지 괴롭지 않다. 통증의 감정적 차원과 감각적 차원이 구분된다는 것을 이해하면, 왜 사람들이 특정 종류의 통증을 즐기는 지가 이해되며, 불교를 믿는 사람들이 왜 통증은 불가피하지만, 고통은 선택이라고 말하는지를 이해할 수 있다. 사실 만성 통증이 있는 많은 사람들이 꽤 잘 살아간다. 그 사람들은 통증이 엄청난 디스트레스를 초래하는 것도 아니며 원하는 것을 아예 못하게 막는 것도 아니라고 말할 것이다.

지금까지의 내용을 토대로, 통증이 감정 상태에 영향을 받는다는 것은 놀랄 일도 아니다. 만성 통증은 지속적인 부정적 기분과 상관관계가 있으며, 우울증은 만성 통증 발달에 관한 예측인자인 것으로 보인다.[27] 게다가 실험적으로 부정적 기분에 노출되면, 만성 허리 통증이 더 증가하며, 새로운 자극에 대한 통증 내성이 감소한다.[28]

인지와 기대

통증을 생각하는 방식이 통증을 바꿀 수 있다. 만약 어떤 통증이 암 같은 위험한 상태로 인한 것이라고 생각한다면, 통증을 자연 치유 과정의 일부라고 생각할 때보다 훨씬 아프게 느낄 수 있다.[29] 특히 기대는 강한 영향을 준다. 마술사들이 알고 있는 것처럼 우리는 기대에 맞추어 상황을 인지하는데, 통증에서도 마찬가지이다.[30] 전형적인 예가 바로 플라시보 효과이다. 플라시보 효과는 치료 능력이 없는 치료에서 이득 얻기를 기대할 때 생기는 진통 효과를 말한다. 플라시보 효과를 일으키는 생리학적 기전 중 하나는, 이전 섹션에서 설명했던, 유해감각에 대한 하행 억제이다. 다른 기전은 통증을 증가시키는 경향이 있는 걱정의 감소이다.[31] 플라시보 효과의 반대는 노시보 효과로, 통증 기대가 자기 실현적 예언으로 작용할 때 나타난다. 최악의 결과를 기대한다는 의미의 파국화catastrophizing는 급성 통증을 만성 통증으로 전환하는 위험 인자이다.[32] 하지만, 통증은 좋아질 수 있으며 통증을 향상할 수 있는 사람은 바로 자신이라고 생각하는 식의 낙관과 자기효능감은 회복에 대한 예측인자이다.[33]

치료적 통증 교육은 통증에 영향을 미치거나 회복을 방해하는 잘못된 믿음을 바꾸는 데 목적을 둔다.[34] 예를 들어, 통증이 불가역적 관절 퇴행으로 생긴다고 생각하면, 통증에서 회복하는 것을 그다지 낙관적으로 느끼지 않을 것이다. 또 운동이 그 관절을 '마모시키고 찢는다'고 생각한다면 관절을 움직이려고 하지 않을 것이다. 어떤 사람들의 경우, 교육을 통해 이런 도움 안 되는 믿음을 버리게 하는 것이 회복에서 중요한 부분이다.[35]

통증에서 뇌의 역할과 관련하여 주의해야 할 중요한 사항이 있다. 지금까지 다룬 내용 중 어떤 것도 통증이 머릿속에 있고, 통증은 실제가 아니며, 통증이 여러분의 잘못이고, 바르게 마음을 먹는 것만으로 통증을 잊을 수 있다고 생각하라는 의미가 아니다. 통증을 만드는 뇌의 과정들은 대부분 무의식적이어서 조절하기가 어렵다. 주의집중, 교육, 마음가짐, 다른 인지 행동 방법들을 통해 그 과정에 영향을 줄 수 있다는 기대는 가능하다. 하지만, 통증이 누군가의 잘못이라고 생각해서는 안 된다.

시스템적 관점

지금까지 우리는 주로 신경 시스템이 위협과 관련된 정보를 어떻게 처리하는가에 관한 통증 생리학을 살펴보았다. 여러 다른 시스템 또한 몸을 보호하는 것을 돕는다. 내분비 시스템은 스트레스 반응의 중추이며, 면역 시스템은 상해를 치유하는 데 필요하다. 리차드 채프먼Richard Chapman은 이런 시스템들이 신경 시스템과 면밀하게 작동하면서 몸을 보호하며, 이 시스템들을 하나의 '상위 시스템'으로 봐야 한다고 설명하였다. 상위 시스템의 기능이 통증 생성과 같은 부상에 대한 방어 반응을 관리하는 것이다. 상위 시스템이 잘 작동할 때는 다양한 상황에서 아주 유용한, 다음과 같은 기본 패턴에 따라 작동한다.

1. 손상이 일어나고, 위협이 감지된다.
2. 보호 시스템들이 더 활동적이고 민감해지면서 염증, 통증 민감도, 스트레스 호르

몬 수준이 더 증가한다.

3. 손상이 치유되고, 위협이 제거된다.
4. '경보 해제' 신호가 발령된다.
5. 보호 시스템들이 기본 경계 단계로 돌아간다.

이런 기본 패턴을 실행하기 위해 각 하위 시스템은 특별한 활동을 수행하며, 활동은 화학적 '언어'로 조정된다. 화학적 언어를 만드는 것은 펩티드, 호르몬, 신경전달물질, 사이토킨, 엔도카나비노이드, 기타 전달물질들이다. 4장에서 언급한 것처럼, 주요 방어 시스템 사이의 소통을 위한 허브중 하나가 바로 HPA축이다. 서로 다른 시스템 사이의 되먹임을 통해 각 시스템은 활동을 균형 있게 유지하며 계속 적응한다. 예를 들어, 신경 시스템은 면역 시스템에서 오는 올바른 신호 없이는 손상에 잘 반응할 수 없으며, 반대 또한 마찬가지이다. 이러한 연결성은, 만약 한 시스템이 망가지면 그에 반응하여 다른 시스템들의 활동 양상도 바뀐다는 것을 의미한다. 왜 만성적 건강 문제들은 늘 동반되어 나타나며 빈번하게 통증이 함께 나타나는지에 대한 이유이기도 하다.

예를 들어, 만약 여러분이 자가면역 질환, 과민성대장증후군, 우울증, 불안, 외상후 스트레스장애, 불면증을 가지고 있다면 만성 통증의 위험도 증가한다.[36] 특히 여성들은 이런 상태로 고통받을 가능성이 남성들보다 크다. 허리 통증은 수면 장애, 스트레스 민감도, 정신 건강과 관련성이 있다.[37] 한 부위에서의 통증은 다른 부위의 통증과 연관되어 있으며 시스템적 원인으로 보인다.[38] 따라서 여러 부위에 통증이 있는 사람들은 허리 통증으로 발전할 위험이 크다.[39] 섬유근육통[40]은 여러 부위의 통증, 얼얼하고 저린감, 피로, 인지 손상, 다양한 형태의 경미한 스트레스에 대한 높은 민감도 등의 증상들이 모두 함께 나타나는 상태를 설명하는 단어이다.[41] 원인은 알려지지 않았으나, 연구자들은 면역 시스템이나 신경 시스템, 자율신경 시스템, HPA축 중 하나 이상에 기능부전이 있거나 불균형이 있을 때 나타난다고 생각한다.[42] 섬유근육통은 우울증, 불안, 외상후스트레스장애, 자기면역질환과 관련이 있다.[43] 이 또한, 남성보다는 여성에 더 영향을 끼친다.

위에서 언급된 거의 모든 상태는 방어 행동도 두드러진 상태이다. 4장에서 다루었던 '생존' 대 '번영'의 이분법을 떠올려 보자. 몸은 항상 단기 위협에 대해 방어를 할지, 또는 미래에 대한 '낙관적' 장기 투자를 할지를 선택한다. 통증, 불안, 우울증, 스트레스 민감도는 일반적으로 방어와 과다경계로 나타나는 특수한 징후일 수 있다.[44] 이런 상태를 해결하기 위한 특정한 치료법 중, 운동과 수면, 스트레스 감소와 같은 일반적인 건강 중재들보다 현저하게 더 좋은 치료법은 많지 않다. 예를 들어 유산소 운동은 우울증에 효과적이며, 약물이나 치료만큼 효과가 있다.[45] 만성 허리통증의 경우 가장 효과적인 치료는 운동, 인지행동치료, 통증에 관한 교육이다.[46] 일반적인 만성 근골격 시스템 통증의 경우도 비슷하다.[47] 따라서 지속적 통증을 치료하기 위한 가장 좋은 방법은 '신체 조직 내에 있는 문제'를 고치는 것이 아니라, 전반적인 건강을 향상하는 일이다. 회복은 4장과 5장에서 논의했던, 비교적 간단하지만 쉽지만은 않은, 전략을 실행하는 것과 관련이 있다. 바로 자신을 건강한 수준의 신체적 스트레스 상황에 노출하고, 정신과 감정 스트레스는 줄이고, 회복 시간을 최대로 갖는 것이다. 요약하자면 나의 몸은 강하고, 안전하며, 회복력이 있고, 할 수 있다는 것을 내 몸이 인지할 수 있게 해주는 모든 것을 하라는 것이다.

통증에 대한 중추 기여요인과 말초 기여요인

이 장은 복잡한 통증에 중점을 두었지만, 어떤 통증, 주로 국소 조직 손상으로 인한 통증은 비교적 단순하다. 급성 상해가 있는 경우에는 이러한 통증이 분명하게 나타난다. 다치면 보호 시스템들이 활성화되어 문제를 관리하고, 다시 정상으로 되돌린다. 다친 곳이 완전 치유되는 데 걸리는 시간보다 통증이 더 길게 지속된다면 그 문제가 더는 신체 조직 내의 문제가 아닐 가능성이 커지는 것이다. 신경 시스템의 민감도, 특히 척수 뒤뿔이나 뇌의 민감도까지도 계속 올라간다. 다르게 말하면, 이제 통증 원인이 말초보다는 중추에 있을 수 있다.[48]

그런데 그 차이를 알 수 있을까? 통증 원인을 말초에서 찾을 수 없다고 해서 통증이 존재하지 않는다는 것은 아니다. 게다가 통증의 말초 원인과 중추 원인이 함께 존재할 수 있다. 서로 맞물려 있다. 그래서 지속적 통증은 설명하기 어려우며, 자격을 갖춘 의료 전문가에 의해서만 진단이 이루어져야 한다. 하지만, 도움이 될만한 몇 가지 일반적인 패턴이 있다. 다음 요인들이 나타날 때는 통증이 중추 요소에 의한 것일 가능성이 크다.

- 통증 위치를 설명해줄 만한 특정 질환이 없다.
- 통증이 한 곳에 있지 않고 돌아다닌다.[49]
- 통증 부위에 가해지는 역학적 스트레스와 연관성이 낮다.[50]
- 감정적 스트레스, 기분, 수면, 피로 또는 다른 징후와 관련성이 있다.[51]
- 몸 여러 부위에 통증이 있다.[52]
- 다른 복잡한 건강 상태, 예를 들어 우울증, 불안, 만성 피로, 섬유근육통, 편두통, 긴장성대장증후군, 턱관절 장애, 자가면역 질환, 내분비 시스템 장애 또는 의학적으로 설명되지 않는 징후 등이 있다.[53]

대조적으로 만약 통증이 알려진 신체 조직 병변이 있는 부위에 집중되어 있고, 그 부위에 가해지는 역학적 스트레스에 따라 통증 양상이 다양해지며, 다른 증상과 관련성이 없다면 통증은 주로 말초적 문제로 생긴 것일 수 있다. 하지만, 심지어 여기에도, 복잡성의 요소가 있다! 예를 들어, 아킬레스힘줄염은 중추적 측면이 있는 국소 문제를 보여주는 좋은 예이다. 아킬레스힘줄염은 회복이 완전히 되지 않은 상태로 과사용 했을 때 힘줄이 손상되어 발생한다. 일반적으로 통증은 손상된 조직에서 나오며 그 부위를 늘리면 통증이 더 심해진다. 가장 효과적인 치료는 다른 많은 힘줄 손상에 효과적인, 힘줄에 적당한 수준의 스트레스를 가하는 저항 운동이다. 저항 운동을 통해 힘줄은 부하에 잘 적응하고 잘 견딜 수 있게 된다.[54] 하지만, 힘줄의 구조가 바뀌어서 치료되는 것인지, 아니면 힘줄에서 발생하는 부하에 대한 신경 시스템의 민감도가 바뀌어서 그런 것인지, 아니면 둘 다가 변해서 치료되는 것인지는 아직 밝혀지지 않았다.[55] **다행히, 좋은 결과를 얻기 위해 항상 특정한 기전을 알고 있어야 하는 것은 아니다.** 4장에서 논의한 스트레스와 적응의 기본원리를 기억하는 것만으로도 충분하다. 몸은 적당한 종류와 적당한 양만큼의 스트레스에 호의적으로 적응한다는 원리이다. 따라서 '그냥 부하를 가하라'라는 비교적 긴단힌 전략은 움직임과 관련된 국소 부위 통증을 치료할 때 효과적인 방법이다.[56] 만약 적당한 강도로 원래 힘줄이 하는 일을 하도록 해주면,[57] 더 건강해지고 더 기능적으로 변하며, 아마도 통증도 줄어들 것이다. 힘줄의 기능은 비교적 단순하다. 바로 긴장성 부하를 처리하는 일이다. 따라서 힘줄에 긴장성 부하를 적용하는 어떤 운동이라도 치료 목적으로 적용할 수 있다.

어깨의 기능은 약간 덜 복잡하다. 어깨는 강하고, 잘 움직여야 하고, 협응적이고, 안정적이어야 한다. 여기서 우리는 어깨 통증을 치료하는 좋은 방법을 생각해 볼 수 있다. 즉, 통증을 악화시키지 않으면서 어깨를 더 강하게, 더 잘 움직이게, 더 협응적이고 더 안정적으로 만들도록 하는 것이다.[58] 이는 어깨 통증을 위한, 그리고 다른 여러 종류의 근골격 시스템의 국소 통증을 위한 합리적인 치료 접근법이다. 그레그 레만은 이런 접근을 종합적 역량 발달하기라고 불렀다. 만약 엉덩이, 무릎, 발, 허리에 통증이 있다면 각 부위가 원래 해야 하는 일을 하도록 그 구조들의 능력을 향상시킨다. 협응적으로 기능적 가동범위에서 움직이고 관련된 부하를 처리할 수 있게 하는 것이다. 만약 어떤 각도나 움직임 패턴에서 관절에 부하를 가하는 것이 아프다면 덜 힘든 각도나 움직임을 찾는다. 예를 들어, 넙다리뒤근이 완전히 신장된 상태에서 부하를 가하면 아프지만, 중간 범위나 단축된 위치에서는 불편함 없이 부하에 잘 견딜 수도 있다. 어깨 벌림을 하는 동안에는 아파도 굽힘 동작은 쉽게 할 수도 있다. 한 위치에서 기능적 능력을 발달하는 것은 전체 가동범위를 향상하는 과정의 한 단계이다. 잃어버렸던 영역을 천천히 되찾는 일에 비유할 수 있다. 가능한 한 멀리 가서 그 경계선에 지지 기반을 만들고 다음번에는 더 멀리 가도록 노력하다. 어떤 각도에서 영역을 되찾을 수 없다면 다른 각도에서 해본다. 이 전략이 통증에 도움이 되지 않더라도 최소한 더 기능적인 엉덩이, 무릎, 발목, 허리를 갖게 될 것이다.

문제가 몸의 특정 부분보다는 전체 시스템과 더 관련이 있어 보이는 상황에서는, 부하를 가해야 할 필요가 있는 또는 부하를 덜어야 할 필요가 있는 부분이 움직임 시스템 전체이다. 5장에서 논의했던 것처럼, 건강한 신체 활동은 몸에 있는 모든 주요 시스템들을 이익이 되는 방향으로 조직화하는 경향이 있다. 각 시스템 모두 몸을 움직이는 데 도움을 주기 위해 다양한 방식으로 참여한다. 또한, 적정량의 수면을 취하고, 건강한 식단을 섭취하고, 과도한 약물이나 흡연을 피하고 감정적 스트레스를 줄이고, 긍정적인 태도를 형성하고, 집이나 직장에서 친구와 함께 의미 있는 활동에 참여하는 것도 전반적인 건강을 향상시킬 수 있다. 이런 중재들은 모두 몸의 특정 문제를 '고치려는 것'이 아니라, 몸이 더 건강한 상태가 되도록 도움을 줄 수 있는 것이다.

복잡한 통증을 위한 단순한 모형

철학자 알프레드 노스 화이트헤드Alfred North Whitehead는 이렇게 말했다. "믿을 수 있는 유일한 단순성은 복잡성에서 떨어져 나온 단순성이다." 다음은 알프레드가 믿을 수 있다고 생각할만한 몇 가지 통증에 대한 모형들이다.

그림 11.1은 뉴로매트릭스 모형이다.[59]

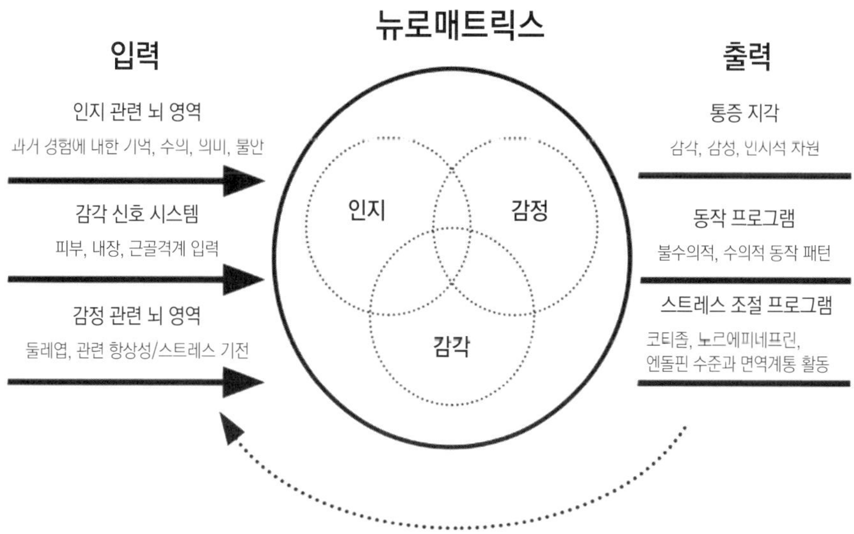

그림 11.1 통증에 대한 뉴로매트릭스 모형. 인용: 로날드 멜작Ronald Melzack

'뉴로매트릭스'는 통증을 만드는 데 관여하는 뇌 영역 네트워크로, 입력과 출력의 중간에 있다. 네트워크로 가는 '입력'은 신체 위협과 관련된 정보의 근원이다. 입력은 생각, 감정, 감각 신호로 나뉜다. 입력된 정보들의 의미는 뉴로매트릭스에서 해석된다. 뉴로매트릭스가 위협을 지각하고 보호 반응이 필요하다고 인지하면, 그림 11.1 다이어그램 오른쪽에 있는, 하나나 그 이상의 '출력'이 만들어진다. 이 출력은 통증 같은 느낌, 긴장된 움직임이나 절뚝거리는 움직임, 또는 면역 시스템이나 내분비 시스템 활동 변경 같은 스트레스 반응 등이다. 이 출력은 즉시, 시스템에 새로운 입력이 되어 약간 변경된 형태로 과정이 다시 반복된다.

나는 뉴로매트릭스 모형이 몇 가지 중요한 내용을 강조한다는 점에서 유용한 모형이라고 생각한다. 통증은 다요인적으로 발생하고, 통증은 지각에 달려 있고, 뇌는 정보처리의 핵심 허브이며, 통증은 면역 시스템의 변화를 포함하는 더 큰 자기보호 패턴의 일부라는 내용이다. 또한, 이 모형은 통증을 수정하기 위한 몇 가지 가능성 있는 방법을 규명하는 데 도움이 된다. 더 자세히 말하자면, 그림 11.1 **다이어그램 왼쪽에 있는 입력, 즉 생각, 감정, 움직임이 우리 통제하에 있다는 사실이다.**

환자교육과 치료를 지향하는 다른 통증 모형들을 살펴보면 더 직접적으로 이러한 입력에 중점을 둘 수 있다. 예를 들어, 4장에서 보았던 양동이 모형의 수정된 버전[60]으로 통증을 호전하거나 악화시킬 수 있는 변인들을 시각화 할 수 있다.

이 그림은 명백한 한 가지 목표가 없을 때 가능성 있는 치료 전략을 알아내는 데 도움이 된다. 또는 1장, 그림 1.1에서 제시했던 움직임 건강 모형과 관련지어 생각해볼 수도 있다. 움직임 건강에 대한 여러 차원, 즉 구조나 피트니스, 가동성, 자세, 움직임 기술, 사회, 물리적 환경 등은 몸과 방어 시스템이 자기조직화하는 데 영향을 주는 제약요

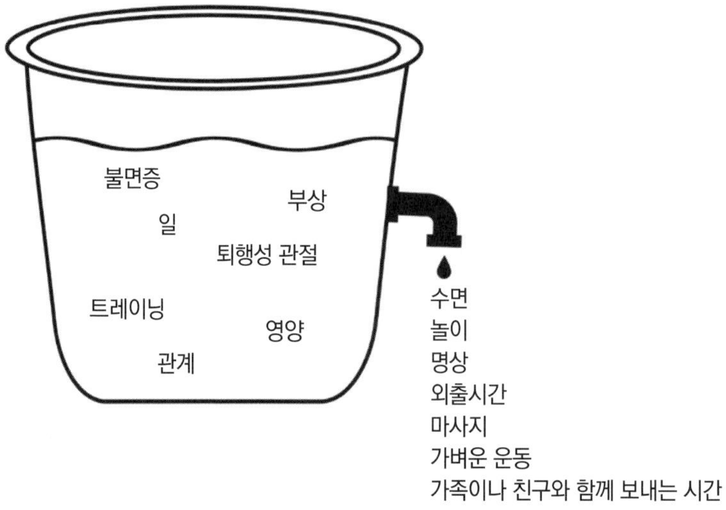

그림 11.2 통증이 복잡할 때 통증에 대해 생각할 수 있는 간단한 방법

인이다. 이 제약요인 중 일부는 통증과 관련하여 과평가되어 있고, 어떤 것들은 저평가되어 있다. 하지만, 각 요인은 통증에 영향을 주는 다른 요인들을 가지고 놀이를 할 수 있는 기회를 제공한다.

복잡한 문제, 불명확한 난제, 통증 습관

통증과 관련된 문제들을 포함한 복잡한 문제가 해결하기 어려운 문제는 아니다. 4장에서 언급했던 복잡한 문제에 대한 전형적인 예인 아이 양육을 떠올려 보자. 아기들은 자기조직화 하므로 부모가 좋은 상식적 양육 절차를 제공하기만 하면 건강한 행동으로 가게 되어 있다. 복잡한 통증도 비슷하다. 종종 상식적인 자기관리를 몇 주 동안하고 나면 스스로 해결된다.

하지만, 어떤 복잡한 문제는 극도로 해결하기 어렵다. 시스템 이론가들은 이를 '불명확한 난제wicked problems'라고 부른다. 빈곤, 정치적 정체, 마약 위기, 망가진 건강 관리 시스템, 실패한 결혼 등이 그 예이다. 시스템은 나쁘게 행동하고, 나쁜 행동은 시스템을 더 안정 상태로 만드는 되먹임 회로를 통해 강화된다. 문제가 다요인적이기 때문에, 시스템에서 어디부터 중재해야 할지가 명확하지 않다. 게다가 여러 중재, 특히 하나의 요인만 '고치려는' 중재는 의도치 않은 결과를 가져와 실제로 문제를 더 악화하는 되먹임 회로를 활성화한다.

안타깝게도 어떤 지속적 통증은 불명확한 난제로 분류된다. 앞에서 신체 활동은 통증에 도움이 된다고 말했었다. 만약 신체 활동이 통증을 더 악화시키면 어떤 일이 일어날까? 수면과 긍정적 태도도 도움이 되지만, 만약 통증이 그것을 불가능하게 만들고 있다면 어떤 일이 일어날까? 분명 이 질문에 쉽게 답할 수 없다.

여러 전문가들이 지속적 통증의 난점에 관심을 가졌다. 신경과학자 헤르타 플로어Herta Flor는 지속적 통증을 잊기 힘든 기억과 비교한다.[61] 물리치료사 루이스 지포드Louis Gifford도 비슷한 비유를 사용했는데, 머릿속에 계속 남아 있는 불쾌한 광고 문구에 비유하였다. 노스웨스턴 대학의 생리학 교수인 바니아 아프카리안Vania Apkarian은 만성 통증에 깨기 어려운 습관 같은 특성이 있다고 하였다.[62] 이런 비유들은 지속적 통증의 어떤 특성을 꽤 잘 설명하고 있으며 어떤 해결책이 좋을지를 제안한다. 3장에서 살펴본 것처럼 복잡적응계의 '습관'은 어트랙터 지형으로 시각화 할 수 있다. 그림 11.3은 손상으로 통증 민감도가 어떻게 변하는지를 보여준다.

손상 전에는 공이 정상 상태에 해당하는 웅덩이에 있다(그림 11.3a). 손상이 발생하면 염증과 다른 보호 반응이, 통증 민감도 증가로 표현된 위치까지 공을 언덕 쪽으로 밀

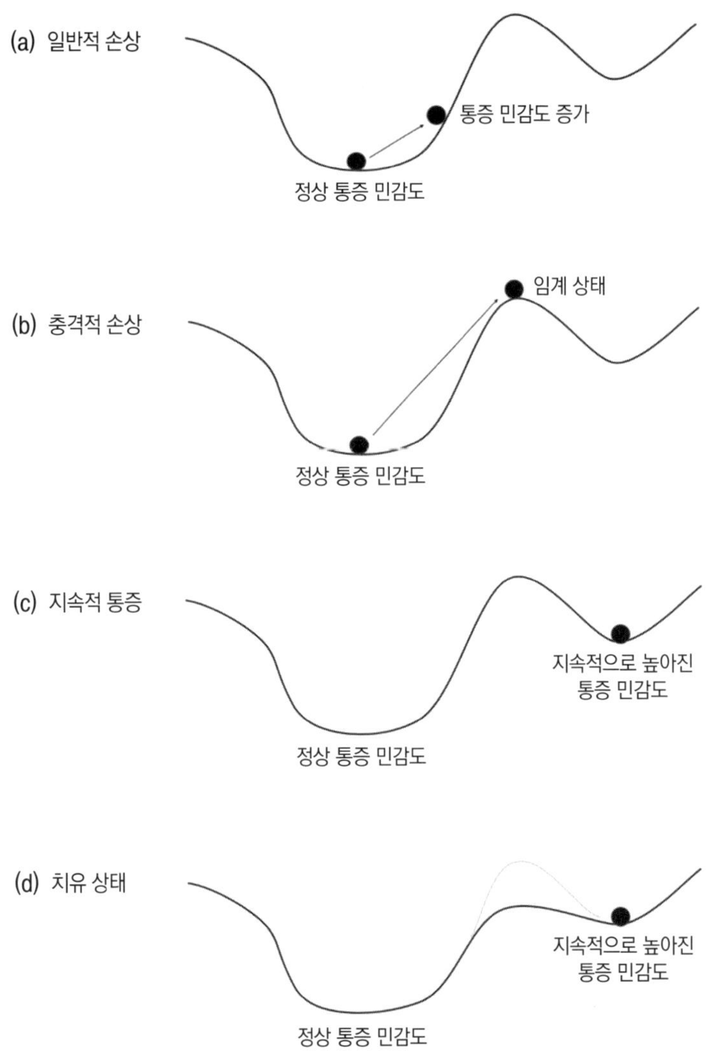

그림 11.3 (a) 일반적 손상에 대한 건강한 반응, (b) 큰 충격적 손상으로 만들어진 임계 상태, (c) 지속적 통증으로 인한 상변이, (d) 통증 '습관'을 깰 기회

어 올린다. 하지만 손상은 치유되기 때문에 이 위치는 일시적이며, 공은 웅덩이 바닥 쪽으로 다시 끌려 내려간다.

차 사고, 이혼, 중대한 병 같은 더 큰 충격적 사건을 생각해보자. 이러한 사건들은 시스템에 충격을 준다. 공은 충격을 받아 언덕 꼭대기까지 올라간다(그림 11.3b). 시스템은 임계 상태에 있게 되어 이제 공은 왼쪽으로 굴러 원래 초기 상태로 갈 수도 있고, 오른쪽으로 굴러서 민감도가 상승한 상태를 나타내는 새로운 어트랙터 웅덩이로 갈 수도 있다(그림 11.3c). 시스템에서는 상변이가 일어날 수 있다. 새로운 정상이 만들어진 것이다. 어떻게 되돌릴 수 있을까? 아마 새로운 어트랙터 웅덩이는 깊지 않아서 그다지 안정적이지 않을 것이다. 자극들이 무작위적으로 시스템에 가해지면, 공에 동요가 생겨 더 건강한 어트랙터 웅덩이로 공을 되돌릴 것이다. 치유 자극은 어떤 것이든 될 수 있다. 마사지, 주말 휴가, 요가, 체육관 방문, 오래 걷기 등의 치료 효과는 특이적으로 작용한다기 보다는 시스템 전체를 어떤 방식으로 동요시키는 방법들이다. 그래서 시스템을 더 적응적 상태가 되도록 재설정한다. 마치 문제를 해결하려고 컴퓨터를 껐다 켜는 것과 같다.

하지만, 만약 시스템을 재설정하는 계속된 노력이 실패하면 어떤 일이 일어날까? 그래서 통증이 계속된다면? 이는 새롭게 만들어진 어트랙터 웅덩이가 비교적 깊다는 것을 의미한다. 혹은 통증이 습관이 되었다는 것을 의미한다. 이는 정말 어려운 문제이다. 오래된 습관은 정말 끈질기다. 하지만 좋은 소식은 끈질긴 습관도 없앨 수 있다는 것이다. 약물 중독은 수십 년간 지속될 수 있지만, 극복된다. 오래된 정치적 갈등도 풀릴 수 있다. 트라우마는 치유될 수 있으며 수년 동안 만성 통증에 고통받았던 사람도 회복될 수 있다.[63] 나는 개인적 경험을 통해 그리고 다른 사람들의 이야기를 통해 이러한 사례를 잘 알고 있다. 불명확한 난제도 해결될 수 있다. 하지만, 하나의 중재로 고쳐지는 것이 아니다. 긍정적 변화는 더 느리고, 더 유기적인 진화의 한 과정이다. 하루 하루의 경험이 우리를 조금씩 다른 어트랙터와 다른 습관을 지닌 사람으로 바꾼다(그림 11.3d). 시간이 지나면, 과하게 경계 태세인 보호 시스템들이 천천히 더 완화된 지점으로 돌아갈 수 있다. 특히 휴식과 관리, 긍정적인 마음가짐, 건강한 형태의 도전 등으로 지지를 받을 때는 더욱더 그렇다. 생물을 몰아붙이는 것은 어렵다. 하루아침에 일어날 일이 아니다. 하지만, 사람은 항상 치유되고 변화한다.

아마도 언젠가 과학이 고약한 통증을 간단하게 고치는 법을 발견할 것이다. 그때까지는 우리는 계속 움직임을 가지고 놀아야 한다.

자료출처

이 책에서 다른 주제들, 놀이, 스트레스, 복잡성, 피트니스, 근력, 지구력, 지각, 운동 기술 등에 관한 더 많은 자료와 읽기 목록을 원하면 bettermovement.org를 방문하라.

저자 소개

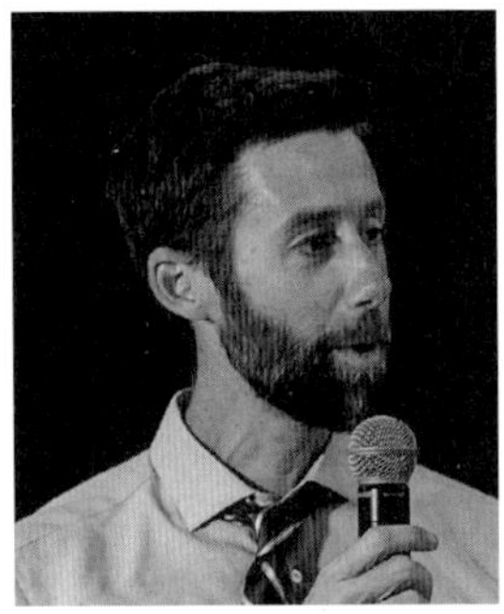

Todd Hargrove는 전직 변호사이며, 작가, 블로거, 강사, 마사지 치료사, 휄덴크라이스 수련자이다. 첫 번째 책은 『움직임을 위한 가이드』 였다. 페이스북 페이지는 Better Movement이며, 트위터 계정은 @toddhargrove, 블로그는 BetterMovement.org이다. 아내와 두 딸과 시애틀에서 살고 있다.

참고문헌

들어가는 글

1. Piercy et al. (2018). The Physical Activity Guidelines for Americans. JAMA, 320(19), 2020.
2. Lee et al. (2012). Effect of Physical Inactivity on Major Non-Communicable Diseases Worldwide: An Analysis of Burden of Disease and Life Expectancy. The Lancet 380(9838), 219-229.
3. Hoy et al. (2014). The Global Burden of Low Back Pain: Estimates from The Global Burden of Disease 2010 Study. Annals of the Rheumatic Diseases. Jun; 73(6), 968-74.
4. Moore et al. (2017). Metabolic Syndrome Prevalence by Race/Ethnicity and Sex in the United States, National Health and Nutrition Examination Survey, 1988-2012. Preventing Chronic Disease, 14, E24.
5. Gray (2011). The Decline of Play and The Rise of Psychopathology in Children and Adolescents. American Journal of Play, 3(4), 443-463.
6. Jayanthi et al. (2013). Sports Specialization in Young Athletes: Evidence-Based Recommendations. Sports Health, 5(3), 251-257.
7. O'Sullivan et al. (2016). Unraveling the Complexity of Low Back Pain. Journal of Orthopaedic Sports and Physical Therapy 2016; 46(11), 932-937.
8. See the following for examples: Foster et al. (2018). Prevention and Treatment of Low Back Pain: Evidence, Challenges, and Promising Directions. The Lancet, 391 (10137), 23682383; O'Sullivan (2016); Smith et al. (2014). An Update of Stabilisation Exercises for Low Back Pain: A Systematic Review with Meta-Analysis. BMC Musculoskeletal Disorders, 15(1); Ferreira et al. (2007). Comparison of General Exercise, Motor Control Exercise and Spinal Manipulative Therapy for Chronic Low Back Pain: A Randomized Trial. Pain, 131(12), 31-37.
9. 이를 더닝-크루거 효과라고 한다. 이 주제에 대해 블로그에 글을 게시했었다. https://www.bettermove- ment.org/blog/2017/experts-versus-gurus-whats-the-difference
10. Glouberman et al. (2002). Complicated and Complex Systems: What Would Successful Reform of Medicare Look Like? Commission on Future of Health Care in Canada, Paper No. 8, (July), 1-37.
11. Maher et al. (2017). Non-Specific Low Back Pain. The Lancet 2017, 389: 73647; O'Sullivan (2012). It's Time for Change with the Management of Non-Specific Chronic Low Back Pain. British Journal of Sports Medicine, 46(4), 224 LP-227.

12. 회복은 낙관과 자기효능감과 관련이 관련이 있으며, 파국화와 부정적 상관관계가 있다. 다음 자료를 참조하라. See e.g., Marcuzzi et al. (2018). From Acute to Persistent Low Back Pain: A Longitudinal Investigation of Somatosensory Changes Using Quantitative Sensory Testing–An Exploratory Study. Pain Reports, 3, 1–10; O'Sullivan (2012); O'Sullivan (2016). "그냥 부하를 가하라" 접근법이 통증 치료에 자주 효과가 있다. 10장과 11장을 참조하라.

Chapter 1: 움직임 건강

1. Huber et al. (2011). How Should We Define Health? BMJ 343, d4163–d4163.
2. 이런 개념을 염두에 두고, WHO 같은 단체는 다양한 요인에 근거를 두고 건강을 설명한다. 다양한 요인들은, 질병으로부터의 자유, 신체적 정신적 사회적 안녕, 다양한 형태의 스트레스에 대한 회복력과 적응 능력, 기술을 습득하고, 관계를 유지하고, 일을 하고, 개인의 잠재성을 충족하는 것과 같은 의미 있는 기능을 독립적으로 수행하는 능력을 말한다. Huber et al. (2016). Towards A 'Patient–Centered' Operationalisation of the New Dynamic Concept of Health: A Mixed Methods Study. BMJ Open 6, e010091.
3. Lindstrom et al. (2005). Salutogenesis. Journal of Epidemiology and Community Health, 59(6), 440 LP–442.
4. Engel (1977). The Need for A New Medical Model: A Challenge for Biomedicine. Science (New York, N.Y.), 196 (4286), 129–136.
5. Kiely (2017). Periodization Theory: Confronting an Inconvenient Truth. Sports Medicine, 48, 753.

Chapter 2: 놀이

1. Graham et al. (2010). Current Perspectives on the Biological Study of Play: Signs of Progress. The Quarterly Review of Biology. Vol. 85.
2. Graham (2010).
3. Carrera–Bastos et al. (2011). The Western Diet and Lifestyle and Diseases of Civilization. Research Reports in Clinical Cardiology, 15; Lloyd et al. (2011). Evolutionary Mismatch and What to Do About It: A Basic Tutorial. 2011 Sep 25. Available from: https://evolution–institute.org/wpcontent/uploads/2015/08/Mismatch–Sept–24–2011.pdf.
4. Dennis (1970). Play in Dewey's Theory of Education. Young Children 25 (4), 230–35.
5. Gray (2011). The Evolutionary Biology of Education: How Our Hunter–Gatherer Educative Instincts Could Form the Basis for Education Today. Evolution, Education and Outreach, March 2011, 4 (1), 28–40.
6. See the Wikipedia entry on "Minimally Invasive Education." https://en.wikipedia.org/wiki/Minimally_invasive_education#The_experiment

7. '의도적 훈련'보다 '의도적 놀이'를 하며 시간을 더 많이 보내는 선수들이 경기에서 더 창의적이다는 것을 보여주는 연구가 있다. Wormhoudt et al. (2017). The Athletic Skills Model: Optimizing Talent Development Through Movement Education. 1st Edition. Routledge.
8. Uehara et al. (2018). The Role of Informal, Unstructured Practice in Developing Football Expertise: The Case of Brazilian Pelada. Journal of Expertise 2018. Vol. 1(3).
9. Llenas (2017). Vitilla, Dominican Stickball Using Broomstick and Bottle Cap, Starts Hitting in U.S. Fox News. https://www.foxnews.com/sports/vitilla-dominican-stickball-using-broomstick-and-bottle-cap-starts-hitting-in-u-s
10. 대부분의 스포츠의 경우, 초기 다각화는 성공으로 이어질 가능성이 크다. … 손상, 심리적 스트레스, 번아웃을 최소화하면서 성공을 이루려면 다른 스포츠를 제외하고 하나의 스포츠를 집중적으로 트레이닝하는 것은 청소년 후반까지 미뤄둬야 한다. Jayanthi et al. (2013). Sports Specialization in Young Athletes: Evidence-Based Recommendations. Sports Health, 5(3), 251-7.
11. For examples, see Graham (2010); Bateson (2013) Play, Playfulness, Creativity and Innovation, 1st Edition. Cambridge University Press; Gray. (2013). Free to Learn: Why Unleashing the Instinct to Play Will Make Our Children Happier, More Self-Reliant, and Better Students for Life. Basic Books.
12. Dennis (1970).
13. Graham (2010).
14. Baumeister et al. (2013). Some Key Differences Between a Happy Life and a Meaningful Life. The Journal of Positive Psychology, 8(6), 505-516.
15. Csikszentmihalyi (2008). The Psychology of Optimal Experience. Harper Perennial Modern Classics.
16. Ryan et al. (1997). Intrinsic Motivation and Exercise Adherence. International Journal of Sport Psychology. Vol. 28.
17. Woolley et al. (2016). Immediate Rewards Predict Adherence to Long-Term Goals. Personality and Social Psychology Bulletin, 43 (2), 151-62.
18. Graham (2010).
19. Gray (2009). The Biological Distinction Between Play and Contest, and Their Merging in Modern Games. Psychology Today. https://www.psychologytoday.com/blog/freedom-learn/200911/the-biological-distinction-between-play-and-contest-and-their-merging-in
20. Gray (2009).
21. Thelen and Smith (2006). Dynamic Systems Theories, from Handbook of Child Psychology, Theoretical Models of Human Development, Vol. 1, 6th ed., p. 286. Ed. William Damon, Richard M. Lerner. John Wiley & Sons.

22. Bateson (2013).
23. Feynman (1997). Surely You're Joking, Mr. Feynman. W.W. Norton.
24. Brussoni et al. (2012). Risky Play and Children's Safety: Balancing Priorities for Optimal Child Development. International Journal of Environmental Research and Public Health, 9(9), 3134-3148.
25. Gray (2011).
26. For examples, see Gray (2011); Haidt and Lukianoff (2018). The Coddling of The American Mind. Penguin Press; Skenazy (2010). Free Range Kids. Jossey-Bass.
27. Ibid.
28. 수렵채집인의 전반적 건강에 관한 연구는 다음을 참조하라. Pontzer et al. (2018). Hunter-Gatherers as Models in Public Health. Obesity Reviews, 19(December), 24–35; O'Keefe, et al. (2011). Exercise Like a Hunter-Gatherer: A Prescription for Organic Physical Fitness. Progress in Cardiovascular Diseases, May-Jun; 53(6):471-9; Raichlen et al. (2017). Physical Activity Patterns and Biomarkers of Cardiovascular Disease Risk in Hunter-Gatherers. American Journal of Human Biology, 29(2), 1–13; Lieberman (2013). The Story of The Human Body: Evolution, Health, and Disease. Vintage.

Chapter 3: 복잡성

1. 전문가와 지식인들의 예측 실패에 관한 예는 다음을 참조하라. Tetlock (2015). SupcrForccasting: The Art and Science of Prediction. Random House.
2. 뇌에 있는 뉴런, 선거 유권자, 물고기떼를 비교한 흥미로운 논문. https://www.si-monsfoundation.org/2018/06/19/schooling-fish-may-offer-insights-into-networked-neurons/
3. Ahn et al. (2006). The Limits of Reductionism in Medicine: Could Systems Biology Offer an Alternative? PLoS Medicine 3 (6), 709-13.
4. Ahn et al. (2006). The Clinical Applications of a Systems Approach. PLoS Medicine 3 (7), 956-60.
5. Plsek et al. (2010). Complexity Science: The Challenge of Complexity in Health Care. BMJ 323 (7313), 625-28.
6. For examples, see: Harbourne et al. (2009). Movement Variability and the Use of Nonlinear Tools: Principles to Guide Physical Therapist Practice. Physical Therapy 89 (3), 267-82; Thayer et al. (2012). A Meta-Analysis of Heart Rate Variability and Neuroimaging Studies: Implications for Heart Rate Variability as a Marker of Stress and Health. Neuroscience and Biobehavioral Reviews, 36(2), 747-756.
7. Johnson (2007). Simply Complexity: A Clear Guide to Complexity Theory. One World.
8. Johnson (2007).

9. Chapman et al. (2008.) Pain and Stress in a Systems Perspective: Reciprocal Neural, Endocrine, and Immune Interactions. The Journal of Pain: Official Journal of the American Pain Society 9 (2), 122–45.

10. Reichling et al. (2009). Critical Role of Nociceptor Plasticity in Chronic Pain. Trends in Neurosciences, 32(12), 611–18; Price et al. (2015). Commonalities Between Pain and Memory Mechanisms and Their Meaning for Understanding Chronic Pain. Progress in Molecular Biology and Translational Science, 131, 409–34.

11. 이것을 Dan Dennett의 '지향적 태도'라고 한다. 데닛은 이 개념을 다음과 같이 설명한다. "먼저 당신은 행동을 예측해야 하는 대상을 합리적 행위자로 간주하기로 결정한다. 그런 다음, 세계 안에서 그 행위자의 위치와 목적을 감안하여, 그 행위자가 어떤 신념을 가져야 하는지를 생각한다. 또 같은 사항을 감안하면서, 그 행위자가 갈망하는 것이 무엇인지를 생각해본다. 최종적으로 이 합리적 행위자는 자신의 신념에 비추어 어떤 목표를 추가로 달성하려고 할 것이라고 예측한다. 선택된 한 무리의 신념과 욕망을 토대로 약간 실용적 추론을 하여 그 행위자가 하려고 하는 것에 대한 일시적 결정을 만든다. 그것이 바로 그 행위자가 할 것이라고 당신이 예측한 것이다." 지향적 태도에 더 많은 정보는 다음을 참조하라. Dennett (1987). The Intentional Stance. MIT Press. 또는 필자의 블로그를 참조하라. https://www.better-movement.org/blog/2017/theintentionalstance.

12. Meadows (1973). Thinking in Systems: A Primer. Chelsea Green Publishing.

13. Chapman et al. (2010). Painful Multi–Symptom Disorders, a Systems Perspective. Chapter One of Translational Pain Research: From Mouse to Man. Kruger and Light, editors. Taylor and Francis.

14. Ahn (2006); Plsek (2001).

15. Editorial, The Lancet (2018). UK Life Science Research: Time to Burst the Biomedical Bubble. The Lancet, 392 (10143), 187.

16. Meadows (1973); Chapman (2008).

17. Dobzhansky (1973). Nothing in Biology Makes Sense Except in the Light of Evolution. American Biology Teacher, 35 (3), 125–129.

18. Bittencourt et al. (2016). Complex Systems Approach for Sports Injuries: Moving from Risk Factor Identification to Injury Pattern Recognition—Narrative Review and New Concept. British Journal of Sports Medicine, 50(21), 1309–1314.

19. Harbourne (2009).

20. Chow, et al. (2015). Nonlinear Pedagogy in Skill Acquisition: An Introduction. 1st Edition, Routledge.

21. Hofstadter (1985). Metamagical Themas: Questing for the Essence of Mind and Pattern. Basic Books.

22. Taleb (2010). The Black Swan: The Impact of the Highly Improbable. Random House.

23. Chapman (2008).
24. Harbourne (2009).
25. Thayer (2012).
26. Thayer (2012); Grippo (2017). Opinion: Heart Rate Variability, Health and Well-Being: A Systems Perspective. Research Topic. Frontiers in Public Health, 5, 246.
27. Seely et al. (2004). Complex Systems and The Technology of Variability Analysis. Critical Care. 2004; 8(6): 367-R38; Moseley et al. (2006). Reduced Variability of Postural Strategy Prevents Normalization of Motor Changes Induced by Back Pain: A Risk Factor for Chronic Trouble? Behavioral Neuroscience, 120(2), 474-476.
28. Meadows (1973). Thinking in Systems: A Primer. Vermont. Chelsea Green Publishing.
29. Harbourne (2009).
30. Herzfeld et al. (2014). Motor Variability Is Not Noise, But Grist for The Learning Mill. Nature Neuroscience 17, 149-150; Wu et al. (2014). Temporal Structure of Motor Variability Is Dynamically Regulated and Predicts Motor Learning Ability. Nature Neuroscience 17, 312-321.
31. Thelen and Smith (2006). Dynamic Systems Theories, from Handbook of Child Psychology, Theoretical Models of Human Development, Vol. 1, 6th ed., p. 286. Ed. William Damon, Richard M. Lerner. John Wiley & Sons.
32. 이 지형은 후생유전학 세포 발달, 생태계 균형, 아동 운동발달을 포함하는 다양한 복잡 현상을 설명할 때 쓰인다.
33. Taleb (2010).
34. Von Foerster (1960). On Self-Organizing Systems and Their Environments, pp. 31-50 in Self-Organizing Systems. Ed. Yovits and Cameron. Pergamon Press; Prigogine and Stengers (1984). Order Out of Chaos: Man's New Dialogue with Nature. Bantam Books.
35. Taleb (2016). Antifragile: Things That Gain from Disorder. Random House; Gopnik (2016). The Gardener and the Carpenter: What the New Science of Child Development Tells Us About the Relationship Between Parents and Children. Farrar, Straus and Giroux; Gray, (2011). The Decline of Play and The Rise of Psychopathology in Children and Adolescents. American Journal of Play 3(4), 443-63; Jacobs (1961). The Death and Life of Great American Cities. Vintage Reissue Edition.
36. Bosch (2015). Strength Training and Coordination: An Integrative Approach. 2010 Publishers; Davids et al. (2012). Ecological Dynamics and Motor Learning Design in Sport. Skill Acquisition in Sport: Research, Theory and Practice. Chapter Seven of Skill Acquisition in Sport: Research, Theory & Practice, 2nd Ed., Editors: Williams and Hodges, Routledge; Glazier (2015). Towards a Grand Unified Theory of Sports Performance. Human Movement Science. Elsevier B.V., 1-18.

37. Glouberman et al. (2002). Complicated and Complex Systems: What Would Successful Reform of Medicare Look Like? Commission on Future of Health Care in Canada, Paper No. 8, (July), 1-37; Rickles, et al. (2007). A Simple Guide to Chaos and Complexity. Journal of Epidemiology and Community Health, 61(11), 933-937.

38. Glouberman (2002).

39. 위키피디아에서 검색하면, KISS 원리에 대해 잘 정리되어 있다. https://en.wikipedia.org/wiki/KISS_principle

40. Plsek (2001). Redesigning Health Care with Insights from the Science of Complex Adaptive Systems. Appendix B to Crossing the Quality Chasm: A New Health System for the 21st Century. Institute of Medicine (US) Committee on Quality of Health Care in America.

41. Friedrich Hayek 말이다. "만약 인간이 사회 질서를 향상하기 위한 노력을 할 때 좋은 일보다 해가 되는 일을 더 많이 하지만 않는다면, 조직화된 형태의 본질적 복잡성이 펼쳐져 있는 다른 영역에서 그러듯이, 인간은 어떤 일들을 완전하게 숙달하게 만드는 완전한 지식을 습득할 수 없다는 것을 알아야 한다. 그래서 자신이 가진 지식은 장인이 자신의 수공예품을 만들듯이 하는 것이 아니라 정원사가 식물에게 하는 방식으로 적절한 환경을 제공하여 성장을 촉진하는 식으로 써야 한다." From: The Pretence of Knowledge, Nobel Memorial Lecture delivered in Stockholm (11 December 1974), reprinted as Ch. 2 of New Studies in Philosophy Politics, Economics and the History of Ideas (Routledge, 1978).

42. Gopnik (2016).

43. Meadows (1973).

44. Glazier (2015).

45. Kugler et al. (1980). On the Concept of Coordinative Structures as Dissipative Structures: Theoretical Lines of Convergence. Tutorials in Motor Behavior. Stelmach and Requin Eds. North Holland Publishing. Accessed from http://www.haskins.yale.edu/Reprints/HL0297.pdf

46. Davids et al. (2003). Acquiring Skill in Sport: A Constraints-Led Perspective. International Journal of Computer Science in Sport, 2 (2), 31-39.

47. Newell (1986). Constraints on The Development of Coordination Motor Development in Children: Aspects of Coordination and Control, 341-361. Editors: Wade and Whiting. Nijhoff.

48. Davids et al. (2012). Ecological Dynamics and Motor Learning Design in Sport. Skill Acquisition in Sport: Research, Theory and Practice. Chapter Seven of Skill Acquisition in Sport: Research, Theory & Practice, 2nd Ed. Editors: Williams and Hodges. Routledge.

Chapter 4: 스트레스와 적응

1. McEwen (2007). Physiology and Neurobiology of Stress and Adaptation: Central Role of the Brain. Physiological Reviews, 87(3), 873–904.
2. Sapolsky (1994). Why Zebras Don't Get Ulcers. p. 22–23. Owl Books.
3. Ibid.
4. Ibid.
5. McEwen (2007).
6. Cohen (2007). Psychological Stress and Disease. JAMA, Oct 10, 298(14), 1685–7.
7. McEwen (2017). Neurobiological and Systemic Effects of Chronic Stress. Chronic Stress Volume 1, 1–11; McEwan (2007).
8. McEwen (2017); McEwan (2007).
9. Denver (2009. Structural and Functional Evolution of Vertebrate Neuroendocrine Stress Systems. Annals of the New York Academy of Science, 1163, 1–16.
10. Sapolsky (1994).
11. Ibid.
12. Sapolsky (1994); Brenner et al. (2015). Evolutionary Mismatch and Chronic Psychological Stress. Journal of Evolu–tionary Medicine, 3, 1–11; Lieberman (2013). The Story of the Human Body: Evolution, Health and Disease. Pantheon.
13. Sapolsky (1994).
14. McEwen (2007).
15. Moreno (2017). Variability and Practice Load in Motor Learning. Revista Internacional de Ciencias del Deporte, 11(39), 62–78.
16. Baechle and Earle (2000). Essentials of Strength Training and Conditioning, 2nd ed. Human Kinetics.
17. Lieberman (2015). Is Exercise Really Medicine? An Evolutionary Perspective. Current Sports Medicine Reports, 14(4), 313–319.
18. Gundersen (2016). Muscle Memory and A New Cellular Model for Muscle Atrophy and Hypertrophy. The Journal of Experimental Biology, 219 (2), 235–242.
19. Bonafiglia, et al. (2016). Inter–Individual Variability in the Adaptive Responses to Endurance and Sprint Interval Training: A Randomized Crossover Study. PloS one, 11(12), e0167790; For research on variability in response to strength training, see Ahtiainen, et al. (2016). Heterogeneity in Resistance Training–Induced Muscle Strength and Mass Responses in Men and Women of Different Ages. Journal of the American Aging Association, Feb;38(1), 10.
20. Xie et al. (2013). Sleep Drives Metabolite Clearance from The Adult Brain. Science. Oct 18; 342(6156), 373–7.

21. Kurina et al. (2013). Sleep Duration and All-Cause Mortality: A Critical Review of Measurement and Associations. Annals of Epidemiology, 23(6), 361-370.

22. Finan et al. (2013). The Association of Sleep and Pain: An Update and a Path Forward. The Journal of Pain, 14(12), 1539-1552.

23. Asih et al. (2014). Insomnia in a Chronic Musculoskeletal Pain with Disability Population Is Independent of Pain and Depression. Spine Journal, 14(9), 2000-2007; Choy (2015). The Role of Sleep in Pain and Fibromyalgia. Nature Reviews Rheumatology 11 (9), 513-20.

24. Simonelli et. al. (2019) Sleep Extension Reduces Pain Sensitivity. Sleep Medicine, 54, 172-176.

25. Fullagar et al. (2015). Sleep and Athletic Performance: The Effects of Sleep Loss on Exercise Performance, and Physiological and Cognitive Responses to Exercise. Sports Medicine, 45(2), 161-186.

26. Milewski et al. (2014). Chronic Lack of Sleep Is Associated with Increased Sports Injuries in Adolescent Athletes. Journal of Pediatric Orthopaedics, 34(2), 129-133.

27. Mah at al. (2011). The Effects of Sleep Extension on The Athletic Performance of Collegiate Basketball Players. Sleep, 34(7), 943-50.

28. McEwen 2007.

29. Ganzel et al. (2010). Allostasis and the Human Brain: Integrating Models of Stress from The Social and Life Sciences. Psychological Review 117(1), 134-74.

30. Vachon-Presseau, et al. (2013). Acute Stress Contributes to Individual Differences in Pain and Pain-Related Brain Activity in Healthy and Chronic Pain Patients. The Journal of Neuroscience, 33(16), 6826-6833; Ebrecht et al. (2004). Perceived Stress and Cortisol Levels Predict Speed of Wound Healing in Healthy Male Adults. Psychoneuroendocrinology. 29(6):798-809; Gouin et al. (2011). The Impact of Psychological Stress on Wound Healing: Methods and Mechanisms. Immunology and Allergy Clinics of North America. 31(1), 81-93.

31. McEwen 2007.

32. Mariotti (2015). The Effects of Chronic Stress on Health: New Insights into The Molecular Mechanisms of Brain-Body Communication. Future Science OA, 1(3), 23.

33. McEwen 2007.

34. Kiely (2016). A New Understanding of Stress and The Implications for Our Cultural Training Paradigm. New Studies in Athletics, 30:3; 27-35.

35. Bartholomew et al. (2008). Strength Gains After Resistance Training: The Effect of Stressful, Negative Life Events. Journal of Strength and Conditioning Research, 22(4), 1215-1221; Stults-Kolehmainen et al. (2014). Chronic Psychological Stress Impairs Re-

covery of Muscular Function and Somatic Sensations Over a 96-Hour Period. Journal of Strength and Conditioning Research, 28(7), 2007-2017; Walburn et al. (2009). Psychological Stress and Wound Healing in Humans: A Systematic Review and Meta-Analysis. Journal of Psychosomatic Research, 67(3), 253-271; Kiely (2016).

36. Geva et al. (2017). Triathletes Lose Their Advantageous Pain Modulation Under Acute Psychosocial Stress. Medicine and Science in Sports and Exercise, 49(2), 333-341.
37. Ivarsson et al. (2017). Psychosocial Factors and Sport injuries: Meta-Analyses for Prediction and Prevention. Sports Medicine 47, 353-65.
38. Li et al. (2017). Preseason Anxiety and Depressive Symptoms and Prospective Injury Risk in Collegiate Athletes. American Journal of Sports Medicine. 45(9), 2148-2155.
39. Saw et al. (2016). Monitoring the Athlete Training Response: Subjective Self-Reported Measures Trump Commonly Used Objective Measures: A Systematic Review. British Journal of Sports Medicine, 50(5), 281-291.
40. Kiely (2009). Periodization, Planning, Prediction: and Why the Future Ain't What It Used To Be! Techniques Journal of USA Track, Field and Cross-Country Association.
41. Bosch (2015). Strength Training and Coordination: An Integrative Approach. 2010 Publishers.
42. Brabban and Turkington (2002). The Search for Meaning: Detecting Congruence Between Life Events, Underlying Schema and Psychotic Symptoms. Chapter Five, a Casebook of Cognitive Therapy for Psychosis. Editor: Morrison.
43. Moseley and Butler (2015). The Explain Pain Handbook Protectometer, NOI Group.
44. Engle et al. (2008). Stress and The Neuroendocrine System: The Role of Exercise as a Stressor and Modifier of Stress. Expert Reviews in Endocrinology and Metabolism. 1(6): 783-792.
45. 이것을 취약성-스트레스 모형(diathesis-stress model)이라고 한다.

Chapter 5: 피트니스

1. Engle et al. (2008). Stress and The Neuroendocrine System: The Role of Exercise as a Stressor and Modifier of Stress. Expert Reviews in Endocrinology and Metabolism. 1(6): 783-792.
2. The Academy of Medical Royal Colleges (2015). Exercise: The Miracle Cure and The Role of The Doctor in Promoting It. Report from the Academy of Medical Royal Colleges, February.
3. Pedersen et al. (2015). Exercise as Medicine-Evidence for Prescribing Exercise as Therapy in 26 Different Chronic Diseases. Scandinavian Journal of Medicine and Science in Sports, 25, 1-72; Booth et al. (2012). Lack of Exercise Is a Major Cause of Chronic Dis-

eases. Comprehensive Physiology, 2(2), 1143-1211; Piercy et al. (2018). The Physical Activity Guidelines for Americans. JAMA, 320(19), 2020.

4. For examples, see Foster et al. (2018). Prevention and Treatment of Low Back Pain: Evidence, Challenges, and Promising Directions. The Lancet, 391(10137), 2368-2383; Smith et al. (2014). An Update of Stabilisation Exercises For Low Back Pain: A Systematic Review With Meta-Analysis. BMC Musculoskeletal Disorders, 15(1); Ferreira (2007). Comparison of General Exercise, Motor Control Exercise and Spinal Manipulative Therapy for Chronic Low Back Pain: A Randomized Trial. Pain, 131(1-2), 31-37.
5. Bosomworth (2009). Exercise and Knee Osteoarthritis: Benefit or Hazard?" Canadian Family Physician 55(9), 871-78.
6. Pedersen (2015).
7. Pedersen (2015).
8. Erickson et al. (2011). Exercise Training Increases Size of Hippocampus and Improves Memory. Proceedings of the National Academy of Sciences of the United States of America 108(7), 3017-22.
9. Gomez-Pinilla et al. (2013). The Influence of Exercise on Cognitive Abilities. Comprehensive Physiology, 3(1), 403-28.
10. Nieman et al. (1999). Exercise and Immune Function. Recent Developments in Sports Medicine, 27(2), 73-80.
11. Pedersen (2015).
12. O'Donovan et al. (2017). Association of 'Weekend Warrior' and Other Leisure Time Physical Activity Patterns with Risks for All-Cause, Cardiovascular Disease, and Cancer Mortality. JAMA Internal Medicine, 175(6), 959-67.
13. 근위축에 대한 NASA 정보는 다음 사이트를 참조하라. https://www.nasa.gov/pdf/64249main_ffs_factsheets_hbp_atrophy.pdf. 흥미롭게도 뼈 소실에 대한 이유는 역학적 스트레스 부족과 관련이 있어 보이지 않는다. 중력이 제거되면 뼈 재형성의 필요성에 대한 신호를 전달하는 뼈 속의 액체 흐름이 차단된다.
14. Dittmer et al. (1993). Complications of Immobilization and Bed Rest. Part 1: Musculoskeletal and Cardiovascular Complications. Canadian Family Physician 39, 1428-32, 1435; Corcoran (1991). Use it Or Lose It--The Hazards of Bed Rest and Inactivity. The Western Journal of Medicine 154(5), 53638; Zarins (1982). Soft Tissue Injury and Repair--Biomechanical Aspects. International Journal of Sports Medicine 3, 9-11.
15. Piercy (2018); World Health Organisation. Global Recommendations on Physical Activity for Health. Geneva, 2010.
16. Lear et al. (2017). The Effect of Physical Activity on Mortality and Cardiovascular Disease in 130,000 People From 17 High-Income, Middle-Income, and Low-Income Countries: The PURE Study. The Lancet, 390(10113), 2643-2654.

17. Stamatakis, et al. (2017). Does Strength Promoting Exercise Confer Unique Health Benefits? A Pooled Analysis of Eleven Population Cohorts with All–Cause, Cancer, and Cardiovascular Mortality Endpoints. American Journal of Epidemiology, 187 (5), 1102–1112.
18. Piercy 2108.
19. 수렵채집인들의 전반적인 건강에 관해서는 다음 연구들을 참조하라. Pontzer et al. (2018). Hunter-Gatherers as Models in Public Health. Obesity Reviews, 19(December), 24–35; O'Keefe, et al. (2011). Exercise Like a Hunter-Gatherer: A Prescription for Organic Physical Fitness. Progress in Cardiovascular Diseases. 53(6):471–9; Raichlen et al. (2017). Physical Activity Patterns and Biomarkers of Cardiovascular Disease Risk in Hunter-Gatherers. American Journal of Human Biology, 29(2), 1–13; Lieberman (2013). The Story of The Human Body: Evolution, Health, and Disease. Vintage.
20. Lieberman (2015). Is Exercise Really Medicine? An Evolutionary Perspective. Current Sports Medicine Reports, 14(4), 313–319.
21. Lieberman (2015); O'Keefe (2011).
22. Pontzer (2018); Raichlen (2017).
23. Lear (2017).
24. Pontzer (2018); O'Keefe (2011).
25. Iowa State University News Service (2017). High–intensity Workouts Send the Wrong Message, Says Iowa State Professor. https://www.news.iastate.edu/news/2017/10/03/hiit
26. Glazer, et al. (2013). Sustained and Shorter Bouts of Physical Activity Are Related To Cardiovascular Health. Medicine and Science in Sports and Exercise, 45(1), 109–115.
27. Gillen et al. (2014). Three Minutes of All–Out Intermittent Exercise Per Week Increases Skeletal Muscle Oxidative Capacity and Improves Cardiometabolic Health. PLoS One, 9, e111489.
28. Gillen et al. (2017). Twelve Weeks of Sprint Interval Training Improves Indices of Cardiometabolic Health Similar to Traditional Endurance Training Despite a Five–Fold Lower Exercise Volume and Time Commitment. PLoS One. 11(4), e0154075.

Chapter 6: 환경

1. Munson (1993). Diseases of Captive Cheetahs (Acinonyx Jubatus): Results of the Cheetah Research Council Pathology Survey. Zoo Biology, 12(1), 105–124.
2. Haslam et al. (2018). Social Cure, What Social Cure? The Propensity to Underestimate the Importance of Social Factors for Health. Social Science & Medicine, Feb (198), 14–21. Adams et al. (2016). Why Are Some Population Interventions for Diet and Obesity More Equitable and Effective Than Others? The Role of Individual Agency. PLoS Medicine 13(4), e1001990.

3. Hajna et al. (2015). Associations between Neighbourhood Walkability and Daily Steps in Adults: A Systematic Review and Meta-Analysis. BMC Public Health 15 (1); Choi et al. (2017). Correlates Associated with Participation in Physical Activity Among Adults: A Systematic Review of Reviews and Update. BMC Public Health 17 (1), 356; Trost et al. (2002). Correlates of Adults' Participation in Physical Activity: Review and Update. Medicine and Science in Sports and Exercise. 34(12), 1996-2001.
4. Trost (2002).
5. Maas et al. (2006). Green Space, Urbanity, and Health: How Strong Is the Relation? Journal of Epidemiology and Community Health, 60(7), 587-592.
6. Ladwig et al. (2018). "My Best Memory Is When I Was Done with It": PE Memories Are Associated with Adult Sedentary Behavior. Translational Journal of the ACSM. 3(16), 119-129.
7. Christakis at al. (2007). The Spread of Obesity in a Large Social Network over 32 Years. New England Journal of Medicine. 357, 370-379.
8. Carrell et al. (2011). Is Poor Fitness Contagious?: Evidence from Randomly Assigned Friends. Journal of Public Economics. 95 (7-8), 657-63.
9. Thompson et al. (2011). Does Participating in Physical Activity in Outdoor Natural Environments Have a Greater Effect on Physical and Mental Wellbeing than Physical Activity Indoors? A Systematic Review. Environmental Science & Technology. 45(5), 1761-72.
10. Rogerson et al. (2016). Influences of Green Outdoors versus Indoors Environmental Settings on Psychological and Social Outcomes of Controlled Exercise. International Journal of Environmental Research and Public Health 13(4), 363.
11. Rogerson (2016).
12. 신체 활동은 몇 가지 즉각적인 목적을 달성하는 것이라는 생각이 운동에 대한 효과적 반응을 결정하는 핵심 요인이다. Lee et al. (2016). The Exercise-Affect-Adherence Pathway: An Evolutionary Perspective. Frontiers in Psychology. 7, 1285.
13. Rogerson (2016).
14. Rogerson (2016).
15. Kuo (2015). How Might Contact with Nature Promote Human Health? Promising Mechanisms and a Possible Central Pathway. Frontiers in Psychology, 6(8), 1-8.
16. Ulrich (1984). View through a Window May Influence Recovery from Surgery. Science. 224 (4647), 420-21.
17. Alvarsson et al. (2010). Stress Recovery during Exposure to Nature Sound and Environmental Noise. International Journal of Environmental Research and Public Health 7(3), 103-646; Kuo (2015).
18. Rietveld et al. (2014). A Rich Landscape of Affordances. Ecological Psychology 26(4), 325-52.

19. Fagereng (2010). A Real Game Examination of Visual Perception in Soccer. Unpublished Masters Thesis.
20. Lowe (2011). I'm a Romantic, says Xavi, Heartbeat of Barcelona and Spain. The Guardian. https://www.theguardian.com/football/2011/feb/11/xavi-barcelona-spain-interview
21. See Rafe's website Evolve Move Play. https://www.evolvemoveplay.com/

Chapter 7: 구조

1. From an article at On Target Publications called Stuart McGill: Hip Anatomy. Accessed from https://www.otp- books.com/stuart-mcgill-hip-anatomy/
2. Trappe et al. (2015). Skeletal Muscle Signature of a Champion Sprint Runner. Journal of Applied Physiology, 118(12), 1460-1466.
3. Costill et al. (1976). Muscle Fiber Composition and Enzyme Activities of Elite Distance Runners. Medicine and Science in Sports, 8(2), 96-100.
4. Thelen and Smith (1994). A Dynamic Systems Approach to the Development of Cognition and Action. The MIT Press.
5. Schoenfeld (2010). The Mechanisms of Muscle Hypertrophy and Their Application to Resistance Training. Journal of Strength and Conditioning Research 24(10), 2857-72.
6. Khan et al. (2009). Mechanotherapy: How Physical Therapists' Prescription of Exercise Promotes Tissue Repair. British Journal of Sports Medicine 43(4), 247-52.
7. Chan et al. (2006). Genetics of Disc Degeneration. European Spine Journal, 15(3), 317-25.
8. Belavy et al. (2017). Running Exercise Strengthens the Intervertebral Disc. Scientific Reports, 7, 45975.
9. Bosomworth (2009). Exercise and Knee Osteoarthritis: Benefit or Hazard? Canadian Family Physician 55(9), 871-78; Chakravarty et al. (2008). Long Distance Running and Knee Osteoarthritis. A Prospective Study. American Journal of Preventive Medicine. 35(2), 133-38; Lo et al. (2017). Is There an Association Between a History of Running and Symptomatic Knee Osteoarthritis? A Cross-Sectional Study from The Osteoarthritis Initiative. Arthritis Care & Research 69(2), 183-91.
10. Wallace et al. (2017). Knee Osteoarthritis Has Doubled in Prevalence Since the Mid-20th Century. Proceedings of the National Academy of Sciences of the United States of America 114 (35), 9332-36.
11. Dimock et al. (2017). Compensating for Loss: Running on One Tibialis Anterior. BMJ Case Reports 2017. (May), 19834.
12. Personal communication.

13. Jensen et al. (1994). Magnetic Resonance Imaging of The Lumbar Spine in People Without Back Pain. New England Journal of Medicine 331(2), 69–73.
14. Boden et al. (1990). Abnormal Magnetic–Resonance Scans of The Lumbar Spine in Asymptomatic Subjects. A Prospective Investigation. The Journal of Bone and Joint Surgery. American Volume 72(3), 403–8.
15. Nakashima et al. (2015). Abnormal Findings on Magnetic Resonance Images of The Cervical Spines in 1211 Asymptomatic Subjects. Spine 40(6), 392–98.
16. Brinjikji et al. (2015). MRI Findings of Disc Degeneration Are More Prevalent in Adults with Low Back Pain Than in Asymptomatic Controls: A Systematic Review and Meta–Analysis. American Journal of Neuroradiology 36 (12).
17. Borenstein et al. (2001). The Value of Magnetic Resonance Imaging of The Lumbar Spine to Predict Low–Back Pain in Asymptomatic Subjects: A Seven–Year Follow–Up Study. The Journal of Bone and Joint Surgery. American Volume 83–A(9), 1306–11.
18. Tonosu et al. (2017). The Associations Between Magnetic Resonance Imaging Findings and Low Back Pain: A 10–Year Longitudinal Analysis. PLoS One. 12(11), e0188057.
19. Silvis et al. (2011). High Prevalence of Pelvic and Hip Magnetic Resonance Imaging Findings in Asymptomatic Collegiate and Professional Hockey Players. The American Journal of Sports Medicine 39(4), 715–21.
20. Beattie et al. (2005). Abnormalities Identified in The Knees of Asymptomatic Volunteers Using Peripheral Magnetic Resonance Imaging. Osteoarthritis and Cartilage 13(3), 181–86.
21. Tempelhof et al. (1999). Age–Related Prevalence of Rotator Cuff Tears in Asymptomatic Shoulders. Journal of Shoulder and Elbow Surgery. 8(4), 296–99.
22. Connor et al. (2003). Magnetic Resonance Imaging of the Asymptomatic Shoulder of Overhead Athletes. The American Journal of Sports Medicine 31(5), 724–27.
23. Kolata (2011). Sports Medicine Said to Overuse M.R.I.'S. New York Times. Accessed from https://www.nytimes.com/2011/10/29/health/mris–often–overused–often–mislead–doctors–warn.html
24. Wang et al. (2018). Informed Appropriate Imaging for Low Back Pain Management: A Narrative Review. Journal of Orthopaedic Translation, 15(August), 21–34.
25. Webster et al. (2010). Relationship of Early Magnetic Resonance Imaging for Work–Related Acute Low Back Pain with Disability and Medical Utilization Outcomes. Journal of Occupational and Environmental Medicine. 52(9), 900–907; Webster et al. (2013). Iatrogenic Consequences of Early Magnetic Resonance Imaging in Acute, Work–Related, Disabling Low Back Pain. Spine. 38(22), 1939–46.
26. Culvenor et al. (2018). Prevalence of Knee Osteoarthritis Features On Magnetic Resonance Imaging In Asymptomatic Uninjured Adults: A Systematic Review And Meta–Analysis. British Journal of Sports Medicine. bjsports–2018–099257.

27. Heidari, et al. (2011). Knee Osteoarthritis Prevalence, Risk Factors, Pathogenesis and Features: Part I. Caspian Journal of Internal Medicine 2(2), 205–12.
28. Lubowitz (2002). A Controlled Trial of Arthroscopic Surgery for Osteoarthritis of The Knee. Arthroscopy 18(8), 950–51.
29. Kolata (2013). Why 'Useless' Surgery Is Still Popular. New York Times. http://www.nytimes.com/2016/08/04/up-shot/the-right-to-know-that-an-operation-is-next-to-useless.html?_r=2
30. Kirkely et al. (2008). A Randomized Trial of Arthroscopic Surgery for Osteoarthritis of The Knee. New England Journal. 359, 1097.
31. Thorlund, et al. (2015). Arthroscopic Surgery for Degenerative Knee: Systematic Review and Meta-Analysis of Benefits and Harms. British Medical Journal. 350 (3), 2747–2747.
32. Brignardello-Petersen et al. (2017). Knee Arthroscopy Versus Conservative Management in Patients with Degenerative Knee Disease: A Systematic Review. BMJ Open 7(5), e016114; Sihvonen et al. (2017). Arthroscopic Partial Meniscectomy Versus Placebo Surgery for a Degenerative Meniscus Tear: A 2-Year Follow-Up of the Randomised Controlled Trial. Annals of the Rheumatic Diseases. 77(2), 188–195.
33. Jarvinen et al. (2016). Arthroscopic Surgery for Knee Pain. BMJ (Clinical Research Ed.) 354 (July), i3934.
34. Siemieniuk et al. (2017). Arthroscopic Surgery for Degenerative Knee Arthritis and Meniscal Tears: A Clinical Practice Guideline. BMJ, j1982.
35. Jarvinen (2016).
36. Diamond et al. (2003). Management of Acute Osteoporotic Vertebral Fractures: A Nonrandomized Trial Comparing Percutaneous Vertebroplasty With Conservative Therapy. The American Journal of Medicine 114(4), 257–65.
37. Kallmes et al. (2009). A Randomized Trial of Vertebroplasty for Osteoporotic Spinal Fractures. New England Journal of Medicine 361(6), 569–79.
38. Mannion et al. (2013). Comparison of Spinal Fusion and Nonoperative Treatment in Patients with Chronic Low Back Pain: Long-Term Follow-Up of Three Randomized Controlled Trials. The Spine Journal. 13(11), 1438–48.
39. Saltychev, et al. (2014). Lumbar Fusion Compared with Conservative Treatment in Patients with Chronic Low Back Pain. International Journal of Rehabilitation Research 37(1), 2–8.
40. Bogduk et al. (2009). Is Spinal Surgery Effective for Back Pain? F1000 Medicine Reports 1 (July), 27–29.
41. Jain et al. (2014). Epidemiology of Musculoskeletal Upper Extremity Ambulatory Surgery in The United States. BMC Musculoskeletal Disorders 15(1), 4.

42. Steuri et al. (2017). Effectiveness of Conservative Interventions Including Exercise, Manual Therapy and Medical Management in Adults with Shoulder Impingement: A Systematic Review and Meta-Analysis of RCTs. British Journal of Sports Medicine. bjsports-2016-096515.

43. Ketola et al. (2013). No Evidence of Long-Term Benefits of Arthroscopicacromioplasty in The Treatment of Shoulder Impingement Syndrome: Five-Year Results of a Randomised Controlled Trial. Bone and Joint Research 2(7), 132-39.

44. Brox et al. (2017). Author Response—Sham Surgery Versus Labral Repair or Biceps Tenodesis for Type II Slap Lesions of The Shoulder: A Three-Armed Randomised Clinical Trial. British Journal of Sports Medicine, bjsports-2017-098251.

45. McElvany et al. (2015). Rotator Cuff Repair. The American Journal of Sports Medicine 43(2), 491-500.

46. Lawrence Gullotta 박사에 따르면, 어깨 돌림근띠가 찢어지면, 모든 통증과 기능부전을 찢어진 돌림근띠의 탓으로 돌린다. 그런 다음 이것을 고치면 좋아질 것이라고 생각한다. 하지만 초음파나 MRI를 찍어보면 돌림근띠는 수술을 받기 전 상태와 똑같아 보인다." 다음 웹사이트 자료를 참조하라. From this article: Large Study of Arthroscopic Rotator Cuff Repair Reveals Some Surprises. http://www.hss.edu/newsroom_study-arthroscopic-ro- tator-cuff-repair-surprises asp

47. Beard et al. (2017). Arthroscopic Subacromial Decompression for Subacromial Shoulder Pain (Csaw): A Multicentre, Pragmatic, Parallel Group, Placebo-Controlled, Three-Group, Randomised Surgical Trial. The Lancet. 391, 329-38.

48. Schreurs et al. (2017). No Benefit of Arthroscopy in Subacromial Shoulder Pain. The Lancet. 6736 (17).

49. Threlkeld (1992). The Effects of Manual Therapy on Connective Tissue. Physical Therapy. 72(12), 893-902; Chaudry, Schleip (2008). Three-Dimensional Mathematical Model for Deformation of Human Fasciae in Manual Therapy. Journal of American Osteopathic Association. 8(108), 379-390.

50. Schleip (2003). Fascial Plasticity-A New Neurobiological Explanation: Part 1. J Bodywork and Movement Therapies. 7(1), 11-9.

51. Cramer et al. (2012). Quantification of Cavitation and Gapping of Lumbar Zygapophyseal Joints During Spinal Manipulative Therapy. Journal of Manipulative and Physiological Therapeutics. 35(8), 614-21.

52. Shilton et al. (2015). Does Cervical Lordosis Change After Spinal Manipulation for Non-Specific Neck Pain? A Prospective Cohort Study. Chiropractic & Manual Therapies 23, 33; Tullberg (1998). Manipulation Does Not Alter the Position of the Sacroiliac Joint. A Roentgen Stereophotogrammetric Analysis. Spine. 23(10), 1124-1129.

53. Ross et al. (2004). Determining Cavitation Location During Lumbar and Thoracic Spinal Manipulation: Is Spinal Manipulation Accurate and Specific? Spine. 29(13),1452–7.
54. Bialosky et al. (2012). Basis for Spinal Manipulative Therapy: A Physical Therapist Perspective. Journal of Electromyography and Kinesiology: Official Journal of the International Society of Electrophysiological Kinesiology. 22(5), 643–47.
55. Flynn et al. (2003). The Audible Pop Is Not Necessary for Successful Spinal High–Velocity Thrust Manipulation in Individuals with Low Back Pain. Archives of Physical Medical Rehabilitation. 84(7), 1057–60.
56. Gross et al. (2010). Manipulation or Mobilisation for Neck Pain: A Cochrane Review. Manual Therapy. 15(4), 315–33; Schomacher (2009). The Effect of An Analgesic Mobilization Technique When Applied at Symptomatic or Asymptomatic Levels of The Cervical Spine in Subjects with Neck Pain: A Randomized Controlled Trial. The Journal of Manual & Manipulative Therapy. 17(2), 101–108.
57. Bialosky et al. (2009). The Mechanisms of Manual Therapy in The Treatment of Musculoskeletal Pain: A Comprehensive Model. Manual Therapy. 14(5), 531–8.
58. 나는 여기서 논쟁적 주제인 발통점에 대한 문제를 다루는 것은 아니다. Paul Ingraham이 쓴 다음 자료를 읽어보자. https://www.painscience.com/articles/trigger–point–doubts.php
59. Vasseljen et al. (1996). Can Stress–Related Shoulder and Neck Pain Develop Independently of Muscle Activity? Pain 64(2), 221–30; Maigne et al. (2012). Lower Back Pain and Neck Pain: Is It Possible to Identify the Painful Side by Palpation Only? Annals of Physical and Rehabilitation Medicine 55(2), 103–11.
60. Andersen et al. (2010). Increased Trapezius Pain Sensitivity Is Not Associated with Increased Tissue Hardness. The Journal of Pain. 11(5), 491–99.
61. Paley (2016). Tibial Hemimelia: New Classification and Reconstructive Options. Journal of Children's Orthopaedics. 10(6), 529–555.
62. Lauersen (2018). Strength Training as Superior, Dose–Dependent and Safe Prevention of Acute and Overuse Sports Injuries: A Systematic Review, Qualitative Analysis and Meta–Analysis. British Journal of Sports Medicine. 52(24), 1557–1563.
63. Longman (1996). Lewis Thinks Gold and Pumps Iron. New York Times. https://www.nytimes.com/1996/02/05/ sports/lewis–thinks–gold–and–pumps–iron.html
64. Balsalobre–Fernandez et al. (2016). Effects of Strength Training on Running Economy in Highly Trained Runners. Journal of Strength and Conditioning Research. 30(8), 2361–68.
65. Foster et al. (2007). Running Economy: The Forgotten Factor in Elite Performance. Sports Medicine 37(45), 316–19.
66. Evening Standard. Mo–tivator: How Mo Farah's Coach Trained Him Up for a Double

Olympic Gold Success. https://www.standard.co.uk/olympics/olympic-news/motivator-how-mo-farahs-coach-trained-him-up-for-a- double-olympic-gold-success-8038354.html

Chapter 8: 가동성

1. Castori (2012) Ehlers-Danlos Syndrome, Hypermobility Type: An Underdiagnosed Hereditary Connective Tissue Disorder with Mucocutaneous, Articular, And Systemic Manifestations. ISRN Dermatology. 2012, 751768.
2. Trehearn et al. (2009). Sit-and-Reach Flexibility and Running Economy of Men and Women Collegiate Distance Runners. Journal of Strength and Conditioning Research. 23(1), 158-62;
3. Freckleton et al. (2013) Risk Factors for Hamstring Muscle Strain Injury in Sport: A Systematic Review and Meta-Analysis. British Journal of Sports Medicine 47(6), 35158; Tyler et al. (2010). Groin Injuries in Sports Medicine. Sports Health. 2(3), 231-236.
4. Sedaghati et al. (2013). Review of Sport-Induced Groin Injuries. Trauma Monthly. 18(3), 107112; Behm et al. (2016). Acute Effects of Muscle Stretching on Physical Performance, Range of Motion, And Injury Incidence in Healthy Active Individuals: A Systematic Review. Applied Physiology. Nutrition, and Metabolism. 41(1), 1-11.
5. Hart (2005). Effect of Stretching on Sport Injury Risk: A Review. Clinical Journal of Sport Medicine: Official Journal of the Canadian Academy of Sport Medicine. 15(2), 113.
6. Al Attar, et al. (2017). Effect of Injury Prevention Programs That Include the Nordic Hamstring Exercise on Hamstring Injury Rates in Soccer Players: A Systematic Review And Meta-Analysis. Sports Medicine. 47(5), 907-916.
7. Harøy et al. (2018). The Adductor Strengthening Programme Prevents Groin Problems Among Male Football Players: A Cluster-Randomised Controlled Trial. British Journal of Sports Medicine, 1-8; Tyler (2010).
8. Strength training is also an effective way to prevent other overuse and acute injuries, reducing risk by 30-50%. Lauersen et al. (2014). The Effectiveness of Exercise Interventions To Prevent Sports Injuries: A Systematic Review And Meta-Analysis Of Randomised Controlled Trials. British Journal of Sports Medicine. 48(11), 871-7.
9. Williams (1990). Use of Intermittent Stretch in The Prevention of Serial Sarcomere Loss in Immobilised Muscle. Annals of the Rheumatic Diseases. 49(5), 316-317.
10. Harris et al. (2016). Radiographic Prevalence of Dysplasia, Cam, And Pincer Deformities in Elite Ballet. The American Journal of Sports Medicine. 44(1), 20-27.
11. Weppler et al. (2010). Increasing Muscle Extensibility: A Matter of Increasing Length or Modifying Sensation? Physical Therapy. 90 (3): 438-49.

12. Zedka et al. (1999). Voluntary and Reflex Control of Human Back Muscles During Induced Pain. The Journal of Physiology. 520(2), 591–604.
13. 동결견에 관한 일반적인 설명은 구조와 관련이 있다. 흔히 어깨관절 결합조직들이 짧아지고 섬유화된 상태로 설명한다. 하지만 많은 사례에서 통증으로 인한 근육 보호 수축이 더 중요한 요인인 것으로 보인다. Hollmann et al. (2018). Does Muscle Guarding Play A Role in Range Of Motion Loss In Patients With Frozen Shoulder? Musculoskeletal Science and Practice. 10(37), 64–68.

Chapter 9: 자세

1. 자세는 여러 방식으로 정의된다. 나는 Nicolai Bernstein이, 몸통과 목의 구성에 초점을 두고 정의한 것이 마음에 든다. Bernstein (1996). Dexterity and Its Development. Edited by Latash, Turvey and Lawrence. Routledge.
2. Ivanenko and Gurfinkel (2018). Human Postural Control. Frontiers in Neuroscience. 12, 171.
3. Gruters et al. (2017). The Eardrums Move When the Eyes Move: A Multisensory Effect on the Mechanics of Hearing. Proceedings of the National Academy of Sciences. 115(6), 1309–1318.
4. Chagnaud et al. (2015). Spinal Corollary Discharge Modulates Motion Sensing During Vertebrate Locomotion. Nature Communications. 6, 7982.
5. Bernstein (1996). "Usually, [the postural system] justifies our confidence, does not like interference in its business, and carries on its duty as reliably as the internal body organs. For example, the duodenum and the spleen also rarely report their work to consciousness!"
6. Grundy et al. (1984). Does Unequal Leg Length Cause Back Pain? A Case–Control Study. The Lancet. 2(8397), 256–58.
7. Pope et al. (1985). The Relationship between Anthropometric, Postural, Muscular, and Mobility Characteristics of Males Ages 18–55. Spine 10(7), 644–48.
8. Grob et al. (2007). The Association between Cervical Spine Curvature and Neck Pain. European Spine Journal 16(5), 669–78.
9. Nourbakhsh et al. (2002). Relationship between Mechanical Factors and Incidence of Low Back Pain. The Journal of Orthopaedic and Sports Physical Therapy. 32(9), 447–60.
10. Dieck et al. (1985). An Epidemiologic Study of the Relationship between Postural Asymmetry in the Teen Years and Subsequent Back and Neck Pain. Spine 10(10), 872–77.
11. Franklin et al. (1998). An Analysis of Posture and Back Pain in the First and Third Trimesters of Pregnancy. Journal of Orthopaedic & Sports Physical Therapy 28(3), 133–38.

12. Barrett et al. (2016). Is Thoracic Spine Posture Associated with Shoulder Pain, Range of Motion and Function? A Systematic Review. Manual Therapy. 26(December), 38–46.
13. Richards et al. (2016). Neck Posture Clusters and Their Association With Biopsychosocial Factors and Neck Pain in Australian Adolescents. Physical Therapy 96(10), 1576–87.
14. Andrade et al. (2015). Systematic Review of Observational Studies Reveals No Association between Low Back Pain and Lumbar Spondylolysis with or without Isthmic Spondylolisthesis. European Spine Journal. 24(6), 1289–95.
15. Ettinger et al. (1994). Kyphosis in Older Women and Its Relation to Back Pain, Disability and Osteopenia: The Study of Osteoporotic Fractures. Osteoporosis International. 4(1), 55–60.
16. Damasceno et al. (2018). Text Neck and Neck Pain in 18–21–Year–Old Young Adults. European Spine Journal. 27 (6).
17. Campos et al. (2018). Exercise Programs May Be Effective in Preventing a New Episode of Neck Pain: A Systematic Review and Meta–Analysis. Journal of Physiotherapy. 64 (3), 159–65.
18. Chaleat–Valayer et al. (2011). Sagittal Spino–Pelvic Alignment in Chronic Low Back Pain. European Spine Journal. 20(s5), 634–40; Smith et al. (2008) Classification of Sagittal Thoraco–Lumbo–Pelvic Alignment of the Adolescent Spine in Standing and Its Relationship to Low Back Pain. Spine. 33(19), 2101–7.
19. Christensen et al. (2008). Spinal Curves and Health: A Systematic Critical Review of the Epidemiological Literature Dealing With Associations Between Sagittal Spinal Curves and Health. Journal of Manipulative and Physiological Therapeutics. 31(9), 690–714.
20. Theroux et al. (2015). Prevalence and Management of Back Pain in Adolescent Idiopathic Scoliosis Patients: A Retrospective Study. Pain Research & Management: The Journal of the Canadian Pain Society. 20(3), 153–57.
21. Hartvigsen et al. (2002). Does Sitting at Work Cause Low Back Pain? Ugeskrift for Laeger. 164(6), 759–61.
22. Wai et al. (2010). Causal Assessment of Occupational Lifting and Low Back Pain: Results of a Systematic Review. The Spine Journal. 10 (6), 554–66.
23. Kwon (2011). Systematic Review: Occupational Physical Activity and Low Back Pain. Occupational Medicine 61(8), 541–48.
24. Waddell et al. (2001). Occupational Health Guide Lines for The Management Of Low Back Pain At Work: Evidence Review. Occupational Medicine. 51(2), 124–135.
25. Shiri et al. (2010). The Association between Smoking and Low Back Pain: A Meta–Analysis. The American Journal of Medicine. 123(1), 87; Hoogendoorn et al. (2000). Sys-

tematic Review of Psychosocial Factors at Work and Private Life as Risk Factors for Back Pain. Spine 25(16), 2114–25.

26. Hodges et al. (2003). Experimental Muscle Pain Changes Feedforward Postural Responses of the Trunk Muscles. Experimental Brain Research. 151(2), 262–71.
27. Lederman (2007). The Myth of Core Stability. CPDO, 1–17; White et al. (2002). Abdominal and Erector Spinae Muscle Activity During Gait: The Use Of Cluster Analysis To Identify Patterns Of Activity. Clinical Biomechanics. 17(3), 177–84.
28. Smith et al. (2014). An Update of Stabilisation Exercises for Low Back Pain: A Systematic Review with Meta–Analysis. BMC Musculoskeletal Disorders. 15 (1); Lederman (2007); Middelkoop (2010). Exercise Therapy for Chronic Nonspecific Low–Back Pain. Best Practice & Research Clinical Rheumatology 24 (2), 193–204.
29. O'Sullivan et al. (2018). Cognitive Functional Therapy: An Integrated Behavioral Approach for the Targeted Management of Disabling Low Back Pain. Physical Therapy. 98 (5), 40823; See also Brumagne et al. (2008). Persons With Recurrent Low Back Pain Exhibit A Rigid Postural Control Strategy. European Spine Journal. 17(9), 1177–84; Claeys, et al. (2010). Decreased Variability In Postural Control Strategies In Young People With Non–Specific Low Back Pain Is Associated With Altered Proprioceptive Reweighting. European Journal of Applied Physiology. 111(1), 115–23.
30. Hodges (2011). Moving Differently In Pain: A New Theory To Explain The Adaptation To Pain. Pain. 152(3 Suppl), S90–8.
31. Mannion et al. (2012). Spine Stabilisation Exercises in the Treatment of Chronic Low Back Pain: A Good Clinical Outcome Is Not Associated with Improved Abdominal Muscle Function. European Spine Journal. 21(7), 1301–10; Steiger et al. (2012). Is a Positive Clinical Outcome after Exercise Therapy for Chronic Non–Specific Low Back Pain Contingent upon a Corresponding Improvement in the Targeted Aspect(s) of Performance? A Systematic Review. European Spine Journal. 21(4): 575–98.
32. Moseley et al. (2006). Reduced Variability of Postural Strategy Prevents Normalization of Motor Changes Induced by Back Pain: A Risk Factor for Chronic Trouble? Behavioral Neuroscience. 120(2), 474–76.

Chapter 10: 움직임 기술

1. Bernstein (1996). Dexterity and Its Development. Edited by Latash, Turvey and Lawrence. Routledge; Shumway–Cook et al. (2012). Motor Control, 4th Edition, p. 12–14. Lippincott, Williams and Wilkins.
2. Bernstein (1996).
3. Bernstein (1967). The Coordination and Regulation of Movements. Pergamon Press.

4. Latash (2012). The Bliss (Not the Problem) of Motor Abundance (not Redundancy). Experimental Brain Research. 217(1), 1–5.
5. Latash (2012); Harbourne et al. (2009). Movement Variability and the Use of Nonlinear Tools: Principles to Guide Physical Therapist Practice. Physical Therapy. 89(3), 267–282.
6. Bernstein (1996).
7. Shumway–Cook (2012) at 31; Bernstein (1996) at 411–413; Vereijken et al. (1992). Freezing Degrees of Freedom in Skill Acquisition. Journal of Motor Behavior. 24(1), 133–142.
8. Shumway–Cook (2012 at 31 citing Broderick et al. (1999). Coordination Patterns in Ball Bouncing as a Function of Skill. Journal of Motor Behavior. 31(2), 165–188.
9. Bernstein (1996) at 411–413.
10. Shumway (2012) at 31. citing Southard et al. (1987). Changing Movement Patterns: Effects of Demonstration and Practice. Research Quarterly for Exercise and Sport. 58(1), 77–80.
11. Shumway–Cook (2012) at 31.
12. Bernstein은 이 단계를 A, B, C, D라고 지칭했지만 나는 확실함을 위해 숫자로 표기하였다. 또 Bernstein은 이 단계들을 하위 단계들로 나누었다. 이 책에서는 아주 개략적 정보만 제시한다. Bernstein (1996) at 115.
13. 이 주제와 관련된 영역에서 Bernstein의 연구는 약간은 독창적이고 이론적이지만, 계속해서 운동조절 분야 전문가들은 이 개념에서 많은 영감과 생각을 얻고 있다. Profeta et al. (2018). Bernstein's Levels of Movement Construction: A Contemporary Perspective. Human Movement Science. 57, 111–33; Chow et al. (2015). Nonlinear Pedagogy in Skill Acquisition: An Introduction, p. 121. Routledge
14. Bernstein (1996) at 120.
15. Bernstein (1996) at 121–130.
16. Marder et al. (2001). Central Pattern Generators and the Control of Rhythmic Movements. Current Biology: CB 11 (23), 986–96; Guertin (2009). The Mammalian Central Pattern Generator for Locomotion. Brain Research Reviews. 62 (1), 45–56.
17. Profeta et al. (2018).
18. Schucker et al. (2018). Thinking about Your Running Movement Makes You Less Efficient: Attentional Focus Effects on Running Economy And Kinematics. Journal of Sports Sciences. 1–9.
19. McBeath et al. (1995). How Baseball Outfielders Determine Where to Run to Catch Fly Balls. Science. 268(5210), 569–573.
20. Shaffer et al. (2004). How Dogs Navigate to Catch Frisbees. Psychological Science. 15(7), 437–41.

21. Thelen and Smith (2006). Dynamic Systems Theories, p. 286. In Handbook of Child Psychology, Theoretical Models of Human Development, Vol. 1, 6th ed. Damon, Lerner eds. John Wiley & Sons.
22. Glazier et al. (2003). Dynamical Systems Theory: A Relevant Framework For Performance-Oriented Sports Biomechanics Research. SportScience. 7(1997), 1-8.
23. Hamacher et al. (2018). Development of Functional Variability during the Motor Learning Process of a Complex Cyclic Movement. Journal of Biomechanics. 77, 124-30.
24. Schmidt and Lee (2005). Motor Control and Learning: A Behavioral Emphasis. p. 193. Human Kinetics.
25. Bosch (2015). Strength Training and Coordination: An Integrative Approach. 2010 Publishers.
26. 코치들은 최고 선수들이 어떻게 움직이는지를 관찰하여, 유사점과 차이점에 주목하면서 어떤 활동의 기본항목을 의식적으로 발견할 수 있다. 예를 들어, 프로 테니스 선수들은 포핸드 스트로크를 할 때 여러 가지 그립, 리듬, 스윙 궤도, 발 움직임 패턴을 사용하지만, 모든 프로 선수가 스트로크마다 보이는 기본항목에 대한 중요한 목록이 있다. 좋은 폼의 어떤 특성이 일반적인지 또는 일시적인지를 결정하기는 쉽지 않지만, 많은 코치는 이 문제에 동의하지 않을 것이다. 사실 최고 수준의 선수들은 전문가들이 제안한 좋은 움직임을 위한 많은 '규칙'을 자주 어긴다(달리기와 관련된 몇 가지 예시는 이 장 후반부를 참조하라).
27. Yao et al. (2009). Variable Practice Versus Constant Practice in the Acquisition of Wheelchair Propulsive Speeds. Perceptual and Motor Skills. 109(1), 133-39; Ranganathan et al. (2013). Changing Up the Routine. Exercise and Sport Sciences Reviews. 41(1), 64-70.
28. Herzfeld et al. (2014). Motor Variability Is Not Noise, but Grist for the Learning Mill. Nature Neuroscience. 17(2), 149-50; Wu et al. (2014). Temporal Structure of Motor Variability Is Dynamically Regulated and Predicts Motor Learning Ability. Nature Neuroscience 17(2), 312-321.
29. Kirsh et al. (1994). On Distinguishing Epistemic from Pragmatic Action. Cognitive Science. 18, 513-549.
30. 이것이 바로 체화된 인지(embodied cognition)의 예이다. 정보는 몸의 자세나 움직임에 저장되므로 그 정보를 나타낼 때 뇌가 열심히 작동할 필요가 없다. 숫자를 셀 때, 유지하고 있는 손가락 개수 변경함으로써 숫자를 기억하는 것과 비슷하다.
31. Wulf (2007). Attention and Motor Skill Learning. Human Kinetics. For a good summary of her research, see Benz et al. (2016). Coaching Instructions and Cues for Enhancing Sprint Performance. Strength and Conditioning Journal. 38, 1-11.
32. Porter et al. (2010). Focus of Attention and Verbal Instructions: Strategies of Elite Track and Field Coaches and Athletes. Sport Science Review. XIX: 199-211.

33. Benz (2016).
34. Benz (2016).
35. McKay et al. (2012). A Distal External Focus Enhances Novice Dart Throwing Performance. International Journal of Sport, Exercise and Psychology. 10, 149–156.
36. Wulf et al. (2007). An External Focus of Attention Enhances Golf Shot Accuracy In Beginners And Experts. Research Questions in Exercise and Sport. 78, 384–389.
37. Benz (2016).
38. Wulf et al. (1998). Instructions for Motor Learning: Differential Effects of Internal Versus External Focus Of Attention. Journal of Motor Behavior. 30, 169–179.
39. Wulf et al. (2001). The Automaticity of Complex Motor Skill Learning As A Function Of Attentional Focus. Quarterly Journal of Experimental Psychology Section A: Human Experimental Psychology. 54, 1143–1154.
40. Glazier (2015). Towards a Grand Unified Theory of Sports Performance. Human Movement Science. Elsevier B.V., 1–18; Gray (2011). Links Between Attention, Performance Pressure, and Movement in Skilled Motor Action. Current Directions in Psychological Science 20(5), 301–6.
41. Glazier (2015); Masters (1992). Knowledge, Knerves and Know–how: The Role Of Explicit Versus Implicit Knowledge In The Breakdown Of A Complex Motor Skill Under Pressure. British Journal of Psychology. 83, 343–358.
42. Sahrmann (2001) Diagnosis and Treatment of Movement Systems Impairment Syndromes, 1st Ed, p.3. Mosby.
43. Tumminello, Silvernail and Cormack (2017). The Corrective Exercise Trap. Personal Training Quarterly. 4(1), 6–15.
44. Lehman (2018). The Role and Value of Symptom–Modification Approaches in Musculoskeletal Practice. Journal of Orthopedic Sports and Physical Therapy. 48(6), 430–435.
45. Azevedo et al. (2018). Movement System Impairment–Based Classification Treatment Versus General Exercises for Chronic Low Back Pain: Randomized Controlled Trial. Physical Therapy. 98 (1), 28–39; Dillen et al. (2016). Efficacy of Classification–Specific Treatment and Adherence On Outcomes in People with Chronic Low Back Pain. A One–Year Follow–Up, Prospective, Randomized, Controlled Clinical Trial. Manual Therapy. 24, 52–64; Riley et al. (2018). Are Movement–Based Classification Systems More Effective Than Therapeutic Exercise or Guideline Based Care in Improving Outcomes for Patients with Chronic Low Back Pain? A Systematic Review. Journal of Manual & Manipulative Therapy. 1–10.
46. Saragiotto et al. (2016). Motor Control Exercise for Chronic Non–Specific Low–Back Pain. The Cochrane Database of Systematic Reviews. 8(1), CD012004.

47. Kim et al. (2014). Effects of External Pelvic Compression on Trunk and Hip Muscle EMG Activity During Prone Hip Extension in Females with Chronic Low Back Pain. Manual Therapy 19 (5), 467–71; Lehman (2006). Trunk and Hip Muscle Recruitment Patterns during the Prone Leg Extension Following a Lateral Ankle Sprain: A Prospective Case Study Pre and Post Injury. Chiropractic & Osteopathy 14(2), 4; Suehiro et al. (2015). Individuals with Chronic Low Back Pain Demonstrate Delayed Onset of the Back Muscle Activity during Prone Hip Extension. Journal of Electromyography and Kinesiology: Official Journal of the International Society of Electrophysiological Kinesiology 25(4), 675–80; Dwyer et al. (2013). Comparison of Gluteus Medius Muscle Activity during Functional Tasks in Individuals with and without Osteoarthritis of the Hip Joint. Clinical Biomechanics. 28(7), 757–61.
48. Yamato et al. (2015). Pilates for Low Back Pain. The Cochrane Database of Systematic Reviews, no. 7 (July), CD010265; Holtzman et al. (2013). Yoga for Chronic Low Back Pain: A Meta-Analysis of Randomized Controlled Trials. Pain Research & Management: The Journal of the Canadian Pain Society, 18(5), 267–72.
49. Petersen et al. (2014). Patellofemoral Pain Syndrome. Knee Surgery, Sports Traumatology, Arthroscopy. 22(10), 2264–74; Chester et al. (2008). The Relative Timing of VMO and VL in the Aetiology of Anterior Knee Pain: A Systematic Review and Meta-Analysis. BMC Musculoskeletal Disorders. 9(1), 64.
50. Lack et al. (2015). Proximal Muscle Rehabilitation Is Effective for Patellofemoral Pain: A Systematic Review with Meta-Analysis. British Journal of Sports Medicine 49(21), 1365–1376.
51. Willy et al. (2016). Current Concepts in Biomechanical Interventions for Patellofemoral Pain. International Journal of Sports Physical Therapy. 11(6), 877; Rabelo et al. (2018). Do Hip Muscle Weakness and Dynamic Knee Valgus Matter for The Clinical Evaluation and Decision-Making Process In Patients With Patellofemoral Pain? Brazilian Journal of Physical Therapy. 22(2), 105–109.
52. Willy (2016).
53. Willy (2016); Rabelo (2018).
54. Timmons et al. (2012). Scapular Kinematics and Subacromial-Impingement Syndrome: A Meta-Analysis. Journal of Sport Rehabilitation. 21(4), 354–70; Ratcliffe et al. (2014). Is There a Relationship between Sub-acromial Impingement Syndrome and Scapular Orientation? A Systematic Review. British Journal of Sports Medicine. 48(16), 1251–56. Struyf et al. (2013). Scapular-Focused Treatment in Patients with Shoulder Impingement Syndrome: A Randomized Clinical Trial. Clinical Rheumatology. 32(1), 73–85.
55. Struyf 2013; Camargo et al. (2015). Effects of Stretching and Strengthening Exercises, With and Without Manual Therapy, on Scapular Kinematics, Function, and Pain in

Individuals with Shoulder Impingement: A Randomized Controlled Trial. The Journal of Orthopaedic and Sports Physical Therapy. 45(12), 984-97; McClure et al. (2004). Shoulder Function and 3-Dimensional Kinematics in People with Shoulder Impingement Syndrome before and after a 6-Week Exercise Program. Physical Therapy. 84(9), 832-48.

56. "다이내믹 시스템 접근법은 이해를 위한 더 나은 사고틀을 제공한다." McQuade et al. (2016). Critical and Theoretical Perspective on Scapular Stabilization: What Does It Really Mean, and Are We on the Right Track? Physical Therapy. 96(8), 1162-69; Schellingerhout et al. (2008). Lack of Uniformity in Diagnostic Labeling Of Shoulder Pain: Time For A Different Approach. Manual Therapy. 13(6), 478-83.

57. Starrett (2014). Ready to Run: Unlocking Your Potential to Run Naturally. p. 60. Victory Belt Publishing.

58. Warr et al. (2014). Footstrike Patterns Do Not Influence Running Related Overuse Injuries in U.S. Army Soldiers. Medicine & Science in Sports & Exercise. 46, 812; Hamill et al. (2017). Is Changing Footstrike Pattern Beneficial To Runners? Journal of Sport and Health Science. 6(2), 146-153.

59. Gruber et al. (2013). Economy and Rate of Carbohydrate Oxidation During Running with Rearfoot And Forefoot Strike Patterns. Journal of Applied Physiology. 115(2), 194-201.

60. Hamill (2017); Hasegawa et al. (2007). Foot Strike Patterns of Runners at the 15-Km Point During an Elite-Level Half Marathon. Journal of Strength and Conditioning Research. 21(3), 888-893.

61. Hamill (2017) 따르면, "중간 발이나 앞 발 접촉 달리기 패턴으로 바꾸는 것이 달리기 효율을 향상하지 않으며, 발 접촉 시 충격을 제거하지 못하며, 달리기 관련 부상 위험을 줄여주지 않는다."

62. Cavanagh et al. (1982). The Effect of Stride Length Variation on Oxygen Uptake During Distance Running. Medical Science and Sports Exercise. 14(1), 30-35; Hunter et al. (2017). Self-Optimization of Stride Length Among Experienced and Inexperienced Runners. International Journal of Exercise Science. 10(3), 446-53.

63. Dallam et al. (2005). Effect of a Global Alteration of Running Technique on Kinematics and Economy. Journal of Sports Sciences. 23(7), 757-64.

64. Schucker et al. (2018). Thinking About Your Running Movement Makes You Less Efficient: Attentional Focus Effects on Running Economy and Kinematics. Journal of Sports Sciences. 1-9.

65. Payne et al. (2016). Barefoot and Minimalist Running: The Current Understanding of the Evidence. Revista Espanola de Podologia 27 (1). Consejo General de Colegios Oficiales de Podologos: 1-3.

66. Neal et al. (2008). Foot Posture as a Risk Factor for Lower Limb Overuse Injury: A Systematic Review and Meta-Analysis. 85. Journal of Foot and Ankle Research. 7(1), 55; Nigg et al. (2015). Running Shoes and Running Injuries: Mythbusting and a Proposal for Two New Paradigms: 'Preferred Movement Path' and 'Comfort Filter.' British Journal of Sports Medicine. 49 (20), 1290-94.
67. Richter et al. (2011). Foot Orthoses in Lower Limb Overuse Conditions: A Systematic Review and Meta-Analysis—Critical Appraisal and Commentary. Journal of Athletic Training. 46(1), 103-6.
68. Baltich et al. (2015). Increased Vertical Impact Forces and Altered Running Mechanics with Softer Midsole Shoes. PLoS ONE 10(4), 1-11.
69. Nigg (2015).
70. Nigg et al. (2017). The Preferred Movement Path Paradigm: Influence of Running Shoes on Joint Movement. Medicine and Science in Sports and Exercise. 49(8), 1641-1648.
71. Mundermann et al. (2001). Relationship between Footwear Comfort of Shoe Inserts and Anthropometric and Sensory Factors. Medicine and Science in Sports and Exercise. 33(11), 1939-45.
72. Moran et al. (2017). Do Functional Movement Screen (FMS) Composite Scores Predict Subsequent Injury? A Systematic Review with Meta-Analysis. British Journal of Sports Medicine 51(23), 1661-69.
73. Lockie et al. (2015). Can Selected Functional Movement Screen Assessments Be Used to Identify Movement Deficiencies That Could Affect Multidirectional Speed And Jump Performance? The Journal of Strength & Conditioning Research. 29(1), 195-205; Okada et al. (2011). Relationship Between Core Stability, Functional Movement, And Performance. The Journal of Strength & Conditioning Research. 25(1), 252-261; Parchmann (2011). Relationship Between Functional Movement Screen and Athletic Performance. The Journal of Strength & Conditioning Research. 25(12), 3378-3384.
74. Frost et al. (2015). FMS Scores Change with Performers' Knowledge of the Grading Criteria-Are General Whole-Body Movement Screens Capturing 'Dysfunction'? Journal of Strength and Conditioning Research. 29 (11), 3037-44.
75. Tumminello et al. (2017). The Corrective Exercise Trap. Personal Training Quarterly, 4(1), 6-15.

Chapter 11: 통증

1. Hoy et al. (2010). The Epidemiology of Low Back Pain. Best Practice & Research Clinical Rheumatology. 24(6), 769-781.
2. Chapman et al. (2008.) Pain and Stress in a Systems Perspective: Reciprocal Neu-

ral, Endocrine, and Immune Interactions. The Journal of Pain: Official Journal of the American Pain Society 9(2), 12245; Abdallah et al. (2017). Chronic Pain and Chronic Stress: Two Sides of the Same Coin?" Chronic Stress (Thousand Oaks). 1, 10.1177/2470547017704763.

3. Melzack, Wall (1996). The Challenge of Pain, p.6. Penguin.
4. 복잡적응계가 어떻게 여러 군집화된 수직계층적 수준으로 조직화되는지에 대해 4장에서 다루었던 내용을 떠올려 보자. 이 관계는 정보와 통제가 '하향식'과 '상향식'으로 이루어지는 정부나 시장에서 보이는 것과 유사하다.
5. Garland (2012). Pain Processing and the Human Nervous System: A Selective Review of Nociceptive and Biobehavioral Pathways. Primary Care–Clinics in Office Practice. 39(3), 561–71.
6. Reichling et al. (2009). Critical Role of Nociceptor Plasticity in Chronic Pain. Trends in Neurosciences. 32(12), 611–18; Price et al. (2015). Commonalities between Pain and Memory Mechanisms and Their Meaning for Understanding Chronic Pain. Progress in Molecular Biology and Translational Science. 131, 409–34.
7. Bove et al. (2003). Inflammation Induces Ectopic Mechanical Sensitivity In Axons Of Nociceptors Innervating Deep Tissues. Journal of Neurophysiology. 90(3), 1949–55.
8. 이 비유는 예측 부호화 이론과 얼추 비슷한 정보 처리과정 관점을 보인다. Clark (2013). Whatever Next? Predictive Brains, Situated Agents, and the Future of Cognitive Science. Behavioral and Brain Sciences. 36(3), 181–204.
9. Baliki et al. (2015). Nociception, Pain, Negative Moods and Behavior Selection. Neuron. 87(3), 474–91.
10. Woolf et al. (2011). Central Sensitization: Implications for the Diagnosis and Treatment of Pain." Pain. 152 (3 Supplemental), 1–31.
11. Woolf (2011).
12. Woolf (2011).
13. Price (2015).
14. 만약 특정 자극을 통증으로 느끼면 척수에서 유해감각관련 발화 수준이 증가한다. Geuter et al. (2013). Facilitation of Pain in the Human Spinal Cord by Nocebo Treatment. Journal of Neuroscience. 33 (34), 13784–90.
15. Geva et al. (2017). Triathletes Lose Their Advantageous Pain Modulation under Acute Psychosocial Stress. Medicine and Science in Sports and Exercise. 49(2), 333–341.
16. "만성 통증이 있는 사람들은 통증 조절 기전의 불균형을 보이는데, 통증 촉진은 증가하고 통증 억제는 감소해있다. 이런 패턴은 섬유근육통, 턱관절 장애, 과민성 대장 증후군, 골관절염을 포함하는 여러 통증 상태에서 발견된다." Yarnitsky (2010). Conditioned Pain Modulation (The Diffuse Noxious Inhibitory Control-Like Effect): Its Relevance For Acute And

Chronic Pain States. Current Opinion in Anaesthesiology. 23(5), 611–615; Fillingim et al. (2016). Assessment of Chronic Pain: Domains, Methods, and Mechanisms. Journal of Pain. 17(9), T10–T20.

17. Melzack (2010). Pain and the Neuromatrix in the Brain. Journal of Dental Education. 65(12), 1378-1382.
18. 이것을 David Chalmers는 의식의 '난해한' 문제라고 하였다.
19. Moseley and Butler (2013). Explain Pain, 2nd Ed. NOI Group.
20. Fisher, et al. (1995) Minerva. BMJ 310, 70. https://doi.org/10.1136/bmj.310.6971.70
21. Moseley, et al. (2007). The Context of a Noxious Stimulus Affects The Pain It Evokes. Pain. 133(1-3), 64-71.
22. Hofle, et al. (2012). Viewing A Needle Pricking A Hand That You Perceive as Yours Enhances Unpleasantness Of Pain. Pain. 153(5).
23. Wand, et al. (2012). Seeing It Helps: Movement-Related Back Pain is Reduced by Visualization of the Back During Movement. Clinical Journal of Pain. 28(7), 602-8.
24. Stanton, et al. (2018). Illusory Resizing of the Painful Knee Is Analgesic in Symptomatic Knee Osteoarthritis. PeerJ. Jul 17, 6:e5206.
25. Ropero, et al. (2015). The Gate Theory of Pain Revisited: Modeling Different Pain Conditions with a Parsimonious Neurocomputational Model. Neural Plasticity. 4131395; Mendell (2013). Constructing and Deconstructing the Gate Theory of Pain. Pain. 155(2), 210-6.
26. Grahek, N. (2007). Feeling Pain and Being in Pain, 2nd edition. MIT Press.
27. Manchikanti et al. (2002). Understanding Psychological Aspects of Chronic Pain in Interventional Pain Management. Pain Physician. 5, 57-82; Leino et al. (1993). Depressive and Distress Symptoms as Predictors Of Low Back Pain, Neck-Shoulder Pain, And Other Musculoskeletal Morbidity: A 10-Year Follow-Up Of Metal Industry Employees. Pain. 53, 89-94.
28. Willoughby et al. (2002). The Effect of Laboratory-Induced Depressed Mood State on Responses to Pain. Behavioral Medicine. 28(1), 23-31; Tang et al. (2008). Effects of Mood on Pain Responses and Pain Tolerance: An Experimental Study in Chronic Back Pain Patients. Pain 138(2), 392-401.
29. Smith et al. (1998). The Meaning of Pain: Cancer Patients' Rating And Recall Of Pain Intensity And Affect. Pain. 78(2), 123-129.
30. Hechler et al. (2016). Why Harmless Sensations Might Hurt in Individuals with Chronic Pain: About Heightened Prediction and Perception of Pain in the Mind. Frontiers in Psychology. 7, 1638. 예측 처리과정(predictive processing)에 관한 추가 정보는 Andy Clark의 책『Surfing Uncertainty』를 참조하라. 내 블로그에도 이 주제와 관련된 글을 게시했었다.

https://www.bettermovement.org/blog/2016/predictive-processing.

31. Benedetti, et al. (2011). How Placebos Change the Patient's Brain. Neuropsychopharmacology Reviews. 36, 339-354.
32. Marcuzzi, et al. (2018). From Acute to Persistent Low Back Pain: A Longitudinal Investigation Of Somatosensory Changes Using Quantitative Sensory Testing-An Exploratory Study. Pain Reports. 3(2), e641.
33. Marcuzzi (2018); Keedy et al. (2014). Health Locus of Control and Self-Efficacy Predict Back Pain Rehabilitation Outcomes. The Iowa Orthopaedic journal. 34, 158-65; Ahmed et al. (2019). The Effect Of Psychosocial Measures Of Resilience And Self-Efficacy In Patients With Neck And Lower Back Pain. Spine Journal. 19(2), 232-237.
34. Louw, et al. (2013). Neuroscience Education: Teaching Patients About Pain: A Guide for Clinicians. OPTP.
35. 자기효능감을 향상하기 위한 환자 교육은 허리 통증이 있는 경우에 권고된다. Engers et al. (2008). Individual Patient Education for Low Back Pain. Cochrane Database Systematic Reviews. 2008; Louw et al. (2016). The Efficacy of Pain Neuroscience Education on Musculoskeletal Pain: A Systematic Review Of The Literature. Physiotherapy Theory and Practice. 32(5), 332-55. But note less hopeful findings in Traeger, et al. (2018). Effect of Intensive Patient Education vs Placebo Patient Education on Outcomes in Patients with Acute Low Back Pain. JAMA Neurology. 2018 Nov. 5.
36. De Heer, et al. (2014). The Association of Depression and Anxiety With Pain: A Study From NESDA. PLoS ONE. 9(10), 1-11.
37. Stubbs, et al. (2016). The Epidemiology of Back Pain and Its Relationship With Depression, Psychosis, Anxiety, Sleep Disturbances, And Stress Sensitivity: Data From 43 Low- And Middle-Income Countries. General Hospital Psychiatry. 43, 63-70.
38. Carnes (2007). Chronic Musculoskeletal Pain Rarely Presents in A Single Body Site: Results from A UK Population Study. May, 1168-1170; Tschudi-madsen, et al. (2011). A Strong Association Between Non-Musculoskeletal Symptoms and Musculoskeletal Pain Symptoms: Results from A Population Study. BMC Musculoskeletal Disorders. 18(12), 285.
39. Coggon et al. (2018). Drivers of International Variation In Prevalence Of Disabling Low Back Pain: Findings From The Cultural And Psychosocial Influences On Disability Study. European Journal of Pain. 23(1), 35-45.
40. Fibromyalagia is a controversial term. See, e.g. Yunus (2008). Central Sensitivity Syndromes: A New Paradigm and Group Nosology For Fibromyalgia And Overlapping Conditions, And The Related Issue Of Disease Versus Illness. Seminars in Arthritis and Rheumatism. 37(6), 339-352.
41. Clauw (2014). Fibromyalgia A Clinical Review. 311(15), 1547-1555.

42. Bradley (2009). Pathophysiology of Fibromyalgia. The American Journal of Medicine. 122(12 Suppl), S22–30; Chapman et al. (2010). Painful Multi–Symptom Disorders, a Systems Perspective. Chapter One of Translational Pain Research: From Mouse to Man. Kruger and Light, editors. Taylor and Francis.

43. Clauw (2014).

44. 우울증을 극단적 형태의 심리적 방어나 '심인성 통증'으로 보는 이론에 대해 잘 정리된 자료는 위키피디아 "우울증에 관한 진화적 접근법(Evolutionary Approaches to Depression)" 페이지를 참조하라. https://en.wikipedia.org/wiki/Evolutionary_approaches_to_depression. 불안에 대한 정보는 다음을 참조하라. Bateson et al. (2011) Anxiety: An Evolutionary Approach. Canadian Journal of Psychiatry. 56(12), 707–15.

45. Blumenthal, et al. (2012). Opinion and Evidence: Is Exercise A Viable Treatment For Depression? ACSM's Health and Fitness Journal. 16(4), 14–21; Morres, et al. (2018) Aerobic Exercise For Adult Patients With Major Depressive Disorder In Mental Health Services: A Systematic Review And Meta–Analysis. Depression and Anxiety. 2018, 1–15.

46. Foster et al. (2018). Prevention and Treatment of Low Back Pain: Evidence, Challenges, And Promising Directions. The Lancet. 391(10137), 2368–2383.

47. Babatunde et al. (2017). Effective Treatment Options for Musculoskeletal Pain in Primary Care: A Systematic Overview Of Current Evidence. PLoS ONE. 12(6), 1–30.

48. '중추'라는 단어가 혼란의 근원이다. 어떤 사람들은 척수 뒤뿔의 특정 형태의 민감도를 나타내기 위해 '중추 민감화'라는 단어를 사용하며, 다른 사람들은 신경 시스템이나 다른 보호 시스템의 여러 수직계층적 수준에서 나타는 위협에 대한 일반적 민감도를 설명하기 위해 사용한다. 나는 후자의 의미로 이 단어를 사용한다.

49. Nijs et al. (2014). Applying Modern Pain Neuroscience in Clinical Practice: Criteria for the Classification of Central Sensitization Pain. Pain Physician. 17(5), 447–57.

50. Nijs (2014).

51. Nijs (2014).

52. 통증 부위의 수, 전반적 건강, 수면 질, 심리적 건강 사이에는 강한 상관관계가 있다. Kamaleri et al. (2008). Number of Pain Sites Is Associated with Demographic, Lifestyle, And Health-Related Factors in The General Population. Europena Journal of Pain. 12(6), 742-8; Kamaleri et al. (2008). Localized or Widespread Musculoskeletal Pain: Does it Matter? Pain. 138(1), 41–6.

53. Phillips et al. (2011). Central Pain Mechanisms in Chronic Pain States––Maybe It Is All in Their Head. Clinical Rheumatology. 25(2), 141–54; Sarzi–puttini et al. (2011) Chronic Widespread Pain: From Peripheral to Central Evolution. Clinical Rheumatology. 25(2), 133–139.

54. Cook et al. (2016). Revisiting the Continuum Model of Tendon Pathology: What Is Its Merit In Clinical Practice And Research? British Journal of Sports Medicine. 50(19), 1187–1191.

55. Cook (2016); Rio et al. (2014). The Pain of Tendinopathy: hysiological or Pathophysiological? Sports Medicine. 44(1), 9–23; Rio et al. (2016). Tendon Neuroplastic Training: Changing the Way We Think About Tendon Rehabilitation: A Narrative Review. British Journal of Sports Medicine. 50(4), 209–215.

56. 다양한 사례는 9장을 참조하라.

57. 재활을 위해 힘줄에 적절한 강도의 부하를 찾는 것에 대한 실용적 정보는 Jill Cook, Tom Goom, Peter Malliaris and Erik Meira의 연구를 참조하라.

58. 가장 공격적이지 않은 접근법은 통증을 유발하지 않고 움직이게 하는 것이겠지만, 이런 시도가 불가능할 수도 있으며 연구는 이런 시도가 필수적인 것은 아니라고 말한다. 다음날 더 나빠지지 않을 정도의, 견딜만한 통증을 만드는 운동도 괜찮을 수 있다.

59. See Melzack et al. (2013). Pain. Wiley Interdisciplinary Reviews: Cognitive Science. 4(1), 1–15.

60. 예를 들어, Butler와 Moseley가 통증을 설명하기 위해 사용한 "통증예방계(protectometer)"를 참조하라.

61. Flor (2002). Painful Memories. EMBO Reports. 3(4), 288–91.

62. Mansour et al. (2016). Chronic Pain: The Role of Learning and Brain Plasticity" Restorative Neurology and Neuroscience. 32(1), 129–139.

63. 예를 들어, Allison Sim이 쓴 책『Pain Heroes』를 참조하라. 또 Joletta Belton의 블로그 mycuppajo.com에도 방문해보라.

찾아보기

J

K

L

M

N

P

R

S

W